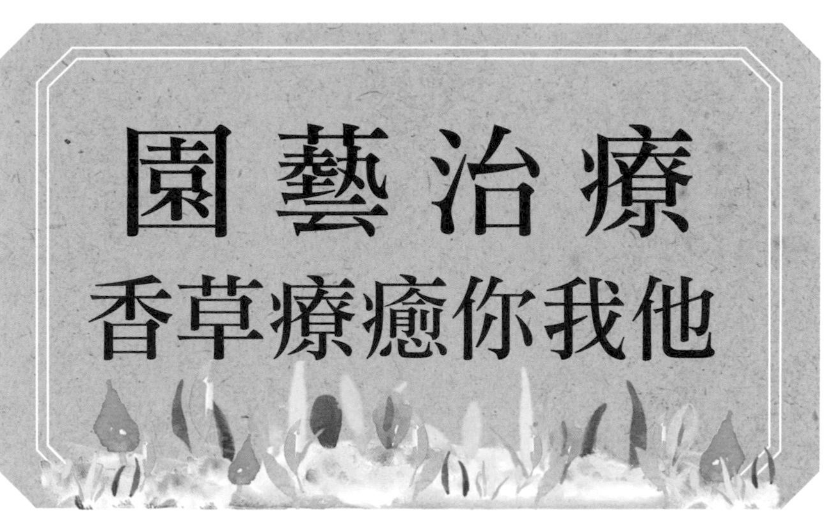
園藝治療
香草療癒你我他

U0003196

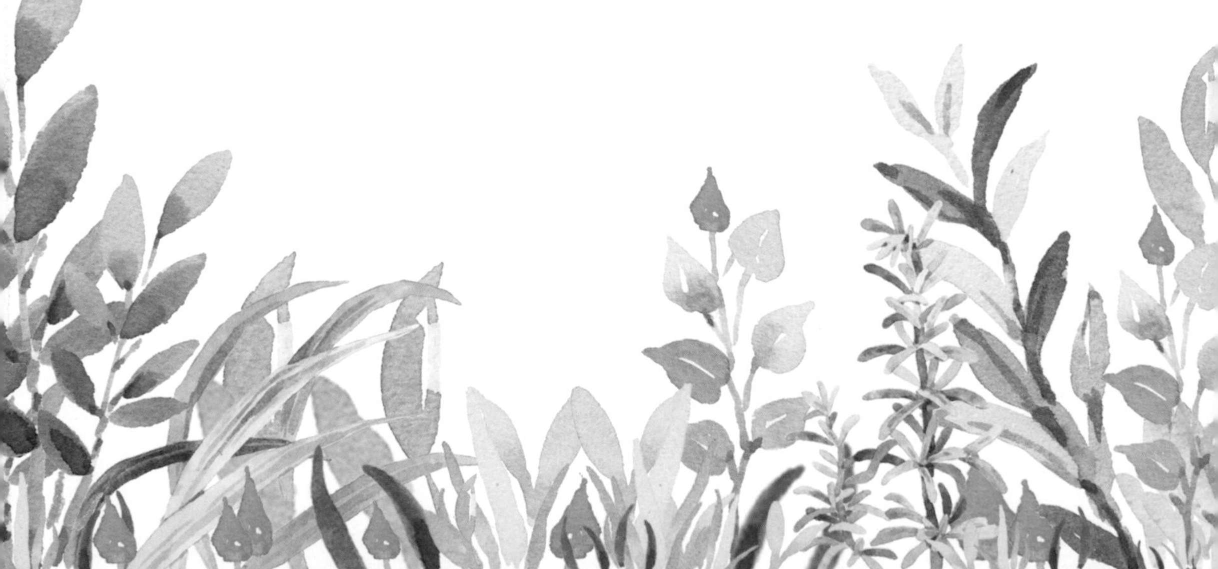

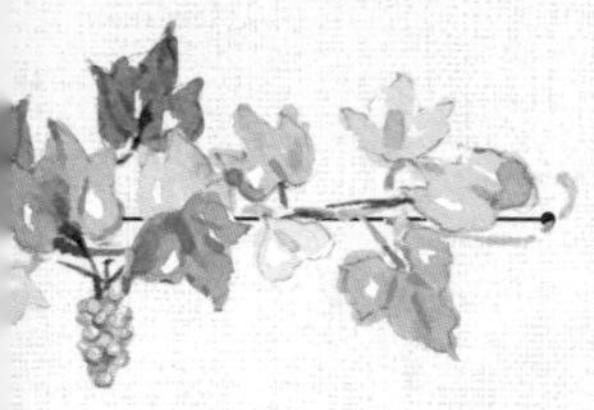

contents

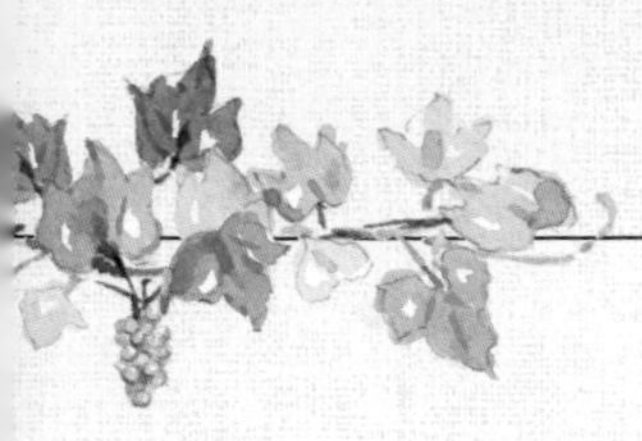

Part 2 推薦香草
園療精選香草品種與栽培重點

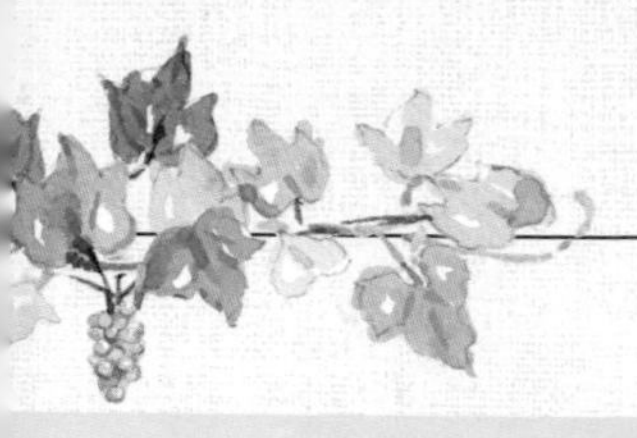

Part 3 活動教案

六感的香草植物應用精選教案

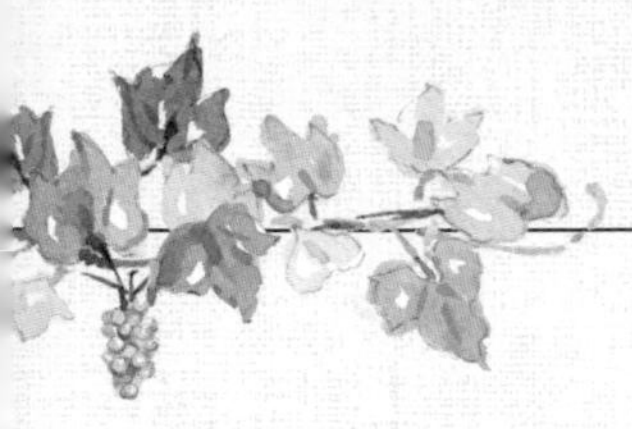

Part 4 療癒花園

打造我的香草花園

Part 5 景觀療癒

出走，啟動異地療癒

未来へ向けて

園芸療法の大切さをいち早く理解し、身近な生活の中での園芸療法を提案してきた沈さんが、また新しい世界を切り拓く活動を本にしました。

これまでの活動がさらに洗練された内容の本です。彼女の感性は益々磨きをかけられ、新しい時代へと確実に大きく進歩している事がわかります。

Part1では私達を癒すハーブの一般的な効用についておさらいを行い、Part2では園芸療法に選ばれるハーブによる命の成長と期待、自己にとっての有用感を、Part3では認知機能、判断力などの心理的効用を六感的ハーブの応用の教案として述べ、Part4では彼女自身の庭に作ったハーブの花園を紹介しています。そしてPart5ではハーブの効用から景観療法へと発展しています。

この本で彼女が伝えたい事はすべて彼女が日々の家族との生活の中で感じ、実践してきたことの中から生まれたものです。毎日多くのストレスを抱え、優しさや幸福感が阻害され、傷つけ合う事が年々増えている現代にこそ一人でも多くの人に読んで欲しい本です。沈さんの世界に入って幸せな時間を増やしませんか？

迎向未來

盡早理解園藝治療的重要性，並在熟悉的生活中進行園藝治療，是沈小姐所提倡的精神，她再度開創了一本新視野的教案書。

這本書的內容更加豐富。在這本書中，我看見她的覺察敏銳度日益增強，並大步邁向新時代。

Part1中回顧了香草植物療癒的一般效益。Part2精選園藝療法中的香草植物，增加對生命的成長與期待，以及自我的有用感。Part3以六感應用的香草植物教案，增加認知機能、判斷力等心理效益。Part4介紹她自己打造的香草療癒花園。Part5從香草的效用發展至景觀療癒效益。

這本書中所分享的一切事物，源自於她與家人在日常生活中的實踐與感受。現代的人，每天被許多壓力包圍、溫柔與幸福感受阻礙，現今年代傷害的事逐年增加，我希望更多人閱讀這本書。進入作者的世界，來增加更多幸福快樂的時光吧！

医療法人ふらて会 西野病院 理事長
アジア園芸療法連盟 世話人代表
西野憲史

はじめに

沈瑞琳さんは、園芸療法を通して知り合った私の大切な友人です。彼女は、台湾の園芸療法を牽引するすばらしいリーダーです。

私は、日本で、園芸療法士の養成をしています。また、脳血流を測定して、園芸が脳を活性化させることや、脳を休めてストレスを軽減することを研究しています。台湾にも招待していただき、園芸療法の講演を何回か行いました。その時に、沈瑞琳さんの園芸療法講座も拝見しています。彼女の講座では、受講生がみな笑顔になり、癒やされながら、役立つ内容を学んでいます。そこには、彼女の優しさと、実践経験と専門性があふれています。

その彼女が、また、素晴らしい本を出版しました。

この本には、彼女が園芸療法を通して出会った人々とのエピソード、ハーブを使って手軽に作ることができる料理、小さなスペースを活用した植物の飾り方など、彼女にしか書けない内容、しかも実際に役に立つ内容がたくさん書かれています。そして、読者に「園芸療法は、病院や施設で暮らす人はもちろん、町に暮らす人たちにもとても役に立ちます。あなたも、草花や園芸が心や身体に与える効果を感じて健康になりましょう。」と語りかけます。

この本を通して、多くの人がハーブや草花、園芸の魅力をさらに感じて、心や身体の健康はもちろん、多くの人々とのつながりが生まれて社会的にも健康な暮らしが得られること、そして、台湾の園芸療法が盛んになることを願っています。

園藝活動有助腦部血流活化

沈瑞琳小姐，是我在園藝療法界結識的重要朋友。 她是引領台灣園藝療法發展的絕佳領導者。

我在日本培訓園藝治療師。另外，我的研究是以量測腦血流量狀態，探討園藝活動對於大腦活化，以及大腦休息時的壓力緩解。過去我多次受邀，到台灣進行園藝療法的演講。那時，我親身體驗參訪沈瑞琳小姐的園藝療法講座。她的講座中，學員們臉上掛滿笑容，療癒中同時學習知識，藉此，我看見她豐富的實務經驗與專業度，同時兼具和善性格的特質。

如今她再次出版一本精彩的好書。

這本書中，她分享了自己在園藝療法工作，以香草植物為主題的經驗中，療癒了各式各樣不同對象的生命故事。同時，提出許多香草植物簡單輕鬆入菜入料的教案、小空間活化的植物裝飾等。書中寫了很多有用且實用的內容，這真是本除了她，沒人可以寫得出如此完整的園藝治療香草書。

所以我想與讀者們說的是「園藝療法，對於醫院或機構居住者很需要外，同時對於在城市生活的人們，也是很有幫助的。邀請您也一起來感受花草、園藝，療癒人身心靈的健康效益吧！」

透過這本書，讓更多人感受到香草植物、花草以及園藝的魅力，對於心理與身體的健康活化外，同時產生與更多人的社會關係網絡連結，獲得健康的生活。期待台灣的園藝療法更加蓬勃發展。

医兵庫県立大学専門職大学院　緑環境景観マネジメント研究科　准教授
兵庫県立淡路景観園芸学校　園芸療法課程　主任景観園芸専門員
日本園芸療法学会理事　専門認定登録園芸療法士
2018年米国園芸療法協会 Charles A. Lewis Excellence in Research Award受賞
豊田正博

讓芳香植物
美化您的生活、療癒您的身體、淨化您的心靈

植物地上的莖葉部分利用大氣中的二氧化碳和水分，在太陽的作用之下形成供植物生長所需的碳水化合物；地下的根部吸收大地中的微量元素與水分，供給植物生長所需的礦物質，所以我們可以說：植物挺立於天地之間，凝太陽之能量，聚大地之精華。

人類與植物的關係首先表現在植物為人們提供生活環境：人類自誕生以來，一直生活在充滿綠色的植物環境中，這種生活史被深深地印記在心靈深處，形成遺傳基因，所以，人有回歸自然的情感，可以從植物中獲取平靜，看到植物後心靈會受到慰籍。芳香植物是綠色植物中的寵兒，與人們生活有著密不可分的關係，除了多種可供食用植物之外，還表現在它有獨特的芳香氣味。研究與實踐證明，芳香植物所散發的各種襲人香氣，可以通過鼻道嗅覺神經直達大腦中樞，能夠改善大腦功能、激發愉悅情感，對於預防和康復疾病具有積極功效。除了味覺（食用）、嗅覺（香氣）之外，芳香植物還具備一般綠色植物所具有的審美（視覺）、悅耳（聽覺）和觸摸（觸覺）的功效。

沈瑞琳老師早年學習於臺灣、日本等地，在造園、花藝、特別是在園藝療法領域勇於實踐，擅長研究總結，成果纍纍，著作頗豐。我一直是瑞琳老師忠實的粉絲，老師親筆簽名的《綠色療癒力》大作一直是我最愛讀的專業書籍之一。

現藉為瑞琳老師新書大作《園藝治療——香草療癒你我他》寫序之機，先睹為快，感到這是接專業暢銷書《綠色療癒力》之後的又一力作。本書首先分享了芳香植物的眼（視覺）、耳（聽覺）、鼻（嗅覺）、舌（味覺）、身（觸覺）之外，還分享了意，亦即芳香植物精神的含義；然後，詳盡記述了芳香植物識別、種植技巧、生活運用以及分享，到打造自己專屬的芳香療癒

花園的內容。相信每一個過程和環節都會讓您有神奇的感受，都是香草植物療癒你、我、他的契機。

在日本書籍和英國書籍中記載有大致相同的內容：中國有個古諺語説：「如果想一天幸福，你就去喝酒吧；……如果想一生幸福，你就去打造自己的花園吧。」為了療癒你、我、他，為了諸位一生的幸福，就讓我們一起打造自己的花園，特別是打造自己的芳香療癒花園吧。

北京清华大学建筑学院景观学系教授、博导
亚洲园艺疗法联盟副主席
中国社工联合会心理健康专业委员会园艺治疗学部主任委员

李树华

運動、休閒遊憩、園藝
都具有親近自然療癒的契機

我非常喜歡養狗，縱使小時曾經被狗追得啕啕大哭，仍然不影響我對狗的愛好。因為只要看到狗兒們無憂無慮的盡情奔跑，我心情也就開朗起來。大約十年前，養狗之餘我開始種起茶花來了。起先是被茶花的花朵所吸引，茶花開花千變萬化，加上不容易種植非常具挑戰性，就這樣種著種著，逐漸讓我領略到其中樂趣，一個小小的綠芽胞逐漸長成一片綠葉，這也能讓我感受喜悅的滋味。

有一天，我在分享養狗種花的心得，沈瑞琳老師說這個就是自我療癒，而您是位很會自我療癒的人。想想也是，只要進入我的養狗種花的世界，世間的一切完全被我拋在外頭，沉浸在一種忘我的境界，可以讓我完全放鬆。

沈老師的新書「園藝治療-香草療癒你我他」，可說是上一本長銷書「綠色療癒力」的進階版，書中說到花開花謝不僅影響人的情緒，蹲下站起種植撥弄花草之間，是運動也是手腳協調的練習。同時也針對不同對象提供很多教案供工作者參考。

當今社會，忙忙碌碌者居多數，工作之餘找對方式舒壓，才能維持一定的生活品質。如果您對花草園藝有興趣，那這本書對您一定有幫助，因為書中啟動了人的五官六感與大地的互動。

前中華成棒隊總教練
國立臺灣體育運動大學校長
林華韋

在園藝治療活動看見精神疾病患者的春天

進入21世紀資訊爆炸，醫學快速成長，個人面對的社會心理壓力因而大增，心理精神健康需求隨之倍增，我當老年精神科專醫師也超過20年，面對當前老人精神疾病如失智症、憂鬱症的治療需求也大，但藥物治療仍有不足或有限，更重要便是如何加強改善自我心理的治癒力與免疫力的非藥物治療。陽光、空氣，水是生命中重要的治療元素，不管有無疾病都需要，換句話說接觸大自然就是幸福健康活著的金鑰。

園藝治療利用植物、園藝及人與植物的互動，接觸自然環境而紓解壓力與復健心靈，也可以改善病人的功能，目前在精神治療上也廣泛使用，在老人的心理治療中更是有用，加上園藝治療所需的成本不高，具持續性，照顧者的參與感與療癒感也高，是一個能普及的非藥物治療。

沈瑞琳院長最新著作「園藝治療——香草療癒你我他」透過簡單易得的香草植物的介紹處理如何達到治療成效，使「大腦愉悅記憶的事」、感受到「生命的成長與期待」、「被需要的有用感」，也是植物使老人能幸福健康活著，陪伴人生最後一程的一種路徑。推薦本書的目的也是希望大家能用簡單的方式達至歡喜幸福!

財團法人為恭紀念醫院副院長
台灣老年精神醫學會理事
台灣臨床失智症學會監事長
黃照

年輕型失智者需要身體活動，園藝工作容易學習，也是轉換工作跑道的契機

陽光、微風、雨水、花香、草綠，乃是上帝賜給我們的禮物。（引用作者的字句） 園藝學包含了花卉、蔬菜、果樹、園產品加工與景觀，而園藝治療則是涵蓋園藝學、農藝學、以及自然中的一切元素，作為療癒的工具。園藝療法不只是蒔花撚草，乃是把人帶進這些大自然中的禮物。

香草是一類具有特殊香味植物，不僅可以在食物裡入味，還可觀賞 (用眼與鼻)。當聽覺與視覺漸漸隨著衰老，而記憶力隨著失智症退化漸漸失去，失智者與現實脱節時，嗅覺與味覺可以幫助他們。嗅覺是人類最本能的知覺，直接透過額葉特殊結構『嗅球』與情緒連結，香草的特殊芳香，除了可刺激失智者腦部，也可以穩定情緒。味覺是由位於舌頭的味蕾，沈老師特別將這些香草使食物入味，增加長輩胃口，而這些香草植物，原本就是地中海飲食中的素材，值得照顧者採用。

在蒔花撚草的過程中，可以動腦與動手，又需要在陽光下才能呵護栽種好這些植物。而且長輩們 (尤其是務農者) 在過去可能比我們有更多機會栽種植物的經驗，所以這些栽種的過程其實也是一個懷舊『治療』(那是一種回到以前生活的體驗，並不一定需要冠上『治療』兩字)。

年輕型失智者需要許多身體活動，園藝工作是一件他們容易學習，轉換工作跑道的選擇 (職業再造)。我去日本參觀專為年輕型失智者建造的農場，第一次體驗到原來失智者仍舊可以成為生產者，看到許多失智者悠遊阡陌之間，午餐吃著他們生產的作物，心裡非常感動。這些都是園藝治療師可以帶給失智者的幫助。

這本是值得推薦的書。沈老師，充滿生命力、對人與大自然抱著極大熱情，觀察力領受力敏銳。單單從這本新書是她第八本書來看，就知道她精力充沛，為園藝治療帶來更多實務經驗、應用、與素材。

長庚紀念醫院林口總院神經內科系失智症科主任
長庚紀念醫院北院區失智症中心主任
台灣失智症協會常務理事
台灣臨床失智症學會理事

徐文俊

長期照顧與健康照護遇見園藝治療

因為期待亞洲大學健康產業管理學系長期照護碩士班學生有機會學習園藝治療並應用於失能高齡者的照護，就這個念頭我跟沈瑞琳老師結緣了。曾經特別到教室觀摩沈老師上課情形，一到門口就感受到整個教室充滿幸福與愉悅的氛圍，心中湧起莫名感動。學生下課滿臉的笑容，更令我印象深刻。因此，開啟我對沈老師園藝治療課程的好奇。

很幸運的，因為被邀請作序，所以有機會先睹為快。本書沈老師一開始先分享身心障礙者及不同年齡層園藝治療活動展現綠色療癒力的經驗。這些實例讓初學者很容易找到運用綠色療癒力於身心障礙者著力之處。同時也讓我瞭解之前的莫名感動原來就是綠色療癒力的展現。

初學者如果想要更進一步的學習，接著本書介紹園藝活動的主角--香草植物品種與栽培介紹、香草園藝活動教案，以及如何打造小小香草花園。最後，以景觀療癒一療癒旅程體驗，展現處處可療癒的體驗作為本書結束。因此本書內容設計對於長期照顧及健康照護領域的運用堪稱是一本相當實用的書。

亞洲大學健康產業管理學系主任
教授
葉玲玲

高壓族群～
接觸園藝治療那天起，不靠藥物，一覺到天明

「因為美好，所以樂意接觸」人對於美好的事物，總是很樂意去觸碰，特別在心靈脆弱、面對壓力的時候，去散個步渡個小假，也許一切會好一些。接觸美好事物，能夠轉化負向能量，仔細的去體會這本書中的「自然療癒力」會讓您相信這一切。

不再失眠，是園藝治療帶給我的第一個驚喜，植物的綠、香味、療效是自己一直喜歡的，但一直以來，我始終還是那個在醫療管理高壓高速運轉下的長期失眠者，去接觸課程是因為想給我的癌症患者與家屬帶去不同的治療方法，沈老師引導著從植物的生長、繁衍、死去，學習用不同的觀點去看疾病、信念、關係、互動等等，轉念只在瞬間，你所能想到的一切事，都有美好正向的一面，聽完課的那天晚上，沒靠任何藥物，一覺到天明，在療癒患者之前，自己被療癒了。

這本書為需要的對象或者自己，學會以植物與自然為媒介，得到面對接受疾病的力量，得到從不完美中找到美好的能力，值得也誘人一讀。

三寶建設開發集團旗下 有田醫療投資板塊
副總經理
林玉玲

一同領略與共享香草植物的療癒力

沈瑞琳老師多年來持續在園藝治療領域深耕，並創立了綠色療癒力學院，她熟悉每種香草的特性與應用，具有深厚的景觀素養，進而將自身從花草樹木獲取的療癒能量，化為一堂又一堂課程分享，搭起人與人、人與自然間的橋梁。當第一次上沈老師的課，就讓我愛上香草植物，開始在家種植，也希望能將香草植物的療癒力帶給臨床個案分享，在多次上沈老師的課中，與她暢談香草植物魅力，期望她能將此經驗傳承與分享，很開心沈老師無私分享這些經驗，也因此有了這本書的誕生。

本書共分五章，第一章講述一個個生命在課堂現場因香草植物而改變的故事；第二章介紹園療好用、能在平地栽培的香草植物；第三章沈老師分享可運用在課程的許多教案，各有適合的對象與啟發目標，極具參考價值。了解香草的種植與應用後，第四章開始打造自己的香草花園，第五章更進一步走出家門，在旅途中獲得大自然的療癒。全書循序漸進，從一株香草植物，到一座香草花園，無論您是否有園藝治療的經驗，相信都能從中得到助益。相信此書引領初學者入門愛上香草植物，更使醫護界的朋友更熟悉香草植物的療癒力，能療癒自已，也帶給您周圍的朋友與個案邁向健康之路。

長庚科技大學呼吸照護系系主任
嘉義縣護理師護士公會常務理事
陳敏麗

園藝治療～好似親切且多元心靈正念冥想

與沈瑞琳老師的緣分始於數年前為大學生安排的一場陪伴安養院長者活動，那場活動是生澀的大一學生們接觸安養院長者的初體驗，活動進行前學生們顯得緊張侷促、不知所措，然而在沈老師安排的園藝活動中，學生們和長輩的互動很快地自在起來，整個學期終了，學生們對這場活動感觸最是深刻，這場活動不但成功達到對長者們的有效陪伴，也讓學生們獲得信心，在這次經驗中我親身體驗沈老師口中的綠色療癒力。

我觀察到沈老師帶領園藝活動時，重視觀察植物色香味觸、描述體驗、鼓勵覺察但不帶有好壞的評價，上述「觀察」「描述」「覺察」「不評價」等特點正與現今臨床常用的正念減壓技術不謀而合，園藝的活動又比相較之下較嚴肅的正念冥想來得親切且多元，如此一想，也就不難理解沈老師所倡導的園藝療癒帶來的舒壓效果了。

嗅覺是記憶的有效線索，當翻開沈老師寄給我的書稿時，我彷彿聞到迷迭香、肉桂和尤加利葉的氣味，想起沈老師與我幾次因公而短暫但充滿這些植物香氣的愉悅聚會。在沈老師書籍的帶領下，你也可以讓香草成為生活的一部分，親身體會香草帶來的美好感官之旅。

台灣大學心理學博士
佛光大學心理系副教授
周蔚倫

智能障礙者～遇見幸福滿溢的農園

96年在台中科博館參加第一屆國際園藝治療研討會，心中就有個夢想，有機會要像國外那樣蓋個五感療癒的農園。102年夢想成真，完成了「心燈愛綠兒農園」的建設，但對於身心障礙者園藝治療的進行，以及園藝五感植栽與景觀花園，仍有專業不足的遺憾。

很幸運的在103年遇到沈老師，邀請她指導心燈，從初期「智障者園藝治療」方案，到現今的「憨老園藝治療」，沈老師熱忱的為身心障礙朋友付出許多心力。

沈老師曾說過，園藝治療最重要的是「人」而不是物，當我們把植物當成心肝寶貝的疼愛，你就會感受到園藝治療的奧妙。這二年自己因缺乏運動、體能欠佳，從去年利用一大早到農園澆水除草，不但體能增加了，也喜歡上農園的一草一木，終於瞭解到園藝治療身心靈療癒的感受。

心燈啟智教養院院長

亞太園藝治療協會榮譽園藝治療師

李榮崇

植物有魔力，引領高齡者的生命力

記得我的園藝治療初體驗是在日本高齡者家屋的日間照護中心見到的園藝治療活動，長輩們動手栽種植物，藉著觸摸花草泥土的過程，植物的生命力像是有魔力般，讓原本表情淡漠的長者眼神開始有光，甚至開口説話的嘴角帶著笑意，讓人很難忘。於是和沈老師有了第一次園藝治療課程-親自動手栽種及應用香草植物做迷迭香花環的合作。看著大家興味盎然，愉悦放鬆，充分感受到香草植物的綠色療癒力。課後聽見大家開始討論如何樣將這樣的綠色療癒力應用在自己的生活上與專業服務領域上，我相信這是課程最棒的回饋了。

榮幸能為沈老師的園藝治療新書寫序，也因此有幸能先拜讀新書中的綠色篇章，覺得這是非常實用的一本書，希望能推薦給更多人知道，開啟你我的綠色創造力。

國立臺南護理專科學校護理科專任助理教授
實習就業輔導處主任
蔡秀美

園藝治療活動啟動照護者的喘息時光

永信松柏園老人養護中心，於2012年辦理一場園藝輔療研討會，邀請沈瑞琳老師分享帶領銀髮族團體的實務經驗，沈老師的分享讓與會人員瞭解，只要掌握原理，每人都是綠手指，更可以讓長輩們透過園藝過程中，找到生命寄託。2016年再次邀請沈老師至松柏園指導工作人員，將手工藝與園藝兩個元素組合，每人製做一份屬於自己心情的「油點百合盆栽」，經過了3年油點百合長大了，開花時更成為松柏園大廳的景觀之一。

很高興沈老師再度發行香草園藝治療的書籍，裡面不使用艱深的專業字眼，讓人輕鬆閱讀理解，並感受到老師對香草植物滿滿的愛，及扎實的實務經驗，相信運用在永信的松柏園老人養護中心、失智症老人團體家屋、日間照顧中心、日間托老及社區關懷照顧據點等服務模式中，會產生更大的火花。

永信社會福利基金會
永信松柏園老人養護中心 發展部
主任
葉建鑫

記憶中的香氣～幸福好味道

能和沈老師結緣是一個幸福好味道，因為臺北女子看守所剛成立，長官要在所內後方空地，種植香草植物，希望給收容同學一個身心靈成長的秘密花園。剛好由沈瑞琳老師不辭辛勞，從臺中帶領香草團隊老師北上授課，讓所內同學有著別出心裁的五官(眼，耳，鼻，舌，觸)感動的課程，遇見香草植物溫柔的能量，開啟生命的另一扇窗。

近年，世界各國毒品氾濫，食安危機頻頻發生。亂世用重典的刑事政策潮流下，矯正署希望收容同學有 4 個生活循環(circle)「監禁」、「沉澱」、「蛻變」、「賦歸」，這與沈老師園藝治療的 4 個歷程「融入」、「體驗」、「共鳴」、「分享」啟動人心的五官六感，連結自然中無所不在的療癒能量，正好有異曲同工之妙；沈老師的香草園藝治療，無疑是一股清流，滋養著每人內心中蘊含的幸福好味道。

法務部矯正署臺北女子看守所輔導員

黃文娟

園藝活動啟動康復者的活動意欲，即是療癒效益

曾向瑞琳老師學習園藝治療手法及使用工具書《綠色療癒力》運用在康復者身上，康復者透過園藝治療六感體驗的方式，更容易打開他們的心房，親近周遭人、事、物，與他人創造了共同經驗、話題，促進合宜的人際互動及交流。

除此之外，透過園藝治療，康復者願意搭公車遠至挑水古道走步道、賞油桐花並親手做花圈；且願意回到家中利用小空地摘種香草植物、豆科植物、葉菜類等，每天勤勞的早晚照料植物，但另我比較訝異的是，康復者主要是要與他人分享他的收獲及討論如何煮來吃，藉由共享中得到自我價值、自我實現，

由此可見，園藝治療除了教案安排外，是可以逐步讓康復者學習及運用回到家中。

《園藝治療——香草療癒你我他》相信對讀者來說將會是本十分受用的工具書，透過書中不藏私的教案分享，將會讓臨床工作更得心應手以及讓康復者得到更多的體驗和學習。

衛生福利部草屯療養院附設草屯復健中心負責人
職能治療師
簡松練

埋下希望與陪伴的種子

生活中總是很多事，太難。很多的投入不一定會有成果。

身為陪伴許多個案的輔導老師，也同樣有遇到瓶頸與耗竭的時候，因此感謝瑞琳老師常常在百忙之中來為老師們上課。透過園藝治療，即使是一塊小地方、幾株親手培植的花草，就在那個專注在眼前植物的片刻，透過園藝治療活動的設計，體驗五感與手作植栽成果的小確幸，心靜了，也滿足了。

期待未來學校的生命教育活動，可以繼續融入更多園藝治療的元素，種子或許不會馬上開花結果，但在需要的時候，自然成為能陪伴生命的力量。

國立新竹高級中學輔導室輔導主任

姚佳君

精神障礙家屬關懷計畫，可以按圖索驥遇見幸福

在擔任社工師公會理事長時，幸運地邀請到沈老師來屏東進行園藝治療工作坊，沈老師的這本新書「園藝治療~香草療癒你我他」，談從種植一盆香草，到盆栽組合，甚至是設立露地香草花園，相關香草鮮品使用及享受自然療癒的旅程，和日後要在屏東設立的精神障礙家屬關懷計畫構想不謀而合，這本書也就剛好成為日後我們的服務方案指導教材，大推~

屏安醫療社團法人屏安醫院社工室主任

台灣心理衛生社會工作學會理事

前屏東社工師公會理事長

廖靜薇

幼兒啟蒙教育～融入園藝療癒，愛上生命

每當逛到花市中的香草植物時，總情不自禁的想觸摸它，就是為著它的香味，感謝大自然給了我們如此美妙的植物。

《園藝治療-香草療癒你我他》作者沈瑞琳老師，有著景觀與園藝治療厚實的學養，成為母親後，用香草植物開啟孩子的五官、陪伴孩子成長，也撫慰著身為母親的辛苦。

身為一個幼教工作者，期待這本好書能讓更多人投入香草的懷抱，療癒孩子與你我，共同感受幸福。

弘光科技大學 幼兒保育系退休老師
幼兒教育園丁
APATH亞太區園藝治療協會認證HTA
田育芩

園藝治療，先療癒自己，再療癒他人

「綠色療癒力」引領末學進入大地之母的自然殿堂，從中體悟到唯有敞開胸懷，靜心感受自然植物所賦予的療癒能量，才能重啟身、心、靈的自然平衡。

「園藝治療-香草療癒你我他」以香草植物作為園藝療癒主題，從認識香草植物、栽種技巧、到如何將香草應用在生活中的案例、大愛無私地分享更見證了大自然無私的慈悲與智慧。

十方啟能基金會園藝治療課程外聘講師
志嘉人力開發有限公司負責人
APATH亞太區園藝治療協會認證HTA
蘇金村

啟動自助助人的療癒智慧

沈瑞琳老師結緣於《綠色療癒力》與認證課程，為學習花藝近三十年的我，開啟了另一道心靈視窗，因而踏入了園藝治療的領域。如今沈老師的第八本書《園藝治療一香草療癒你我他》，是一本藉由香草啟動五官六感體驗，能讓讀者透過閱讀，認識園藝治療的面面觀，進而啟動自助助人的療癒之路。

日本NFD西洋花藝設計講師
池坊盛花教授
APATH亞太區園藝治療協會認證HTA
丁碧輝

親身體驗園藝療癒的生命感動

因活動辦理認識沈老師，進而參與了認證課程，對我來說就是所謂上天最好的安排。老師的用心帶領，讓身障者露出滿足的笑容，也提升了其幸福與成就感。同時也療癒陪伴的照護者。每堂課，老師透過不同的課程設計，帶領不同參與者進入園藝治療的世界。老師有多本著作，而這是本結合知識與實務的香草生活應用書，亦是學習者的工具書，易讀、易操作，超活用栽培樂趣，分享香草帶給人的五官六感之療癒力量。

衛生福利部臺中醫院精神科 社工師
APATH亞太區園藝治療協會認證HTA
陳潔怡

「生命照顧生命、生命呼應生命」

這是接收大自然中綠色療癒力，
內化後產出的正能量，療癒自己也可能療癒他人，
即是園藝治療活動，具有療癒能量與效益的路徑。

學習園藝景觀二十多年的我，畢業後，進入景觀設計及花藝教學職場後，設計植物展演於景觀花藝整合的美好，我已感到幸福愉悅。十多年前轉入園藝治療後，心中再加一份感恩。回頭看學習歷程，其實我也非一開始就喜愛園藝，而是許多因緣也有轉折，從覺得讀園藝是被迫念的科系、未來很勞苦的行業，我好像做不來...，到開始對一棵棵植物產生好奇，發現園藝科學的有趣～直至日本留學，越發強烈興趣與熱情，發現景觀造園，其富含多面而精深的知識與文化，戀上西洋花藝，賞析東洋花藝的質樸底蘊，我越來越感興趣並充滿好奇，想要探究學習的好奇心，至今沒間斷過。這些學習歷程有收穫也挫折不少，但一切都成了自己今日的重要養分，並牽引著我對學習意欲以及園藝治療工作上的信念。「只要啟動活動意欲，即會產生自然而然、自動自發的學習或活動參與。」這個概念，與園藝治療活動規劃設計不謀而合。憑藉這個「相信」的信念，面對困難與挫折時，自己多了一份勇氣與堅持。

從園藝治療領域探索開始，自己又開啟新的學習。過去園藝、景觀、香草植物、教學及實務工程經驗為基底，但還不足以成為專業園藝治療師的能力，需要增加對於醫療、諮商輔導、早期療育、身心障礙、教育、高齡、長照、機構類型特性..等領域的基本認識與學習，建立自己與跨領域專家的溝通橋樑，幸運又感恩，一路都遇到熱誠溫暖，在園藝治療跨領域合作的專家，相關研究合作包含了免疫學生理指數、量表與睡眠評估等。每一場次的園藝治療都須作足功課準備與規劃設計、臨場的微調、事後討論，每個階段都為了，使台灣流的園藝治療更趨完整與深根，讓新生代園藝治療師們可以上場接棒。

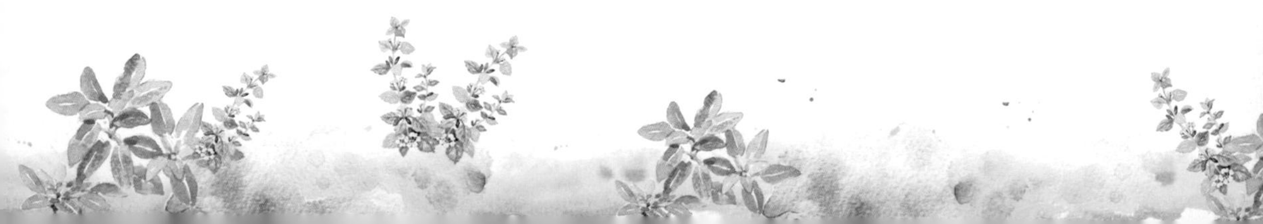

因為期待跨領域對話的空間，本書創下「序」最多的一本，感謝來自日本、大陸、台灣各領域的專家，在專業領域忙碌工作之中，為本書寫推薦序，分享自己遇見綠色療癒力的生活經驗，以及專業職場上與園藝治療的整合觀點（建議），值得我們學習並執行。園藝治療已經在許多團體中發芽，舉凡復健醫學、運動休閒、高齡照護、園藝治療研究、景觀、教育、失智症、精神醫學、健康管理、呼吸照護、護理、醫務管理、長照機構及服務體系、啟智教養院、社工服務、精神復健病房、更生人生命教育、花藝設計教學，以及預防醫學的一般療癒，一次次共鳴生命，「讓健康的人持續健康，亞健康的人趨向健康，復康中的人重獲健康或提升生活質量。」

感恩這麼多年來，一起合作過的單位、讀者、ＦＢ粉絲專頁的友伴、參與療癒活動的大家、資材商的相挺、園藝治療師的團隊們、敬愛的老師們、好友，還有自小疼愛並支持我的爸媽與兄姐以及家族成員們。出版路上，麥浩斯出版社淑貞社長，一路支持我的理念，2005年合作迄今，出版了園藝香草等書籍外，在園藝治療尚在起步時，出版了「綠色療癒力」，它引發讀者許多生命感動與共鳴，並支持我們無私分享的出版理念。這些年，生命中加入了兩個寶貝，豐富了我的生命，同時也更加忙碌，雖然出版的邀約從未停過，但我有心卻無法允諾寫書。直至去年起，陸續攥寫整理本書資料，疏理思緒，感謝總編輯貝羚、編輯采芳，細心耐心地協助，呈現了這本舒適閱讀且質感佳的「園藝治療-香草療癒你我他」。

完成書的此刻，感恩、愉悅心靈充滿，階段性任務再次完成。接下來，我還是繼續園藝治療發展的園丁任務。「綠色療癒力學院」的成立，除了持續培訓有志從事園藝治療的人才，並作為大家強有力的後盾，提供園藝治療師再進修教育及教案設計的支援。一起為社會幸福健康盡一己之力。大家滿滿的愛與支持，讓我帶著愛、笑顏與堅定信念，在這個自助助人，並增長生命智慧的園藝治療推展路上，永不孤單。

綠色療癒力學院　院長

沈瑞琳

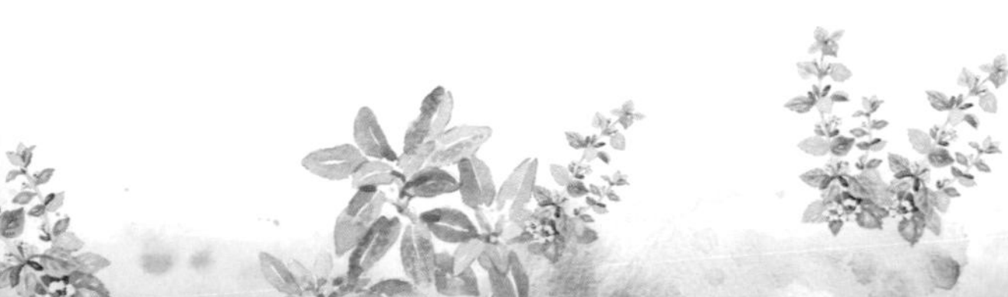

起心動念

園藝治療裡的植物明星～香草植物

為何選擇香草植物作為園藝治療的教案素材？

這些年全球園藝治療發展非常活絡且蓬勃，對於人的健康促進及社交關係之效益無庸置疑。各國也因在地文化、風土民情、環境氣候等條件不同，發展出在地的園藝治療模組。

教案模式中，植物的素材選擇最具多樣性，也常左右著一個教案的主軸，蔬菜與香草植物類，是全球通用性極高的植物類別，如果您希望農園不再只是生產、花園不再只是觀賞，或者沒有太大的腹地空間可以使用，或許蔬菜和香草植物就是您的優先選項。

西洋香草與民俗藥草，已融入我們的生活

Herbs——香藥草植物，包含了「香草植物」與「藥草植物」（或稱藥用植物），其中藥用植物，在中國藥用事典中記載很多藥方，也是中醫學中使用的種類，許多在我們生活中常出現，甚至是日常習慣接觸的藥草植物，飲食方面如：青草茶、當歸湯、四神湯、四物湯、三杯雞、粉粿（梔子花

食品染色）等；生活用途如：艾草淨身、艾草＋芙蓉＋香茅＋玫瑰葉沐浴收驚、以檀香或香茅薰香淨化磁場等。無論是飲品料理、祭典、年節糕點、沐浴、香氛生活、環境美化等，香藥草早已融入我們的生活。

而西洋香草植物類，則較多是外來品種，隨著文化不同，使用方式雖有差異，在我看來，其實相距不遠，兩者有其異曲同工之妙，比方說檸檬香茅，在巴西就習慣作為晚餐後院子聚會的飲品，除了去油解膩外，還具有安眠的功效；而在台灣除了飲用外，我們對香茅的熟悉是淨化磁場、淨身、避邪，像是端午節綁束香茅、艾草、榕葉枝吊掛在家門口，有驅穢氣避邪的意涵。仔細一想，其實Herbs也沒那麼外來吧！

西洋香草植物在其他國家的使用，和台灣的藥草植物一樣是運用在生活、醫療、信仰（巫術、祭祀）上，只是品種、香氣和栽種特性不同。二十年來，許多與台灣環境經緯度氣候相容的外來香草紛紛移入，生活周邊的盆栽、花園、校園、公園、休閒農場等都有它們的身影。經過馴化後的香草植物，其實只要選對品種，分成春夏秋冬入植栽種，搭配越夏或越冬（休眠），成為香草綠手指已經不再是難事。

多用途的香草花園，是遇見綠色療癒力的場域

從景觀的角度而言，廚房花園的植物除了蔬菜以外，其實香草植物更能提供多元的造景搭配，有一二年生草本、多年生草本，以及木本的喬木、灌木，依四季更迭而呈現不同的姿態變化，涵蓋了景觀植栽搭配中的各種型態元素，所以打造一座多用途的「香草花園」已經不再困難。重點是，園藝治療中的香草植物，是要作為五官六感啟動的素材，當然不可能使用慣行農法，只能考慮自然農法或有機栽種的方式，才能安全又健康地遇見香草的療癒力。在香草花園中，我們不會以「產量」掛帥，此外由於它順應環境性格很強，所以也別一味地要它如教科書説的方式成長，這時該開花、這季要盛產、此時精油含量高……以我十多年來的栽種經驗，這些都是癡心妄想耶！（哈哈）

還有，常有人與我討論，想要在台灣以生產香草精油獲得經濟收入，我認為除非特定品種，例如檜木、香茅等，其他品種因為氣候土質等環境條件，保存了香氣與輕度的功效外，它能萃取出的精油純度品質通常達不到國際水準，倒是像可以有芳香感作為純露，但要達到芳療的治療效益，就是持保留態度囉！所以在香草花園中，作為遇見綠色療癒力的場域，精油萃取生產這件事請要排除喔！

園藝治療的四個歷程：融入、體驗、共鳴、分享

園藝治療，是啟動人的五官六感，來連結自然中無所不在的療癒能量，是連結人自身的本能，而非向自然索取。一趟帶領他人找回本能的自療力，並覺察自然療癒能量，是漸進並經過規畫設計的療癒歷程，其中必須包含「融入」、「體驗」、「共鳴」、「分享」四個歷程。

進入療癒歷程的第一步是「融入」，放下此刻前的心情，讓自己進入當下的情境中，享受當下遇見的人事物，單純關注在五官六感的覺察體驗，猶如「放下」的一個歷程。無論是「景觀療癒」或是「活動參與形式」的療癒方式，都是透過親身體驗覺醒（覺察）。

在體驗中，因為感官覺醒，專注單一，與自然、植物、同儕間，透過活動產生「共鳴」，這個共鳴因人而異，有可能是正向連結，例如看到逆境植物的生命力，感受到生命的能力與感動；也可能是負面情緒，例如活動難度超過自己的可及能力，導致挫敗感。當然也有些人是在聽見他人「分享」後產生共鳴。

最後階段的「分享」，我定義是「分享快樂、快樂分享」的概念，無論愉悅的情緒或是負向情緒都需要有出口，因為有人傾聽或被理解，內心因而獲得支持。

一個完整園藝治療的療癒歷程，讓療癒者獲得身心靈的滿足，疲勞恢復、重拾信心與創意、活化社交網絡等，具有多面向的健康促進效益。

香草療癒應用要注意的四件事

1　不能輕忽化學藥劑的傷害，當年我被化學藥劑傷害了

我自己就有一次慘痛經驗，也算是鬼門關前走一遭。因為吃到含有除草劑的新鮮中藥材的燉湯，幾個小時後開始發生不適現象，越來越劇烈，到全身不自主地顫抖、畏寒……趕緊送醫院急診，進行緊急檢查及處理，經歷一週住院後，中毒現象退除才出院。回想那些鮮藥草，在入鍋前已經被清洗十數次了，清洗等於是稀釋了濃度，加上熬燉蒸發，居然還有這麼高的含量，足以危害性命。

分享這個人生意外，是懇切期待大家真的要好好省思，習以為常使用藥劑作為耕種的方法，讓大家生活在風險之中，甚至可能奪人性命，何其恐怖啊！尤其是新鮮採收食用的植物栽培上，務必要遵循無毒的友善栽種方式，這是必須大聲疾呼的觀念，不要因為過去慣行農法的記憶，而視農藥化學肥等為必然的栽培要素。

2　病蟲害該如何預防與處理？

或許您要問，台灣氣候高溫多濕，病蟲危害率高，病蟲害如何管理呢？我的最高指導原則是「即早發現，即早治療」，分「平日保養管理方式」及「病徵發生後的措施」兩個階段。平常澆水時，除了澆濕土壤，還要噴灑葉面與枝幹，除了表面保水外，還可藉此清除葉面、枝幹上的落塵及病蟲害的附著。若發現有蟲啃蝕或菌害，立即除去患部，並將其枝葉置入廢棄物桶（不可當基肥或為了減重就地曬乾後

才丟棄，以免導致病蟲害持續蔓延）。另外，栽種忌避植物也是園藝學上的一種方式，但就我十多年平地栽種香草植物的經驗，連檸檬桉（檸檬尤加利）都會有病蟲害啃食葉面，可見香草植物的氣味，已經不再是蟲蟲們排斥的氣味（口味）了，所以我的花園在病蟲害高峰期，會栽種十字花科的高麗菜、花椰菜，供它們開心食用，維持生態的生存機制，剩下沒吃完的香草，就是我們的囉！

或許您想問我，生態防治、噴自製辣椒水、蒜頭水呢？因為香草植物多數是要食用，這些也可能溶於料理中，若茶品出現辣椒味，或是素食者吃到含蒜頭液的香草怎麼辦呢（素食者蒜蔥不吃）？我個人考量到香草植物或許會被這些香料附著、氣味改變，所以我的香草花園沒這樣用過，但是若是觀賞植物類，您或許可以試試看。

3　選擇安全無毒素材，以確保療癒歷程的安全與健康

我看到有些園藝治療師，使用香草作為園藝治療教案時，是直接用剛從園藝店購買的盆栽，現剪現用，直接讓參與者入口體驗或入菜入料，這是非常不專業且危險的作法，盆栽之前是用哪種方式照顧長大的？您有清楚了解整個歷程嗎？如果沒有，讓參與者暴露在風險中，是園藝治療的大禁忌，絕不可輕忽其嚴重性。要安全帶領活動，就是使用安全的材料，或自己栽種的香草植物來作為教案材料，確保材料的安全性，才能用得安心。

4　當花園要加入生力軍時，該如何處理才安全？

購買市售的盆栽回來，要先將植株充分淋浴洗滌（由上而下、由下而上），先隔離在主栽種空間外兩週，確認無病蟲害等，再移入園區栽種，以減低病蟲害移入的風險，進行安全無毒栽種至少三個月後再使用。

小結

在使用香草植物作為療癒教案時，必須先確認兩點，一、是否為可食用的品種？二、是否採用安全無毒栽種。才能安心地提供觸摸、嗅香、入菜入料使用，所以如何栽種香草植物以及認識香草植物品系，是入門的必要門檻。在蔬菜以外，我覺得香草植物的主題，最容易引發大家對於無毒栽種，及友善大地的關懷與覺醒，在這個主題中，我可以談遍環境教育、生命教育、飲食教育、健康教育的重要，並引起共鳴。

藉由本書，將要與您分享～

- 十多年來在園藝治療工作中，如何運用香草植物，啟動並療癒一個個感人的生命故事？
- 如何開始認識與選擇第一棵香草植物？
- 如何從第一盆香草植物，進而到一個盆栽組合，到小陽台運用，甚至是一座露地香草花園呢？
- 當我擁有香草植物花園時，如何管理，以及如何使用並分享這麼多的鮮品？
- 我可以如何享受自然療癒的旅程？並作為將來自己花園創意或設計的養分？
- 身為園藝治療師的我，是如何藉由香草植物，將綠色療癒力帶給需要的朋友？
- 面對不同的服務對象，園藝治療師如何透過園藝活動轉化成療癒目標，量身打造出提升活動意欲的教案呢？

Part 1

課堂故事

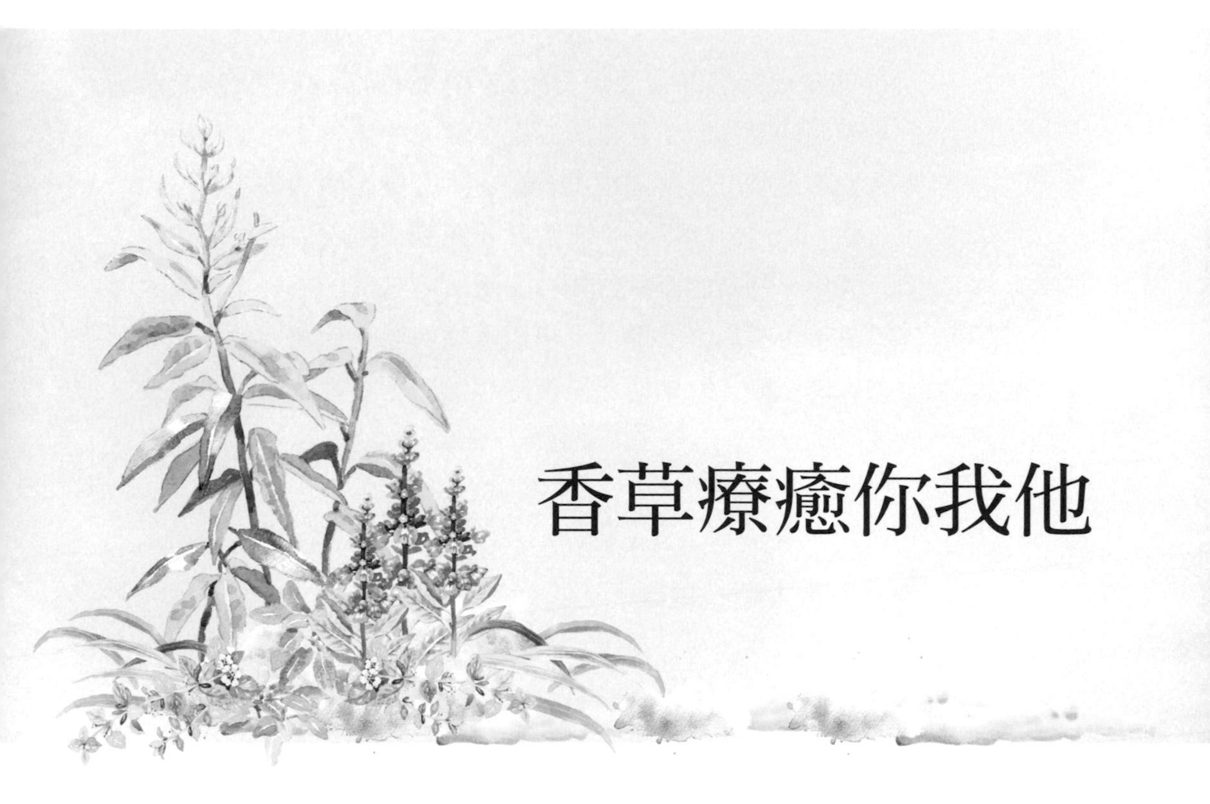

香草療癒你我他

在我多年園藝治療服務中，遇見了高壓族群、教育家、身心障礙與不同的年齡族群等，每每看見綠色療癒力的啟動，改變了每個生命，本章將分享我在療癒工作中，遇見的生命故事。園藝治療～香草療癒你我他。

香草療癒你我他

若從歷史來追溯園藝治療，最早的文獻出現在古埃及時代，當時的御醫為法老王開立庭園散步的處方箋，他們認為平靜而無威脅感的庭園環境，具有平緩身心的功效。十九世紀，Dr. Benjamin Rush將園藝運用在精神疾患的心理治療上，開啟一個新的療癒方式。美國政府在第一次與第二次世界大戰後，面對大量傷兵，也以植物與園藝治療活動作為復健與休閒活動，幫助他們恢復身心健康，並重建自信心與成就感，也是園藝治療在復健醫學中的第一頁。

親自然是人類的本質

置身大自然或待在植物身邊，常能令人感到安定或產生許多美好覺知，這就是人類親生命、親自然的本質。所以將自然或植物作為人的健康療癒媒介或空間，完全是自然而然，無須造作，不需要特定語言，只要啟動五官六感的任何單項或複項感知，即可啟動自療力。這是個追本溯源的療癒機制，不同時間、地點、夥伴、氣候……都能親近自然而遇見當下的美好。

何謂綠色療癒力？

人們透過五官六感，接收自然中存在的各類療癒能量，不論形式、物種、生態、氣候變化、一個生命的歷程或演化……，而對身體機能產生健康效益，亦或是心靈發生共鳴（共感），進而達到身心靈全面的正向促進，即是「綠色療癒力」，也就是存在於大自然中、無所不在的療癒力統稱。

透過陪伴或觀察植物的成長歷程，也能夠瞭解到生命是有週期、花開花落、有生亦有死，會有風災水災乾旱或病蟲害，猶如人生中的風險與挫折，透過植物生命，發現這些如人生路程中，會有挫折、風險等必然現象，學習理解與接納生命的不完美。

園藝治療是門跨領域的學問

包含媒材為「園藝學」、「農藝」、大自然的一切元素

園藝學包含了花卉、蔬菜、果樹、園產品加工與景觀等五大學門，而園藝治療則是涵蓋園藝學、農藝學（五穀雜糧）以及自然中的一切元素，作為療癒的工具（媒介），「自然而然地啟動五官六感，找回人與自然連結的本能」。藉此，讓接受服務者獲得「身體面」、「心理面」、「社交關係」三面向的健康促進，進而優化社會關係、環境友善、教育、提升內省智慧以及生活質量的提升。

這種環境輔助替代療法，是透過回歸自然、親近自然、增

加園藝活動參與，進而發現身邊存在的事物、重新看待身邊植物（人事物）、對植物（自然與環境）產生情感的連結、在地文化保存與傳承、異文化的接納與理解包容、發現自己尚有的能力、生命關懷……。這門科學一體多面，延展的範圍及理論多元，是門跨領域的科學，要達到量身打造、親近使用者需求的園藝治療教案，需要跨界合作，並需翻轉學術理論與實務界間的固著知識（觀念），請用開放接納的心、寬闊的視野，敞開雙臂，才能廣納更多正能量，擁抱並分享幸福。

「園藝」何以「治療」人呢？

園藝治療的對象是否有門檻或特定對象的限制？

如果～

- 沒空間、沒時間或是沒體力可以種花種菜的人，就沒辦遇見自然療癒力嗎？
- 不愛農務工作、沒機會揮汗田間，就無法遇見自然療癒力嗎？
- 如果喪失一個以上的五官六感覺知，還能遇見自然療癒力嗎？
- 一個人，也能遇見自然療癒力嗎？

- 對於栽種植物不感興趣，興趣在於烘焙、料理，也能遇見自然療癒力嗎？

- 健康和亞健康的人，需要遇見自然療癒力嗎？

- 當身體或心理不再活躍健康時，也能遇見自然療癒力嗎？

答案是，通通都可以！

在我多年園藝治療服務中，遇見了高壓族群、教育家、身心障礙與不同的年齡族群等，每每看見綠色療癒力的啟動，改變了每個生命，本章將分享我在療癒工作中，遇見的生命故事。園藝治療～香草療癒你我他。

香草是時光機，喚起生命的記憶

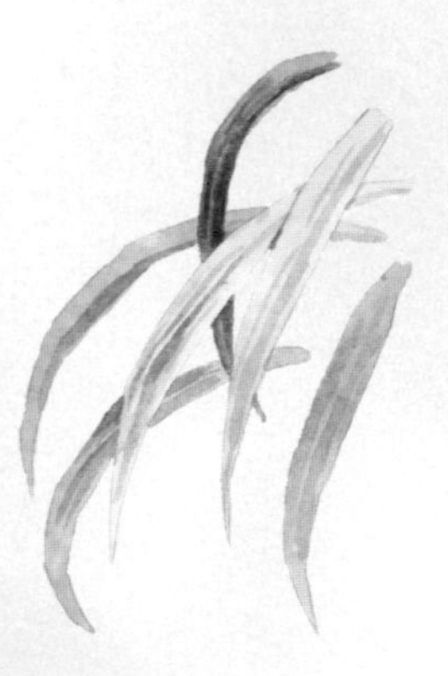

參與對象▶ 職業訓練學生

課程目標▶ 充實技能、社交關係健康促進

關鍵啟動▶ 嗅、味→心

運用香草▶ 檸檬香茅

那些年我接了許多職業訓練人才培訓課程，動輒是120～250小時的課，像是天天要上學的日子， 但班班都是滿班狀態，終身學習的概念落實在大家的生活中，參加的學員無論年齡或是經歷都大不相同，其中也有一部分是多年來職業是家庭主婦的學員，眼看孩子大了，想透過參與職訓課程的機會重返社會，或許是因為我的課程都屬於生活應用、美學提升的軟性課程，所以學員以女性居多，（景觀工程設計類，男性學員會多一些）。

因應每梯次報名學員組成的背景不同，我都會在開課前一一閱讀學員資料並微調課程，希望每週五個整天的課程，不是負擔，而是天天充實的期待，看見學員每日都精神奕奕，期待滿滿地來上學，對我來說就是最大的鼓勵與感動了。

社會進修課程，與一般正規教育的兼課最大不同就是，大家有著比自己更豐富的人生閱歷，聽著大家的分享，像是翻閱一本本書般精彩，這種互動式學習讓時間過得很快，同時課程不單僅止於專業知識與實務經驗的傳授，還包含如何透過課程，建立學員間的人脈網絡；透過分組小團體的方式，大家慢慢熟悉並擴展人際關係，看到大家日漸熟稔，學員間建立了良好的友伴關係，也是課程目標之一，相當符合園藝治療的健康促進項目之一「社交關係健康促進」。

再熟悉不過的氣味

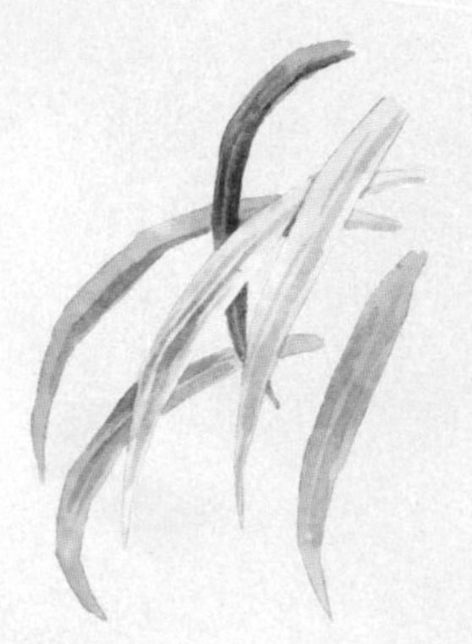

這個熟悉的氣味及芒草般的植物樣貌，引發許多回憶及用途討論。

在許多單元主題中，香草植物——很容易引發大家對植物栽種的興趣，所以每當香草單元出現時，總是可以讓大家聚精會神。果不其然，這堂課我帶來檸檬香茅與香茅，哇～哇～聲此起彼落……。這個熟悉的氣味及芒草般的植物樣貌，引發許多回憶及用途討論：香茅可以驅蚊、淨化磁場、淨身、驅邪⋯⋯，檸檬香茅可以煮湯、煮茶⋯⋯，可以刺激腸胃蠕動、飯後消脂⋯⋯。

大家你一言、我一語地熱烈討論，其中一位學員是退休媽媽，她說喝到這杯茶，讓她想起了因先生工作外派巴西，她也同行在那生活了10年，當地人晚餐後，都會端杯熱的檸檬香茅茶到院子或亭前喝，順道與左鄰右舍聊聊天，那個景象很是溫馨。她聽當地人說，飯後來一杯檸檬香茅茶有助睡眠，住久了也入境隨俗，養這個習慣，如今回台多年，早遺忘這個習慣，沒想到今天看到、聞到、喝到檸檬香茅茶時，許多當時的回憶一幕幕像是被翻閱了出來。

那些年雖在異鄉，但也因此認識一些友善的異國朋友，以及和先生共築種種回憶⋯⋯。課程中，她一直是安靜微笑的學員，聽著靦腆的她娓娓道來許多異鄉的事蹟，我們都聽得入神了，也增長許多知識。尤其是檸檬香茅茶在晚餐飯後喝，有助睡眠的功效，這真是讚～也是過去我在資料中沒看見的資訊。

教室真是教學相長場域。透過植物，可以牽起不同國家、不同語言者之間的橋梁，或是撫慰身處異國的思鄉情，因為植物的家族龐大，在不同國度中，總是會有幾種相同的植物存在，讓人睹物（植物）思情囉！

種植蔬菜，成為服務難民的敲門磚

這讓我想起2009年，來自奧地利的社工師友人，分享她如何透過園藝治療的力量來服務難民。難民的服務，真可謂困難重重，他們連門都不願打開，又如何可以服務他們呢？更遑論達成政府希望社工師改善難民的社會問題等工作目標。當她正為熱情不得其門而入，感到極為懊惱時，一次與朋友聊天中聽見了「園藝治療」，感到新鮮而有趣，於是突發奇想：「或許可以試試看！」

之後她透過種子分享、栽種蔬菜等，建立與難民間的關係，緩解來自各國難民的思鄉之情。敲門磚就是透過栽種蔬菜、香料植物——難民先是從窗戶往外窺視，社工師在綠地做啥？看著看著，大家開始走出難民屋，在屋外綠地中遇見家鄉植物而展顏歡笑，也因為開始了接觸戶外陽光與活動，舒緩了不安及恐懼，慢慢地拉進住戶之間的互動。語言不通沒關係，農務活動比手畫腳也會通，大家逐漸找回記憶中的農務片段，合力灌溉綠地，同時也因為一起活動，語言學習變得更自然而簡易。

成功建立了互信的友伴關係後，後續辦理的一些語言等課程，難民村的人們也開始願意出席參與，跨越了心裡的牆，社工的相關工作目標都陸續開展。異國生活適應，語言的學習是首要工作，才能接續一系列相關文化等課程等，都是為日後難民取得身分後，降低他們在歐盟國家開展生活的阻礙，以利提升社會融入度，知識傳遞是需要漸進推展。

我總是在生活、工作中，一次次看見植物不需要語言、沒有語言阻礙的療癒力，每每充滿驚喜與感動，也更明瞭自己肩上的使命。不斷思考、設計任何可能的模式、管道、頻率，讓更多人遇見自己身邊無所不在的綠色療癒力。

您在工作上是否也常需要先建立信賴感？「破冰」是一件很不容易的事，在園藝治療工作中，幾乎每一場活動都需要經歷這個過程。如果先以對方的立場來思考、模擬，您就會找到許多方式或是頻道相通的方法。

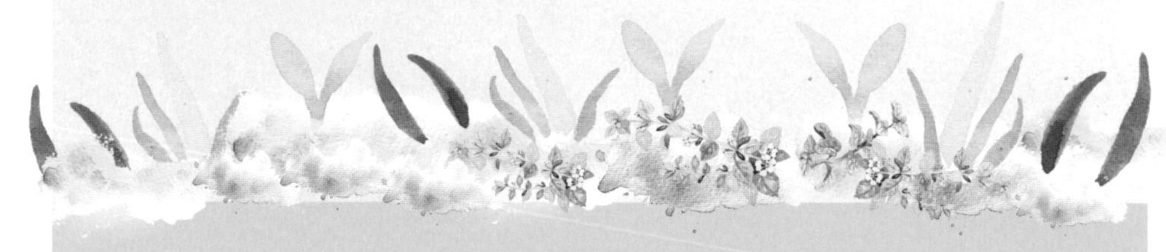

女性可以溫柔，也可以勇敢做自己

女性有幾個人生階段會面臨「回歸家庭」的抉擇，可能是因為結婚、生孩子，或是隨先生工作調動被迫離開原本職場……有時一回歸家庭就是十數年的光陰，然而全職家庭主婦的家庭貢獻，在台灣多數還是被忽略，這角色實質上是支撐家庭運作重要的靈魂人物，卻相當缺乏成就感，這樣的矛盾衝突感在犧牲了少女、少婦、中年的歲月裡不斷出現，等孩子長大離家，面對空巢期的偉大女性才發覺，自己內心許多追求學習與成就的渴望，更發現自己與社會間的斷層，對於「重返社會」是渴望卻也恐懼。

story
❷

媽媽也需要喘息服務～植物讓母子更親近

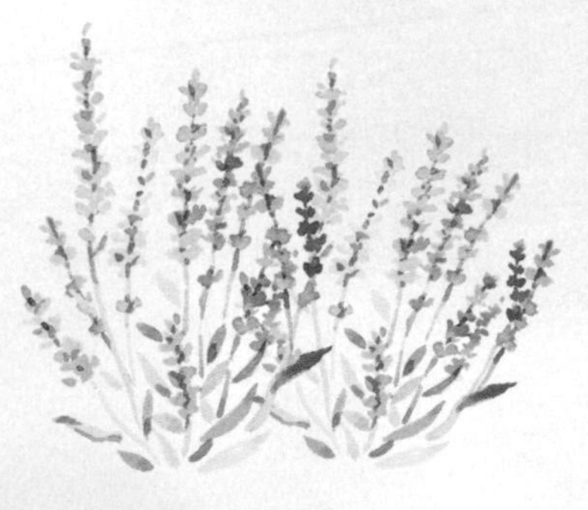

參與對象▶ 親子（施暴者與受暴者）

課程目標▶ 親子關係促進

關鍵啟動▶ 嗅 、觸→心

運用香草▶ 薰衣草

一覺醒來後，媽媽說：「我可以確認香草很療癒，老師一進教室，我就聞到她帶來的香草味，我不知那是什麼香草名，直到老師發給我們後，才知道它叫『薰衣草』，這個味道好舒服，讓人好放鬆～好想睡～，完全無法控制地趴下，這一覺我睡得好沉好沉噢！好久了，我沒這樣睡飽飽的感覺了……」

「施暴」的父母，「受暴」的孩子

這次的親子團體課程，是以家庭為單位的方式參與，課程目標是：親子關係促進。雖然我們常常聽到「少子化，孩子都被寵成寶」，然而「望子成龍、望女成鳳」的觀念似乎沒改變太多，加上現今大環境不同於過往農業社會的單純，外來的刺激很多，貧富差距、城鄉資源不均、高壓力社會、專注力不集中症候群……都讓親子間的關係不再那麼簡單。

專家都說「教育要適性發展」，但這「適性」該如何評估？，「父母」這門專修課偏偏就是教育中沒有的學門，得當了父母後，邊「學習」邊「實習」，過程中很容易一個不小心造成「過度管教」，成了社會局列管家庭。（為何用「不小心」，因為我接觸過的案例，這些所謂「施暴者」的父母，其實都非常有愛，但總總因素加乘，導致親子多了一個「施暴者與受暴者」的關係）。

這樣的親子關係，當然不是幾場園藝活動就能立竿見影，但通常都會一次次產生奇妙的化學變化。比方說，活動現場因為有志工和社工陪伴孩子，家長得以喘息，也許是趴睡，或者放空發呆。不用管教小孩、無須處理手足間的紛爭……這些都是無比重要的「喘息」，更是抒壓的開始，因為壓力解除了，父母從「主事者」轉為「從旁觀察者」，看待事物及孩子的眼光也會改變。有些孩子在家和在團體中，因為舞台不同，行為表現也大不同，讓家長看到孩子不同的樣貌，是透過活動，最容易做到的效益，更是活動目標重點之一。

再來是孩子面，除了活動有趣可以吸引孩子外，「常規訓練」需要設計在活動之中，透過課程中團體一次次演練。孩子養成了「習慣」，這就屬於他的資產。事實上在親子衝突的項目中，「常規」問題，應該排名在「課業成績」之前。孩子的常規，因與本我的大腦發展相關，所以生理上的狀態導致行為表現，因此透過「活動式團體學習」直接體驗，是容易理解的好方法；此外「情緒管理」也可以透過這種體驗式、情境式學習獲得訓練。第三階段則是進入親與子的互動設計。

充份喘息，也能療癒自己與親子關係

其實剛開講沒多久，這位媽媽就漸漸改變姿勢要進入夢鄉，溫暖的社工師見狀，便對講台這端敬業講說的我，給予抱歉的眼神，並移動位置走向那位媽媽身旁，輕輕地喚醒她，經過簡單對話後，媽媽又疲累地趴下，社工師一臉尷尬與歉意，我用笑臉示意，並比了OK的手勢，繼續我的綠色療癒力經驗分享。

這類假日進行的團體，我休息的次數很頻繁，因為每一次休息都是為了重新啟動「專注力」。在休息時間，我和社工師有對談的機會，我跟她說：「沒關係，就讓媽媽好好地睡，她應該累了，因為我們可以照顧她的孩子，她感到放心，所以放鬆，想睡是很自然的。」如果這對媽媽是喘息，那就是這堂課對她最大的效益，並非學到新知才是效益，因為經由好的休息，抒壓放鬆後，對親子關係緩和是很有直接效益的。

社工師一直告訴我：「感謝老師溫柔的心與體諒……」，感到失禮和抱歉，也怕影響我的心情或授課意願。如果單純是講師身分教授專業知識，過去的我肯定會為了有人睡著而感到沮喪自責，然而走入園藝治療之後，透過自然中的一草一木，教會我：許多事情可以有不一樣的觀點，我學到更多從別人角度看事情。先認識每個我要服務對象的困境、希望、可及與不可及能力……就可以更貼近他們的需求，從理解進而同理。簡言之，我認為園藝治療師不該是追求自己的成就感，而是確認可以幫助服務對象多少？是「分享」，也可能是「陪伴」，又或是提供「傾聽與理解」的機會，園藝治療提供多元選擇滿足與需求。

那天場景如今還歷歷在目，兩個小時後，媽媽醒來，用堅定的眼神，跟我說了那段話，我一直微笑與點頭，並回應她：「太好了」、「我了解，當媽後可以睡飽是一種幸福」、「我懂～您別介意」、「這也是自然療癒力的一種」……這些回應，讓她不再歉疚。之後的五個小時她不時主動地與我談話。（可以說出來更是一種療癒）真的謝謝薰衣草，在媽媽過去的生命經驗中，這個植物並不存在，但今日相遇卻如此共鳴相知。自然療癒力無所不在，也不需侷限是否為本土植物，只要安全無虞，端賴我們如何介入活動之中，自然界的力量無遠弗屆，千萬別因為知識而框架了生命的可能。

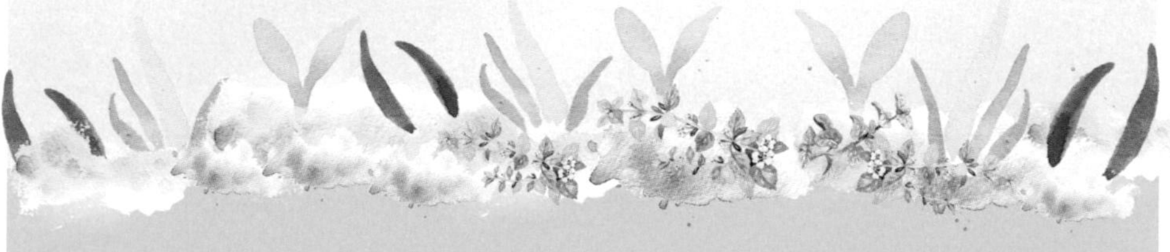

透過園藝活動融入常規訓練

例如排隊領材料、「請、謝謝、對不起、不客氣」常掛嘴邊、學習欣賞別人並給予讚美、透過材料來源介紹等～學會感謝與珍惜、創造服務別人的機會、鼓勵主動協助別人。

story ❸

戀上～原本避之唯恐不及的植物氣味

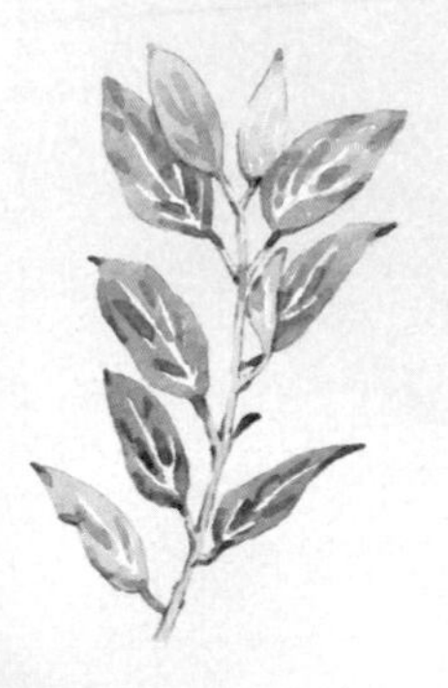

參與對象▶ 國小教師

課程目標▶ 教師環境教育知能研習

關鍵啟動▶ 聽、嗅、觸、視→心

運用香草▶ 肉桂

園藝治療可以有許多不同的進行方式，比方說透過「景觀空間療癒」啟動五官六感，或者是「活動參與形式」的工作坊，來因應不同的療癒對象及需求。而我常進行第三類療癒形式——室內講座，這樣的方式，要如何傳遞綠色療癒的能量呢？

把生鮮香草帶進教室

這確實要經過精心設計，我的方法是直接經由一頁頁簡報將療癒力帶入室內，透過視覺和聽覺內化後，啟動想像是一種方式。聽聽我分享一個個服務對象的生命故事，這肯定也無比療癒。再來就是將實體植物帶進室內，例如介紹有助於空氣清淨的植物、能去除環境有毒物質的植物，或是NASA太空總署花10年研究推薦的植物，除此之外，我也常帶去自家花園的香草植物鮮品，至於帶哪類植物？沒特定喔！就看當時花園中誰最茂盛，「選我、選我」的手舉最高，我就帶那幾種去。

這陣子家裡的台灣土肉桂，成長異常茂盛，非得把枝葉修一修，才能保持它的曼妙樹型。剪下來的肉桂葉這麼寶貴，怎麼可能丟去垃圾桶？當然是當作講座中的媒材囉！修剪下來的香草部位，香味會遞減，雖然存放冰箱可以短暫保鮮，但我希望延長它們到大家手中的香氣時間，所以高效率的一天修完是不行的！得隨著我的行事曆來進行修剪計畫（哈哈～不是農民曆喔！）

害怕肉桂氣味的老師

每當我從密封袋將香草取出時，就會聽到一聲聲的驚呼：「哇！好香！聞到了！」但這樣會無往不利嗎？不，因為「香氣」、「味覺」是主觀的感知，沒有絕對的答案，尊重每個人的好惡，並同理之，這是園藝治療中很重要的態度（觀念）。

這次教師研習，當我將肉桂傳下去後，見到第二排的老師，用極為快速的動作將肉桂往下一位傳去，並急忙撇開身體傾向另一側——這是「懼怕」、「排斥」的身體語言，然而對比的是，演講廳中陸續傳來「嗯～這味道好舒服喔」、

「好香」……，可想見這位老師真是快崩潰了，我走向前詢問她：「老師您很怕肉桂味齁？」老師點頭如搗蒜，接著說：「喔～那個味道很濃，如果咖啡、餅乾加那個味道我都不敢碰」。我很同理地回覆她：「啊～那類通常是肉桂棒或香精，所以味道真的很濃郁，我也不太愛，但肉桂葉是淡淡的清香味，有不一樣的清香感喔！用法也不一樣，在入菜入料的呈現上也很不一樣。」

我才語畢，旁邊的老師們幫腔：「真的，真的！很清香，妳聞聞看！」一邊說著，手就漸漸移過去晃兩下，再收回來，原本驚恐肉桂氣味的老師忽然鬆了一口氣，說：「沒聞到耶！」（哈哈～）後來，多的肉桂葉又被傳回來，這位老師聞了我們手上捏碎的肉桂氣味，笑顏逐開：「真的很清香耶！」後來，和大家一樣留下了三片肉桂葉。

當講堂充滿著自然植物的清香氣味時，大家都神清氣爽了，接下來的研習時間過得很快，在全神貫注及笑聲中畫上句點。這不也是將植物引入室內啟動五官六感、很親民又療癒的一場講座嗎？親身體驗植物的綠色療癒力，又了解到植物結合身心健康、優雅生活的方式，怎可能不感動呢？

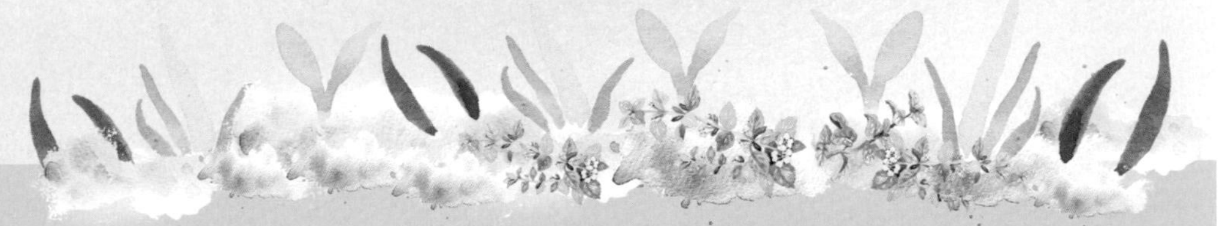

「感知」是主觀的，請給予尊重與理解

對於不一定買單綠色療癒力的朋友，不需要給予奇特反應，甚至告訴對方「大家都喜歡，只有你不愛」……這些都會給人不被理解的攻擊感，也會因此更排斥接觸自然喔！千萬別成了別人的自然療癒殺手，每個生命都有他的獨特性或生命記憶，就算無法理解，也該學會尊重，我們認為好的，不一定是他人要的，一味的給予不一定是好的互動關係，在人際互動、親子、朋友、戀人之間，都是我們要拿捏與學習的課題。

「主觀」會讓我們失去許多探索的可能，放下「主觀」，有時可以看得越高、走得更遠。「感恩肉桂」和「害怕肉桂味」的老師，讓我有了再次內省的機會。所以我常說：「園藝治療師的工作，看似都在療癒他人，其實所有的參與者都在彼此療癒，場場都是生命的感動會」。

story
❹

孩子心中幸福的滋味～媽媽的香草課

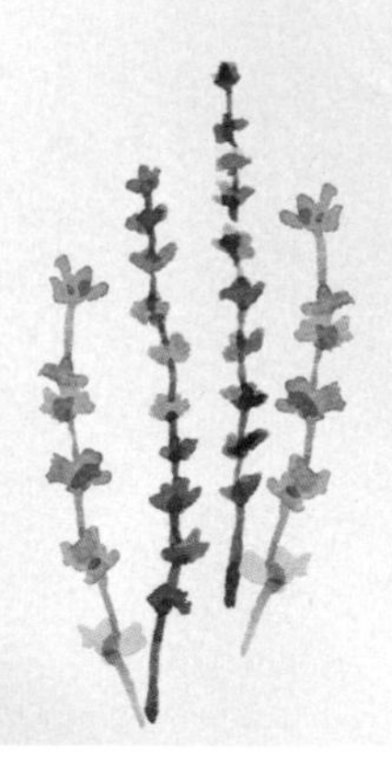

參與對象▶ 一般高壓職業婦女

課程目標▶ 抒壓療癒

關鍵啟動▶ 味、觸、視、嗅→心

運用香草▶ 百里香

感覺像是近期的記憶，yoyo當時還是幼稚園的小男孩，一轉眼現在已經是專科生了，時光真是飛逝啊！yoyo的媽媽是免疫學教授，因為工作壓力大，對於課後自由時間很期待，在先生應允負責照顧孩子後，她來享受香草栽培及應用的課程，她是我研究香草後開辦課程早期的學員，我們因為課程的機會相識，至今成了無話不談的好姐妹。

一場從香草植物開始的緣分

為何選擇香草的課程呢？答案非常夢幻——「上班途中經過教室門口，看見老師正在澆水、照顧植物，那份悠閒自在的氛圍印入腦中，於是起心動念來報名，什麼主題的課都好，只要是沈老師教的就好。」（哈哈～至今她依舊說自己是我的頭號粉絲）人的緣分真的很奇妙，「投緣」是種無法解釋的感覺。

就這樣，週週定期的課程是她療癒的時光，一堂堂課後帶回家的成品，也成了孩子的期待驚喜。她和孩子分享當日的課程，也開始在家前院種植香草植物，母子一起體驗照顧植物的樂趣，植物的點滴成長也成了我倆每週課前的話題。遇到照顧難題時，例如野貓聚集危害香草植物成活，我們討論利用花園圍網，創造不舒適的環境，讓貓兒自動退去。

「澳洲茶樹長高高很開心，但搖曳生姿是它植株樣貌嗎？」yoyo媽這樣問，為了記錄我答覆她修剪管理的方法，她拿出平日上課用的筆記本，這一翻，又洩漏了一個祕辛，怎麼幾乎每堂主題都有一幅素描？我一下子沒反應過來，yoyo媽笑了，原來是我每堂上課的服裝，覺得欣賞就順手素描下來，哈哈哈，真是頭號粉絲來著。

香草牽繫起親子共處時光

這些看似平凡無奇的時光一週週過去，yoyo家也成了香草擁護家庭，孩子愛上香草植物這一味，不單是植物照顧，也很會品嚐入菜的香草料理，喜歡媽媽用香草油炒的青菜，還幫香草油搭配出最佳拍檔——香草油炒高麗菜。

去年是yoyo離家就學的第三年，一個Line的訊息，讓yoyo媽驚訝，原來當年的美好學習回憶，不僅留在她心裡，居然也深刻地印在孩子心中，孩子提出他想念的味道——「媽～可以用香草油炒高麗菜嗎？我好想念那個味道」，孩子期待媽媽為他找回記憶中的味蕾感動。原來當孩子漸漸長大，離開父母身邊，看似空巢的氛圍，其實點滴「回憶」都牽繫一家人。

今年夏季，我一回國就接到yoyo媽的訊息，說yoyo想做香草蒟蒻凍，問她材料及做法，媽媽忽然被考試，馬上翻出我之前出版的《香草廚房花園設計應用大全》，拍下蒟蒻篇給兒子。再來就是材料——新鮮有機香草，在高雄要去哪裡買？因為這個大難題，加上時間又很趕，yoyo媽立馬求救我家花園，準備好新鮮香草及蒟蒻凍粉等材料，寄低溫宅配，順利交到yoyo手中，聽說他做得很順利，因為他說：「是記憶中的味道。」

為何就學中的孩子，忽然要做出「記憶中的味道」呢？原來他正在企業實習，老闆會固定辦理聚會，這回他製作「香草蒟蒻」大成功～。這位暖男孩，實習的公司是銷售美髮媒材，他在行銷部門實習，學習實務並發揮所長，世代不同，商品的介紹與行銷不再只是使用說明的ＤＭ，而是搭配動漫、短片等置入行銷，聽說他短短一學期的實習期間，發想並拍攝了幾個有趣短片。

五官六感是最原始的記憶

「記憶」除了可以借由照片、影帶、文字回想，還能透過「五官六感」——最原始的本能喚起，當感知的記憶被啟動時，是立即的、無須再翻箱倒櫃。親子間的共同回憶哪個階段最多？在孩子最需要照顧時、相處的時間最長，大概就是出生到國中前吧！之後因為課業壓力，親子可以一起輕鬆探索生活的時光便遞減了。現在回想一下，全家回憶最多的時光是何時？印象最深刻的一件事是什麼？記憶最深的旅行是哪一趟？住過哪兒？是否有很想再去一回的地方？……

那些一起走過的人事時地物，成了親情連結的記憶與話題。比方說小學時的遠足、畢業前夕的旅行，都是求學階段特別期待的時刻，能累積滿滿的同窗情誼。園藝療癒的效益並非只在於「治療成效」，舉凡社交關係促進、提升親子關係、增加隔代互動、班級經營、團體協同合作等，都可能透過「園藝範疇」、「自然空間」等，獲得人與人關係的和解或促進，皆是園藝治療可達到的目標效益。

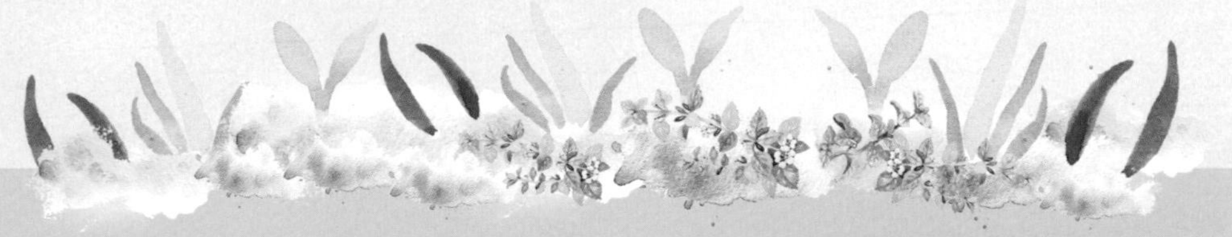

任何場域都可能遇見植物療癒能量

園藝療癒不單單是在農務相關的體驗與操作，舉凡在綠意空間的一切可能活動，都是很棒而有趣的教案，例如：一場公園野餐，可能會提供參與者許多不同體驗與付出的可能，光工作分派，就可以是件充滿細節的過程，其中可以習得許多經驗與能力，一同成就的野餐經驗就無比療癒。千萬別再刻板地解讀「園藝治療」囉！

story ❺

人家遛狗我曬盆栽～帶著薄荷去曬太陽

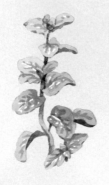

參與對象▶ 社區型情緒障礙者團體

課程目標▶ 社交能力提升、增加戶外活動機會

關鍵啟動▶ 身（觸）、視、嗅、味→心

運用香草▶ 荷蘭薄荷

阿龐（化名）是位精神障礙學員，年過30，這是他第一次參加社區團體課程。在媽媽的陪同下，他準時出席每一堂課，媽媽處處謹慎地照顧引導，看來也成了他不需表達需求想法的生活模式。雖然明顯感受到媽媽的呵護力，但～這對他是好的嗎？對媽媽而言又失去了哪些？我當下就在思考這兩點。這些無微不至的關愛，成了彼此生活中有形無形的阻礙。

讓聞者欣喜的香草植物

這是一場10人的團體課程，我在事前取得每位學員初步的特質資料，也規畫好課程主題，但我知道課程必定會不斷地修正，因為人是活的，季節是多變的，課程氛圍也會改變內容和進度。

這回我選擇了香草中對於環境、光線需求最低的薄荷家族，「荷蘭薄荷」雀屏中選，理由是氣味清爽，而且是大家生活中熟悉的味道，翠綠的葉色給人生命盎然的感知。沒錯，它真的是香草大使，無往不利的先鋒，每每都能讓大家欣喜，炒熱課程氣氛。這次荷蘭薄荷一如往常地平實出場，學員換盆移植時，它淡淡的香氣，便讓每位學員心生愉悅。

陪薄荷去曬太陽

課程結束前，我再次說明照顧的方法，阿龐的媽媽就提出了擔心，因為他家幾乎沒有提供光源的戶外環境，我便提議：「可以『帶』荷蘭薄荷出門曬陽光～重點是這件事阿龐

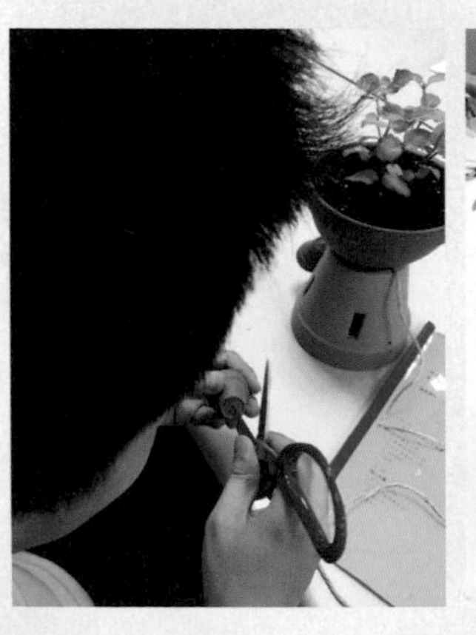

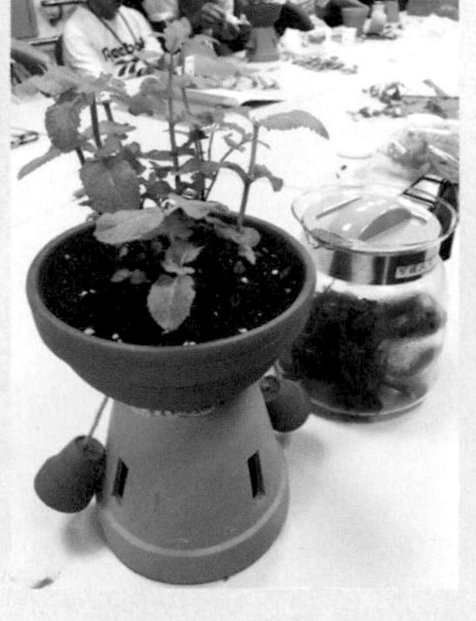

荷蘭薄荷讓阿龐有照顧他者的機會。。

你要參與喔！」我這句話，他聽進去了，隔天早上媽媽在忙，便讓他一個人先拿盆栽下樓去曬太陽（他們家是住在公寓的五樓）。但時間過了有點久，阿龐沒返家，這可讓媽媽焦急了，趕緊出門找人。

到了樓下，才發現阿龐正與荷蘭薄荷盆栽一起曬太陽，媽媽看他一頭汗，唸道：「憨兒子，啊盆栽放著曬就可以回家了，站在這做什麼，那麼熱！」結果阿龐說：「不行，我要看著，不然會被別人拿走、會不見……」隔週聽到媽媽分享到這段，我跟媽媽說：「太好了～妳看他很有責任感，而且他做適度日光浴是有益的。」（事後我才得知，這是阿龐第一次離開媽媽視線，自己去做一件事。）

我才剛跟阿龐媽媽說完，又出現了狀況，今天課程要組裝上週的薄荷盆栽，成為一個娃娃作品，但媽媽忘了帶，這下怎麼辦？媽媽好慌張，之後立馬說：「我回家拿，10幾分鐘就到家。」我看了阿龐問他：「盆栽沒帶，媽媽回家拿，你留在教室聽我上課等媽媽回來，可以嗎？」他點頭並說「好」，就走到他的位子坐下，媽媽還耳提面命地說：

「要乖乖聽老師上課喔！」重複了數次才回家，半個多小時之後，媽媽回來了，阿龐真的穩穩地在位子上聽講，看我示範，這又是一次短暫與媽媽分離，但他的情緒很穩定，沒有慌張或擔憂。

媽媽趁孩子上課時間小憩

兩週後媽媽因為是慈濟關懷戶，上人來到台中必須出席，但又不捨錯過課程（哈哈～她說課程太精彩了，捨不得缺席），後來折衷方式是，媽媽先將阿龐載來教室，由社工陪伴上課前的時間，媽媽去參加活動，下課再回來接他。若讓社區的個案參加課程活動，這兩、三個小時對照顧者而言，何嘗不是一種喘息服務呢？

這天阿龐一如往常地參與課程，且和我們的語言及互動增加（因為媽媽不在身邊），操作到一半，他還主動跟我說想去廁所，才離開教室，回來後又繼續認真製作自己的作品，旁邊的同學還因為不會做而找他幫忙，阿龐看一看，拿過來幫他做好，然後還給他。看到他們互動的這一幕，我好受鼓舞，看見他們同儕間的互動與互助，看見無法片刻離開媽媽身邊的阿龐，也可以學習獨自在團體中學習，接受同學的求助並完成。媽媽在課程前，擔心孩子沒辦法參加課程，也擔心他有暴力傾向，（但事實上三個月的課阿龐都很穩定，溫溫的）。

還有續集，兩週後的課堂，我來到教室，沒看到阿龐的媽媽，心想她可能等一下會進來，但是直到下課前收拾，媽媽才進到教室，頻頻跟我說「不好意思」。我一頭霧水，她說：「我齁～都睡不好或失眠，剛剛在教室外的沙發睡覺，就睡到現在，啊都沒上課沒幫忙，對不起ㄋㄟ，啊我想說阿龐可以自己在教室上課，我就趁機休息一下……」我趕緊說：「沒關係、沒關係，阿龐很認真上課，也很有禮貌喔！」

照護者的辛苦容易被自己和旁人忽略，他們也需要被關懷，更需要喘息服務。在這個生命故事裡，我看見媽媽的愛與無助，同時也更加理解：適時地「放手」很重要。團體活動提供了相似境遇的夥伴，有個情緒出口及互相扶持的力量。適度的責任賦予，給了阿龐學習獨立與的機會，他擔心盆栽會不見，意味著責任感的提升。每個生命都有著無限的可能，只要我們願意帶著～「相信」

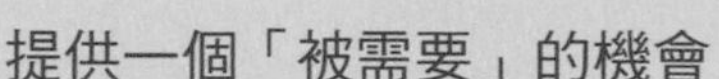

提供一個「被需要」的機會

精神情緒障礙者，更需要「陽光、空氣、水」等自然養分的滋潤，植物照護增加了戶外接觸的機會，促進血清素的分泌，提高社會適應的能力，最重要的是透過栽培植物，獲得照顧他者的使命感，與被需要的存在感。如果因為認為「他只需要被照顧」，所以提供無微不至的全方位服務，從沒試著讓他們參與、學習，是否剝奪了他們生命的體驗機會，與自我展現的可能呢？

story 6

愛上迷迭香氣味，而開啟種植興趣

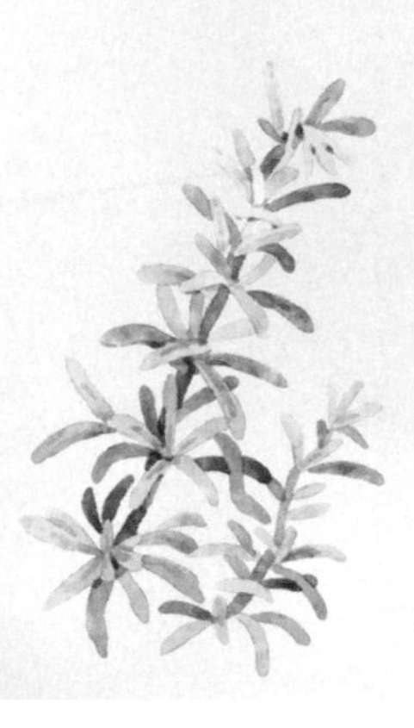

參與對象▶ 復健科中風病患

課程目標▶ 身體復健、活動意欲提升、出院前準備

關鍵啟動▶ 味、嗅、觸、視→心

運用香草▶ 迷迭香

「迷迭香肉桂豆干」完全擄獲阿公的心，從來不進廚房弄鍋碰碗的他，在這堂課中認真地攪拌鍋中的豆干，並不斷發問：「好了嗎？可以吃了嗎？」更詢問哪裡可以買到新鮮的迷迭香和肉桂。

從被動參與到興致勃勃

一股腦兒，阿公跟我說了他的感受：「過去沒聽過迷迭香，剛剛聞到新鮮的味道，好嗆～不喜歡，我對肉桂就很熟，但也沒特別愛，但聞到新鮮肉桂葉味道，讓我覺得好舒服喔！最驚訝的是，兩個放在一起加熱之後，味道竟變得溫和，甚至慢慢不見了，只吃到好入味、好香的豆干，一口接一口停不下來……」，「我中風後，反而進廚房，哈哈～」原來「主觀」真的是阻礙，如果沒來參加這次復康園藝活動，他應該一輩子都不會用迷迭香和肉桂來做料理。有別於前幾堂課，他總是被動地參與活動（他一直都和善地帶著笑容，但我知道他還沒啟動活動意欲，又或是不感興趣），這回阿公顯得興致勃勃。

至於哪裡可以買到新鮮的迷迭香和肉桂呢？基本上，市售新鮮香草是否「有機」？尚待確認，所以最安心的就是自己種的香草。聽到答案等於「沒得買」，阿公急了：「哎呦～這怎麼辦？我想做給朋友、孫子吃，展工夫！」「那老師家在哪？我去找妳拿？」當然不是找我拿囉！這可是我設下的梗啊！阿公都這麼熱血了，當然要趁勝追擊，我跟阿公說：「可以自己種，要做就現摘比較實在，我下週帶家裡的迷迭香來給您扦插，成活了就可以自己繁殖喔！」於是我們開始討論他家可以栽種的空間、迷迭香的栽植特性、其他用途等。其實前兩週就上過植栽及繁殖課程，只是阿公興趣缺缺，到了這週由於被「味覺」和「嗅覺」啟動，讓他想開始栽種迷迭香。認識植物、與人交談……這些對於中風後復健、社交關係活絡、提升活動意願等，都有正向的促進效益。

香草植物與生活結合

說到迷迭香，還記得有一次戶外教學，學員在農園見到比自己還高的迷迭香，居然驚呼：「哇～好多鹹豬肉！」這是怎麼回事啊？原來是因為課程中，有教授過迷迭香鹹豬肉的食品，所以學員直覺地把鹹豬肉和迷迭香連結起來。

十多年前，我接了許多二度就業婦女，或失業婦女的職業訓練課程，其中除了花藝設計、盆栽設計、景觀設計等，香草植物栽培與應用的課程，也常常一開放招生就額滿了。利用植栽搭配日常應用，是很棒的療癒，有助於提升婦女的生活質量和自信心，也是跨出家庭、回歸職場的媒介。「先自我療癒並發展第二專長」，是我在推動園藝治療的目標之一，可以在感到自在又快樂的職場工作，既幸福又健康，正如我在園藝治療工作中的親身感動。

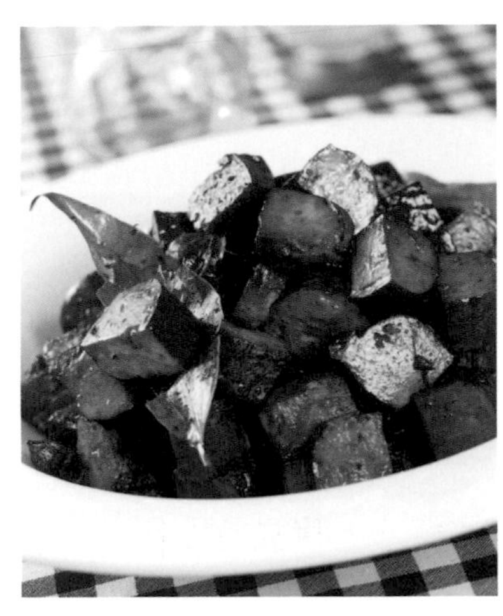

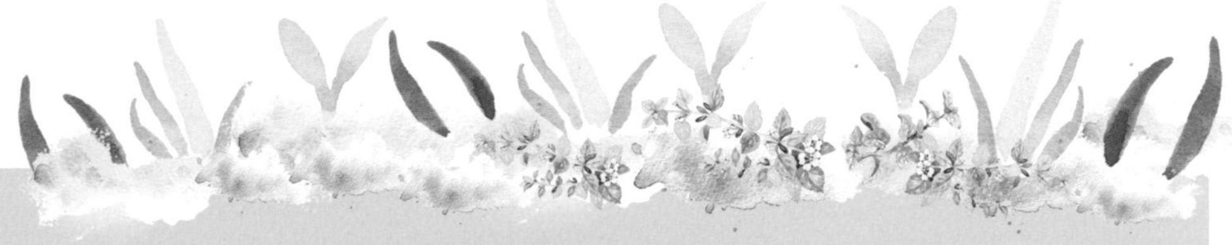

味覺啟動植物栽種的活動意欲

「五官六感」是「遇見綠色療癒力」與「啟動活動意欲」的路徑，每個人引發意願的感知不同，單藉由一次活動還無法給予「適合」或「不適合」下定論。通常在設計有治療目標的課程時，需要規畫一個包含五項主覺觸發六感的療程，也就是五～六次的課程，先透過團體課程觀察，之後再進行特質或性向分組，讓使用者可以發現綠色療癒的多樣性，進而發覺自己的強項智能、培養新的興趣等。園藝治療早有很多實證研究方法，舉凡生理指數或量表方式，但是有些對象特質及問項，並無法透過問卷或生理指數得到答案（或研究成本考量），在實務中，我發現「從旁觀察」也是一種簡易而直接的「評估」方式。

story ❼

憶起那些年～我在烘焙坊的日子

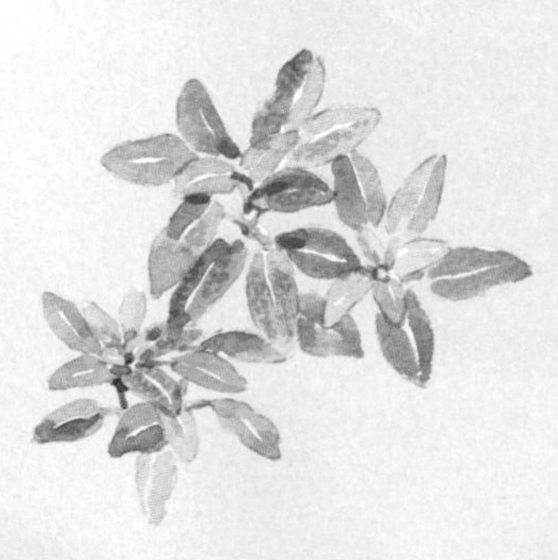

參與對象▶ 高齡身心障礙者（含多重障礙）

課程目標▶ 高齡活化、延緩老化、提升生活質量

關鍵啟動▶ 視、嗅、觸、味→心

運用香草▶ 鼠尾草

這天是啟智教養院「憨老園藝治療」的結訓日，在這歡樂的時刻，除了課程回顧，點心飲品當然不能少，而這一切都是學員準備：從原物料的香草鮮品就是自己種植、自己採摘，香草捲餅自己捲、香草茶自己泡……幸福上桌囉！

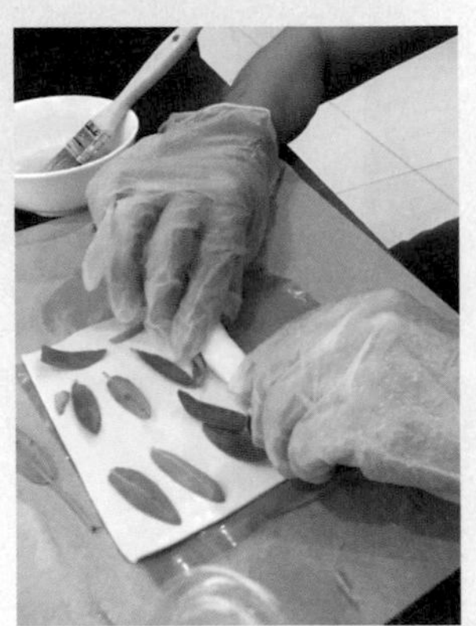

學員正在捲鼠尾草。

鼠尾草捲餅的考驗

因為參與的10位學員各有不同的障礙不便，所以這堂課我們用協同合作的方式進行：手部精細動作佳的人負責製作鼠尾草捲餅，經我示範後，上場的學員雖然歡喜這些住在機構中，沒機會參與的生活體驗，但也小小地緊張。接著我們開始動手：塗上蛋液→將鼠尾草葉一片片地拔下，鋪在起士派皮上→捲捲捲→捏捏捏捏水餃→切一公分寬的小卷後整形→放入烤箱。最後，ㄚ良（化名）順利完成工序。

第二位要上場時，ㄚ寶（化名）舉起了手，並用中風後緩

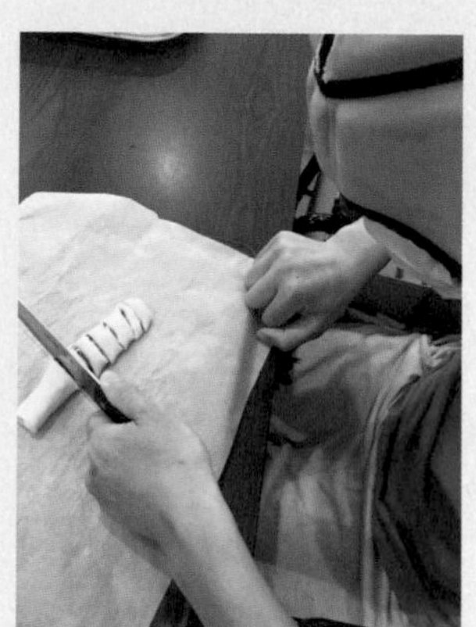

看見了嗎？中風無力的右手，也能成為好幫手。

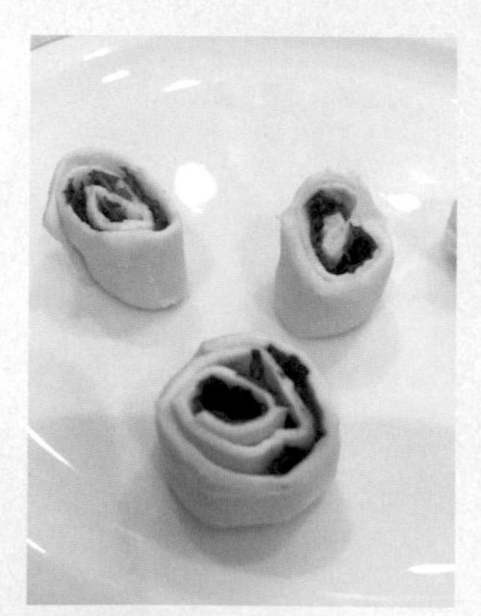

鼠尾草捲餅完成了。

慢的語速說：「瑞琳老師～我想要做，我以前有在桃園的麵包店做過助手，這個我可以，我想做！」我說：「好噢！當然好啊！」

ㄚ寶並非智能障礙的個案，會住在機構裡是因為年少時的一場車禍受傷，三年前又因為小中風，曾經臥床一段時間，經過良好的復健歷程，現在已經可以坐輪椅行動並參加本次課程，但因為之前中風影響了部分語言能力，以及造成右手無力，現在都仰賴靈活的左手進行生活的活動支持。

中風無力的右手，也能成為好幫手

最後一堂的烘焙主題讓ㄚ寶憶起了過去的工作經驗（之前我也不知道他有這樣的經歷），他的臉上充滿笑容，散發自信眼神，說著自己過去在烘焙坊的種種，在此同時，小蘭（化名）已經捲好香草捲餅的形狀，換丫寶接手切成小段的工作。

他就像用盡身體的力氣，穩住水果刀，認真地移動刀子量測捲餅大小，切了兩段後，忽然停下來，移開刀子，努力地伸起垂放無力的右手，一點一點地移動，抬起，放在砧板上壓住烤盤紙，再繼續舉起左手的刀完成後續。他的努力讓我看了倍受感動，也感謝他聽進去了，他願意用我建議的方式：活化右手，改變倚賴的習慣，努力而堅定的活動意欲，在飄香的教室裡，不僅喚醒嗅覺、款待味覺，更啟動了美好回憶。

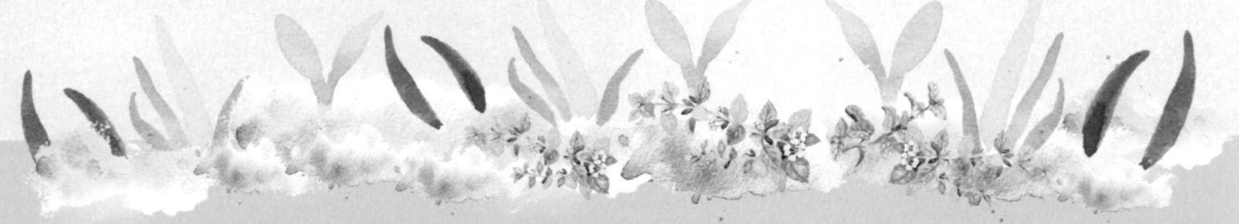

發現自己尚有的能力、學習協同合作

過去因為這些不便，會讓丫寶想多依賴老師的關照，透過本次園藝治療課程計畫，他開啟了心房，參與活動的意願頗高，在鼓勵下，他試著練習讓「好手幫壞手」，例如使用右手「壓住紙張或相框」、「成為滾動花器塗抹白膠的固定軸」，右手也能成為好幫助。此外，藉由課程引導他們同儕協助的技巧，丫寶也開始願意「讓同儕成為我的右手」，社交關係獲得促進，同儕情誼也從園藝治療課程，延伸到機構的日常生活，這些都是他在課程中的改變。

story ❽

因為相信，所以可以～孩子開始學習自我管理

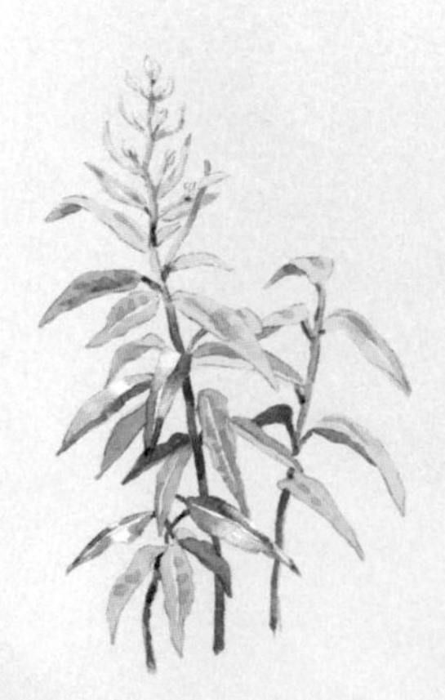

參與對象▶ 早療過動兒（也是受暴兒）

課程目標▶ 提升孩童的自信與專注力、發現強項智能

關鍵啟動▶ 觸、視、嗅→心

運用香草▶ 檸檬尤加利

看見天線孩童的強項智能，培養專長、提升自信與專注、降低反社會行為、改善親子教養的衝突……是這系列的課程活動目標，園藝治療教案該如何設計擬訂呢？

在自然中找玩具

觀察孩子，「剪」、「貼」、「畫」、「拼」、「堆」不就是他們的日常遊戲嗎？那麼我們也可以透過這些活動，去發現孩子的特質與潛在能力。除了色紙、亮片……課程也能結合自然的素材，如葉、花、種子……不但提供更多創意媒材，還能增加孩子親近自然的渴望與樂趣。在自然中找玩具，啟動「自然博物觀察智慧」。

今天我帶來檸檬尤加利，它不能吃，適合嗅香，能作為環境及空間的天然芳香劑，用以驅蟲、去除車內高溫產生的有毒物質等，才說到這裡，植物的香氣已經散播到大家的鼻腔，讓大人跟小孩都蠢蠢欲動。當我說：「請小朋友們來前面排隊，我們要來好好認識它囉～」大家迅速就位，拿到後回座與家人分享，開始了與檸檬尤加利的初體驗。

奇妙觸感的葉子

大家觸摸毛茸茸的葉片後，不自主地將手移往鼻腔，發出一陣陣的驚叫、讚嘆。接下來，我請大家「拔下葉子」，並提供各色A4紙、雙面膠、剪刀、膠水、筆等，都是孩子們熟悉的文具。

創作的題目是：想把「檸檬尤加利」這位植物新朋友拿來做什麼？可以自由發揮，孩子們當然很樂，各自選了喜歡的材料坐下，有人迫不及待地動手，有人還在觸摸毛茸茸的葉子、嗅嗅它的氣味，教室中原本吵雜的聲音漸漸安靜，背景音樂變得越來越清晰。在創作的時刻，孩子完全進入「心流體驗」中，我們大人就在旁靜靜地觀察與欣賞就好，學習放手，放下主導權，只要安全無虞就無須介入，孩子需要天馬行空的場域、展現自我的舞台與機會，孩子需要與自己的心靈對話（訓練獨處的能力、學習與自己內心對話），想要恣意地奔放。

有趣的是，當大家把心中最想呈現的作品完成後，他們開始觀察別人在做什麼（很符合這時期孩子的腦部發展，先有本我（自我），但透過覺察發展後，即是提升與他人互動的社交能力）。之後孩子們七嘴八舌，進入討論，他們說：「還有葉子，而且很香，那我們來做香包吧！」就直接取材僅有的紙張資源，開始折紙盒、折紙袋，然後將檸檬尤加利葉片塞進去。

從創作發現天賦

當課堂中一個個作品陸續完成，我站在小迪的位子後方，看他還端坐在位子上，欣賞自己的作品。察覺到我和社工老師靠近，小迪抬起頭來，我問是否可以分享他的作品？他爽快地說：「好啊！」接著開始介紹：「這就是一棵樹，然後我就在這樹下，這裡很涼……」他抬頭看看我，反問：「妳知道嗎？」我回答：「對耶！你這麼說，我也感覺坐在那涼涼的很舒服」這下他得意地笑了，過一會又自顧自地說：「而且它會香香的。」

我從這位小一生的作品中，感覺到這孩子具有天馬行空的想像力，對於藝術、空間美學有其特殊的覺知，也因為這樣的強項智能可以展演。過動的他，在這兒已經坐著超過一小時了，並且情緒穩定沒有負面語言或攻擊行為（或搶他人的東西的行為），社工師説，過去的課程他總是遊走和鬧場，第一次看見他可以安安靜靜地參與活動，讓他們感到非常驚奇。園藝治療的團體活動，可以透過觀察找出參與者的特質、需求，或發掘其強項智能，這是儀器沒辦法分析出來的部分。

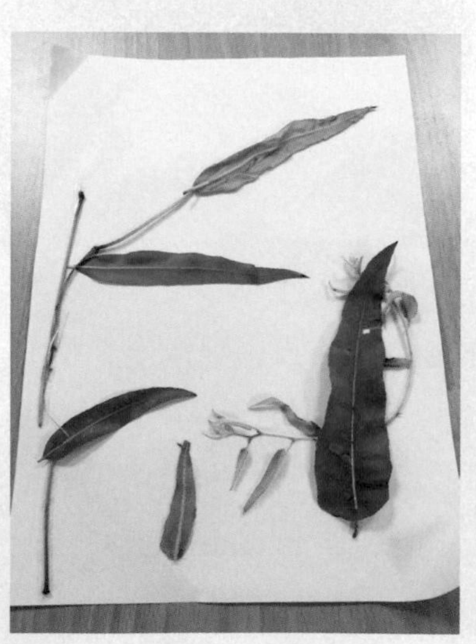

「這就是一棵樹，然後我就在這樹下，這裡很涼……」

孩子需要自由發揮的空間

當下我給了社工師一個針對小迪個別化的建議，如果有機會，可以多邀請他參加藝術、創意、手作類的活動，發掘他在藝術方面的強項智能，除了讓他的專長得以發揮，展演自己的人生舞台外，自信心培養還能提升他的自制力，進入有興趣的事物中，訓練持續專注力；同時透過創作，讓情緒有出口，這些對於他的外在行為矯正很有助益。藉此也能讓家長看見孩子的特長，欣賞、理解他，對於改善親子的互動關係，也有正向促進效益。

除了給社工師介入關懷的建議外，我也和家長溝通，孩子的適性發展方向，建議在家裡提供一些紙筆、畫本、收納盒或資料夾，讓小迪空閒時可以創作，無論他是「剪」、「貼」、「畫」、「拼」、「堆」，只要沒安全疑慮，也會好好收納作品，並整理使用過的環境，其他的就讓小迪自主發揮，有了可以支配的機會，孩子會開始學習自我管理，否則「碎碎念」，不只大人煩，小孩也不開心。

約莫半年後，社工師跟我分享了一個好消息，自從上次課程聽了我的建議，她就一直在尋找可能的方案或計畫，培養小迪的特殊藝術專才，最近發現一個計畫在徵選，想請我作推薦人。這個方案真的很特別，就是針對特殊家庭的小孩，提供特殊專長培養的經費，真是太令人開心了。

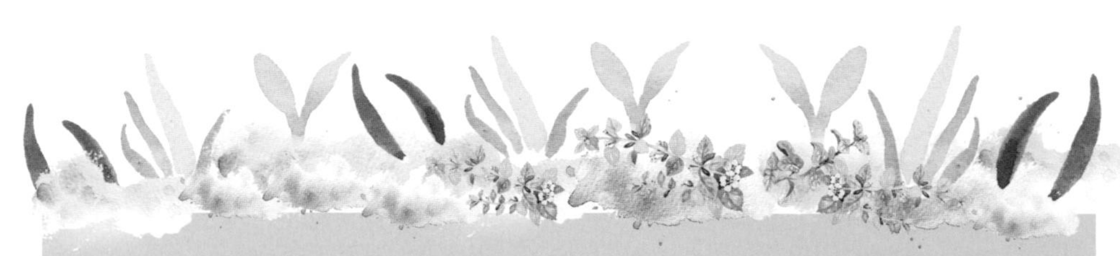

在園藝活動中，發掘孩子的強項智能

這樣的園藝治療活動，讓心靈從漫遊迷失到正念專注，即是「療癒」的歷程。這類用非文字（非語言）方式，說出（表達）內心世界的機會，是很需要被營造的。

然而，園藝治療並非是想透過作品，來洞悉人內心不願被觸碰的場域，而是透過「說」出口，來表達、釋放內心那些無法說出，或語言無法描述的心情。「說」出來，意味情緒有了宣洩的管道，猶如生命會尋找出口一樣，那就是一種「希望感」、「滿足感」。

「挖掘內在深層情緒」不一定能帶來療癒，除非您受過專業訓練，且有百分百的把握能將生命重組，否則不要隨意試圖誘發他人的玻璃心，猶如在森林中點燃火光後，放任火種燒往整座森林，這是極度不負責並危險的手法。所以我在園藝治療的四個歷程中，所提出的「共鳴」，是指人的生命與自然生命間，產生的共鳴連結，感動人獲得正向的鼓舞，而有更多力量面對自我的生命。

story
❾

讓我發現世界的美好～開啟生命感知的啟蒙老師

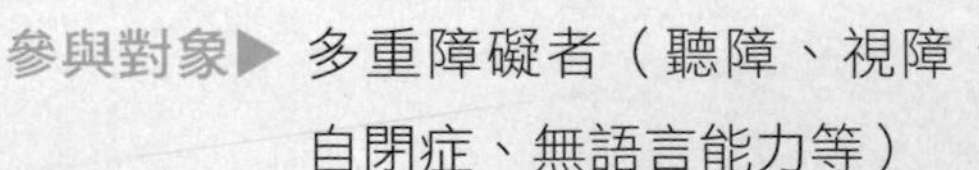
參與對象▶ 多重障礙者（聽障、視障、自閉症、無語言能力等）

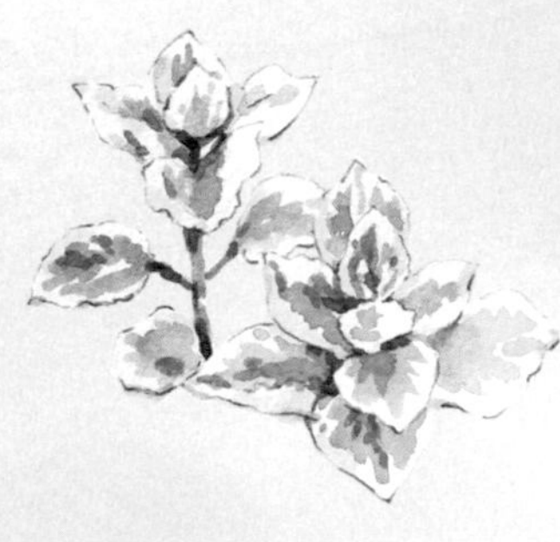

課程目標▶ 活動意欲、社交關係、生活質量提升

關鍵啟動▶ 觸、嗅、味→心

運用香草▶ 左手香（到手香）

這年開始，我接下了智能障礙機構，年度園藝治療課程計畫（後來延長為兩年），參與的10位住民，各有不同的健康促進目標，這類混合式團體的園藝治療方案，是這些年我在台灣推動的模式之一，如果您問我：這樣的模式妥當嗎？個別差異的學員一同參加課程好嗎？我的答案是：「先求有再求好。」因為有開始才有機會。同時我也因應現況發展出一套課程模式：團體課程中，發展出團體&個人療癒計畫並行的課程設計。

多重障礙的妮妮

妮妮（化名）是一位聽障、視障、自閉症、無語言能力等多重障礙的孩子，當她感到不安時會自殘（抓傷雙頰），此外，遊走也是她參與課程的阻礙因子。

要讓妮妮進入「團體」課程其實就是一個難度，因為自閉症的關係，她不習慣這類「多人在同個空間」的模式，也許這就是她平日會「遊走」的因素之一吧！想要尋找安全感，習慣躲到沒有人的角落……。

在U字型的座位中，她被編排在我右前方第一位，好讓我能隨時注意到她的狀況，也方便弱視的她近距離「看」到我的示範。藉由嗅到氣味、聽到聲音，以提升她對課程的專注力，並且轉移對周邊的注意，沒空感覺其他同儕的存在）。這方法果然奏效，第一次上課，她就好奇地將身體傾斜，把臉逼近我的材料，又或是轉轉頭將一邊耳朵湊過來，就像是告訴我，她聽見了，她似乎看見微弱影像，聞到了材料的味道。這些動作推翻了她的「聽障和視障」，其實是「弱聽和弱視」。因此透過觸覺、嗅覺、味覺的體驗刺激，可以強化她探索世界的渴望，豐富生活的質量。

開啟妮妮感知的香草植物

課後討論時我提出這些發現，以及未來課程中陪伴她的重點與技巧：課程先以觸摸材料、聞嗅味道為主，若是可以發出聲音的材料或工具也先讓她體驗，其次才是作品的製作參與度，此階段對她而言，感知的發現勝過作品的成就感。老師們也很驚喜，憶起了妮妮之前第一次遇見左手香的情形，她當時就是一直搓摸葉片，並且將鼻子靠近盆栽。沒錯，左手香的葉片肥厚、表面細毛、氣味濃郁，所以對於感知覺察力較弱的對象來説，是很鮮明的植物。或許一般人對它的印象是作為消炎使用、氣味太嗆、扦插成活容易等等，但是在妮妮的生命中，左手香是開啟她感知的啟蒙老師，藉此她的覺知忙碌於發現植物世界的趣味，至於「恐懼人群」這件事已拋在腦後，這樣的開啟，讓她開始會發出咿咿啊啊的聲音和笑容，分享她的喜悦；不僅如此，有一次她去醫院進行檢查，但她不願配合，後來也是出動左手香盆栽陪伴，才順利完成。

這些脈絡都讓我更確認了對妮妮個別化的目標與體驗方式，後續的課程，她不但沒有「遊走」問題，兩頰的五爪肉絲線也漸漸退去，白皙的臉頰真是可人。香草植物提升了一個人的生活質量，以及探索世界美好的動力。

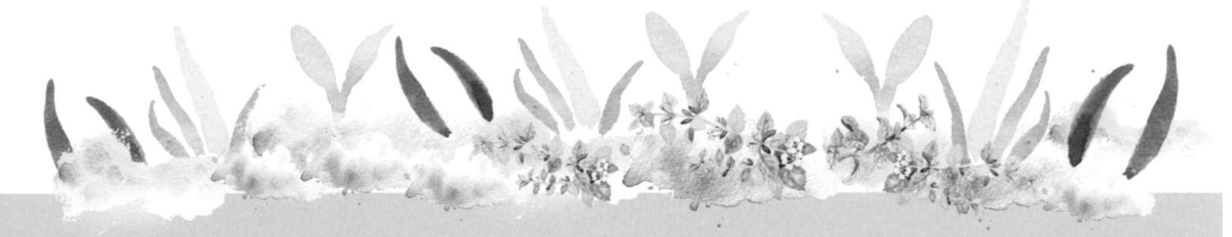

個別差異大的團體，從啟蒙～個別化

面對個別差異大的團體，初期除了課程的學習及訓練外，同儕適應、社交關係促進、常規訓練、發現個別特質（有利日後發展專屬園藝療癒計畫的依據）、增加園藝治療師與學員間的熟悉信賴度（關係的建立），都是在發展個別化服務前很重要的資訊。

所以根據團體課程的觀察與發現，就可以量身設計一系列五官六感體驗課程活動及依能力分派的團隊畫，其中包含精細動作、粗大動作、身體伸展可即度、眼手協調、美學啟發、潛在但尚未被覺察的強項智能顯現、個人專注度提升、協同合作技巧帶領、主動的活動意欲、安全感培養、自信心的提升、物權概念、常規禮儀的訓練（透過發放材料的方式）、上下肢肌耐力的訓練。

story 10

原來快樂分享，是件幸福的事

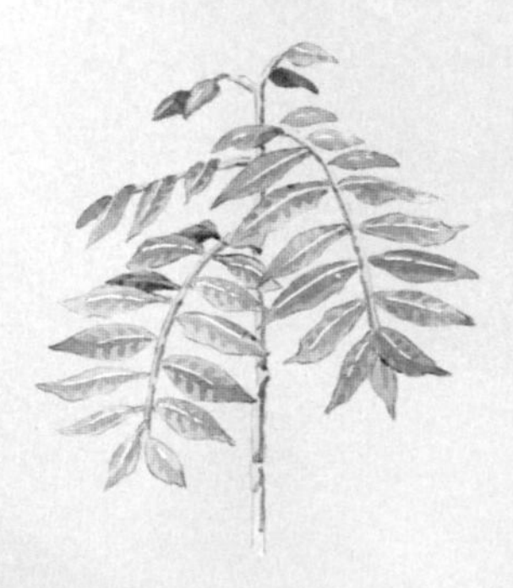

參與對象▶ 高工教師輔導知能研習（開放學生參與）

課程目標▶ 活化校園閒置空間、打造專屬療癒花園

關鍵啟動▶ 身（觸）、視、嗅、味→心

運用香草▶ 多元香草

921地震毀壞了許多校舍，這所學校因此移至新址重建，雖然是全新的校舍，但原本的土地早住有許多大樹，這是一個自然所覆蓋的校園。

打造香草花園行動

這年我接到邀請，到學校來帶領園藝治療教師知能研習課程。這回我們有很創新的課程設計和目標，除了室內的基礎理論課程、手作課程外，我們還要打造一座屬於師生的香草花園，一方面是看重香草家族的多樣性及廣泛運用的特質外，另一方面則是希望活化校區建築旁的閒置空間。就這樣我們往返很多討論，主任加提了一個點子：「是不是可以讓有興趣的學生一起參加課程，當作未來的種子小幫手……」越討論越是期待課程的來臨。

課程當日的下午，師生們來到這塊香草花園預定地，經過數週鬆土、去除石粒、土壤改良後，整地完成，大家早就對這塊園地充滿情感與期待，接下來的三小時，我們合力照圖施做。

在香草花園完工後的傍晚，舒適的夕陽下，大家滿足地欣賞花園，正享受這份達成感和成就感，這時，一位高三的女孩帶著甜甜的笑容，手上拿著一個長方形餅盒，向我走來。我心裡想著，是點心嗎？（在日本實作庭園中場休息或完工時，業主都會準備琳琅滿目的點心。）女孩走到我面前，帶著一點羞澀地說：「老師～我聽您上課時提到，您喜歡收集種子或果莢，去年秋天我在學校外操場大樹下搜集到這些……」說著翻開紙盒，我一看，哇～裡面裝了滿滿的香椿蒴果果莢（種子們早就飛向遠方了）。

一份驚喜的祝福

我驚喜的反應，似乎讓她放下不安，開心地笑了，然後說：「老師如果喜歡，可以送您噢！」我開心地問：「真的可以嗎？是您一個個撿的耶！」她說：「可以，我想整盒都送給老師，如果您喜歡！其實我在撿這些果莢時，同學都很不解，但我是真心覺得它們是寶貝，當下也很開心，但因為大家都覺得我怪，我也對於這樣的感覺遲疑……早上聽到老師分享在自然中遇見綠色療癒力的可能，我想起了撿拾這盒香椿蘋果的記憶。原來我不怪，今天真的好開心，謝謝老師，也想和老師分享。」真是溫暖的女孩，感謝您！至今我依舊記得當時的情景喔！心中感受到的溫暖，如當時夕陽餘暉的時刻。

分享快樂、快樂分享

「施比受更有福」、「分享快樂、快樂分享」就是在說這樣的心情吧！

年少～剛入社會總是希望在困境（或無力感時）有人「手心向下」提攜我們；隨著生命經驗的成長，曾幾何時自己也可能成為「手心向下」的人，原來～可以助人如此幸福！

在園藝治療一路走來更發現，為人帶來正向情緒、歡樂、傾聽、陪伴、理解……都是一種生命的價值，這就是一種被需要的感覺，也就是「有用感」的能量來源、「成就感」的前身。在園藝治療的活動中，不單是使用者被療癒，而是所有參與的人，都透過當時的人、事、時、地、物療癒了彼此，更深領略生命的真諦。如果真要用「效益評估」來剖析自然療癒，我認為不單單是「作品」的呈現、過程機能活化度……這麼單一的效益，而是多面向正能量的醞釀聚合。

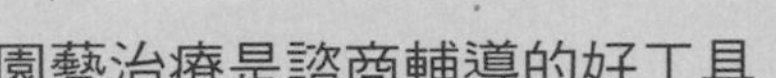

園藝治療是諮商輔導的好工具

這些年大家對於替代療法（輔助療法）並不陌生，之所以稱為「輔助」，就是在輔助傳統醫療無法服務的部份。任何療法，都可能具有促進身心靈及社交關係的效益，沒有所謂「最好」，只有「適合與否」，有時單方，有時複方，無須拘泥於隸屬哪個療法。如同這個故事裡的女孩，透過植物、自然的連結，憶起過往的經驗（感受），可能是一個美好的回憶，也可能是一個未被處理的情緒，因為參與了園藝治療活動，被無意識地引出後，獲得處理，圓滿地畫上句點，這就相似於敘事療法、懷舊療法可能運用的媒材。只是「媒材」攸關著個人化的生命經驗，其實透過訪談或問卷，有時也不是那麼容易發覺，因為一個生命中涵蓋太多元素了，有時或許連本人都不知曉有這麼個「過不去的記憶」。我的經驗是：療癒教案（活動）要生活化，與日常、四季、節令、節日慶典、在地文化相結合，「個人化的療癒媒材」能引出最單純無壓的──「自然而然被療癒的當下」。

story
❶❶

失去部分感官覺知，也能遇見自然的美好

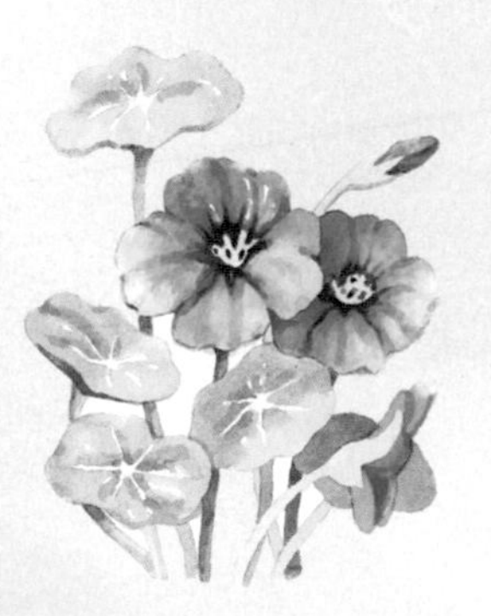

參與對象▶ 智能與情緒障礙者（多重障礙）

課程目標▶ 活動意欲、社交關係、生活質量提升

關鍵啟動▶ 視、觸、嗅→心

運用香草▶ 金蓮花

如果您和我一樣，擁有可以體驗、發現、感受世界的五官功能，真的是件感恩又幸福的事。然而，有些人因為先天或後天種種因素，失去了單項或複項的感官覺知，他們該如何遇見世界的美好呢？

生理多重障礙，如上天關閉了一扇門

「上天關了一扇門，也不忘開啟另一扇窗」，然而那扇窗在哪呢？

我因為園藝治療的服務工作，有機會更貼近這些朋友（或孩子），與其感慨上天為何和他們開了這個玩笑，我更想積極地和他們一同尋找「那扇窗」，找到其他感官發現世界的可能。「發現尚有的覺知」，需要透過一次次的體驗練習，進而「強化尚有覺知」的功能。因為「覺知的覺醒」有助於生活質量(QOL)的提昇。經由活動的參與，增加生活樂趣與探索的好奇心，減少負面思考及思想遊走的時間。

芸希，因為這些生理上的多重障礙，她害怕人多的空間、對團體生活適應困難，然而她卻必須住在機構中，承受著不安全感、恐懼等多方負面壓力。她採自殘方式來釋放情緒，雙手五指將雙頰抓出一條條的血絲，越焦慮傷痕越深，讓人心疼。在園藝治療的計畫中，她臉上的血絲漸漸結痂退去，呈現白皙的臉龐。

春日採果實趣

金蓮花經過秋、冬、春，繽紛地綻放菊色、金黃色、橘紅色的豔麗花朵，到了春末夏初，就是採收種子的季節，收藏的種子將等待秋天的到來，再次綻放美好（可不是每年都買一盆新的盆栽呦）。

這天我們來農園散步並採收金蓮花的種子，春天和緩的陽光宜人，不用躲避日頭（台語），而是舒適得令人想逗留在花園裡，心情愉悅地為金蓮花採收下一季的期待。撥開茂密的金蓮花植株，落在土壤上的果實清晰可見（果實是三個獨立核果組成，成熟後分成三片）。說明後，大家開始撿拾果實裝入自己的盆中，20分鐘後，各自帶著裝了果實的盆子回教室去。趁著大家休息時，我一一檢視學員撿拾的成果，除了部分放了小土球外，大部分都裝了金蓮花的果實（可以看出認知的程度與理解度。）

若是一般的園藝技術操作，接下來就是將果實曝曬乾燥後，放置通風陰涼處備用即可。園藝治療有可能因為目標不同，而增加一些流程。當學員坐定位，我請大家將臉盆中的金蓮花果實倒在A4紙上（背景乾淨可減少錯覺。提供視覺感知），挑去雜物後，依個人手掌心大小抓一把果實，用雙手搓揉種子（金蓮花果實有稜，乾燥者表面紋理凹凸，觸感明顯，手部觸覺刺激效果佳，加上搓揉動作有助於雙手協調併用訓練），讓附著在果實上方的土落下後，放入要鋪曬的篩盤中。

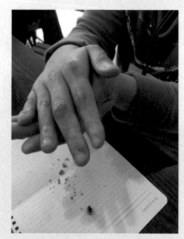

用手掌心大小抓一把果實，用雙手搓揉種子。

上天開啟的那扇窗

芸希一如以往專注而認真地操作，當她抓起每一把果實搓揉時，發出了愉快的笑聲，觸覺和嗅覺是她極敏感的感官，這個過程她完全融入其中，享受當下的歡愉，只見她不斷地尋找A4紙中有無漏網之魚，可知她意猶未盡，於是我將自己手邊的全給了她，瞧她樂開懷的。這～就是自然中可以遇見的小確幸。

在一次次園藝治療團體課程中，她漸漸感到安定，同時透過活動她開始體驗過去沒有的新鮮感。她願意靜靜地坐在位子等待課程開始，輪到她操作時，我們近距離再次示範與說明，她很專注又安靜地聽著，請她實際操作時，她幾乎都可以一個個步驟仔細進行，她的學習能力與記憶力之強，讓我們好驚喜（這是過去在機構中，沒被看見的能力）。

在活動過程，我漸進地安排了需要自主決定的機會，例如：到園區選三種喜歡的植物、選喜歡的顏料和盆器（各類動物造型和顏色）、到園區活動後自由時間做自己想做的事、課後15分鐘坐在微風徐徐的騎樓庭園椅上放空發呆。

在這些時間與機會中，他們學習自我管理、享受自由，此刻的幸福感完全無需語言。「放空」讓不同覺知都可能啟動或進行片刻休息。

隨著課程進入倒數階段，我們更發現她非視障，而是弱視，也非完全聽障，而是聽力可能有阻礙，這些細微的差異在機器檢測無法顯示，但透過園藝治療的活動觀察，可以細微地發現尚有的覺知。

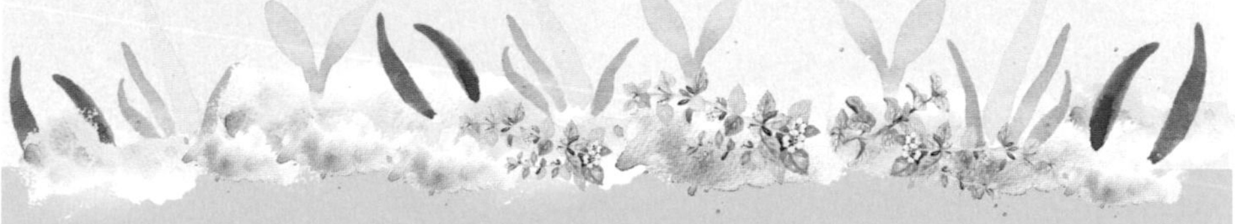

啟動尚有的覺知，提高生活質量

園藝治療活動的規畫設計，即是不斷地激發出「感到有趣」的覺知，累積了足夠的經驗後，補足了「獨自探索」的勇氣能量時，「發現」就成了他們幸福感的來源、活動意欲的啟動；再來是興趣的培養，增加有用感、自尊心的提升等……這些即是生活質量的提昇進程。一步步都需要時間、耐心、用心觀察與因應調整活動設計，急不得也不能輕言放棄。這條路有時漫長，有時進步神速，因素很多，當然一部分和服務對象的個別差異也有關係。

story
⓬

不需語言的植物力量～複方香草

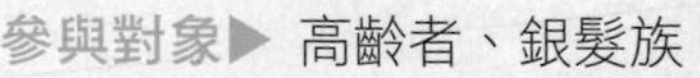

參與對象▶ 高齡者、銀髮族

課程目標▶ 多元學習、社交關係開展、生活質量提升

關鍵啟動▶ 身（觸）、視、嗅、味→心

▶ 澳洲茶樹、檸檬香蜂草、甜菊、玫瑰天竺葵、羅勒等

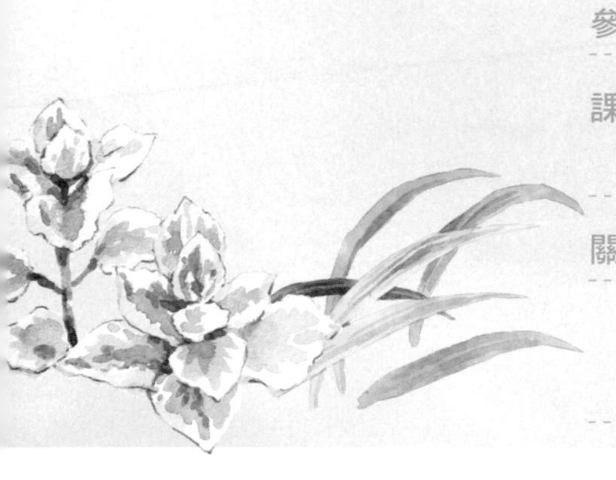

香草植物在台灣還有許多常見、容易栽種，並且用途多元的品系，例如澳洲茶樹、檸檬香蜂草、甜菊、玫瑰天竺葵、羅勒……當生命遇見這些植物時，都會產生不同的新鮮感，在內心激起漣漪、好奇，想要進一步了解或栽種它們，這正是植物的魅力所在。透過植物破除距離感也是很常見的緣分，陌生人之間可能因為一種植物而話起家常。

高齡族的園藝療癒

記得台灣開始重視並推動高齡的主題計畫時，大多是由設有醫療或健康促進等，系所的學校承接相關業務，那時我常看到一群大學生圍繞在阿公、阿嬤身邊執行計畫，大家不難想見老人家們有多開心。不過計畫執行場地正是學問所在，首要必須考量交通及空間熟悉度，降低高齡者的參與阻礙，因此不少上課地點是在活動中心或寺廟，而我受邀的場次以寺廟或土地公廟居多，對我來說這是很特殊的上課場域，特別是在那個導航還不太便利的年代，由於多數是不知道正確地址、需要在田間小路迂迴尋覓處所，我每每都是和大學生約在明顯路標會合再跟車出發。回程時也很迷惘，因為實在太難了，完全無法按圖索驥，照著原路回家。

有回我到霧峰的某一村，完成例行的簡單健康檢查後，大家唱著卡拉ＯＫ，陸續集合完畢，接下來才是我的植物時間。當然，我來到這裡並不是去教如何栽種植物，更不是談四季樣貌、土壤介質、光源條件、給水技巧等基本園藝知識，而是更有趣、可以引發共鳴的應用課程（說實話，這真的很難設計，因為大家多是農場經驗豐富的長者）。

那次我準備了香草植物品茗課程，先是識別香草植物的相見歡時刻，分享幾種人見人愛的泡茶組合，例如舒壓安眠、飯後消脂、快樂茶等配方，「聞聞氣味」、「看看樣貌」、「摸摸觸感」之後，大家會想來做味覺體驗，就這樣輕輕鬆鬆打開塵封已久的五官六感。其中，甜菊常是讓人驚呼的香草明星，總能用蔗糖250～300倍的甜度喚醒大家的味覺神經，啟動社交話題，並且欲罷不能。

阿嬤憶起年輕時的味道

在霧峰的經驗更特別，一位阿嬤用很驚喜的眼神和語氣說：「這個我種過耶！但一直不知道它可以做什麼用，不能留花要摘，一整批收成時就收走，聽說是日本人要的，原來它叫做甜菊？還真是甜的可以吃的？」之後她開始和旁邊的阿嬤比來比去，說年輕時嫁來這邊當媳婦跟著務農，哪幾區當時就和他們一樣種這個，但沒人知道要做什麼，只知道是日本人要的，而且價格還不錯……

本來大家都覺得這是洋玩意，沒想到早在她們的青春歲月裡出現過了，還這麼好用又好吃（因為甜味總是在高齡後，最被限制的美好）這種零熱量的甜，加上沒咖啡因不會影響睡眠的香草茶品，先不管它有什麼功效，至少好喝不礙胃，光是這點就可愛極了。定居霧峰的長輩們大多有豐富的農務經驗，「種植」這件事一點都不需要擔心啦！二話不說，課程馬上進入如何種活香草植物的Q ＆ A，阿公阿嬤們的學習態度十分主動積極，不用筆記，我講什麼統統都用腦記下來了。

課程結束後，療癒持續進行

不過這類課程要留意，千萬別設計所有人都是一樣的組合，而要搭配幾款適合的種類讓大家選擇組合，因為長輩們通常會先選自己喜歡的（覺得用得到的），種了用得開心後，才會想要種更多，而此時課程早已結束，於是他們便可以去拜訪當時一起參加課程的鄰居，拼湊品種來扦插，這種「分享」更是讓社交網絡活化的好機會。所以完整的課程規畫必須考量到，課程結束後，是否能持續進行療癒的生活習慣，才能將「園藝療癒」真正轉換為參與者自我療癒的能力。園藝治療師只是啟動自我療癒機制的開關，後續健康生活的實踐，需要靠大家自己身體力行，才能遇見身邊的綠色療癒力。

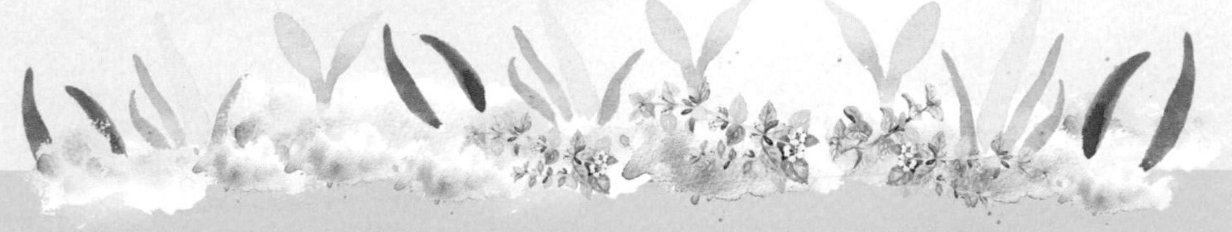

五覺記憶，喚起過往的回憶

這種喚回過去記憶、啟用過去生活經驗（無論好或不好的經驗），此刻因為自主意識「想做」才做，讓人既開心又輕鬆自在地進行。實踐健康從生活做起，園藝福祉的概念，正是讓園藝活動普及到居民的日常生活，提升生活質量，達到養生保健的效果。這是園藝治療的前身，也是預防醫學的健康概念，真的值得大家花心力推廣、普及出去。

Part 2

推薦香草

園療精選香草品種與栽培重點

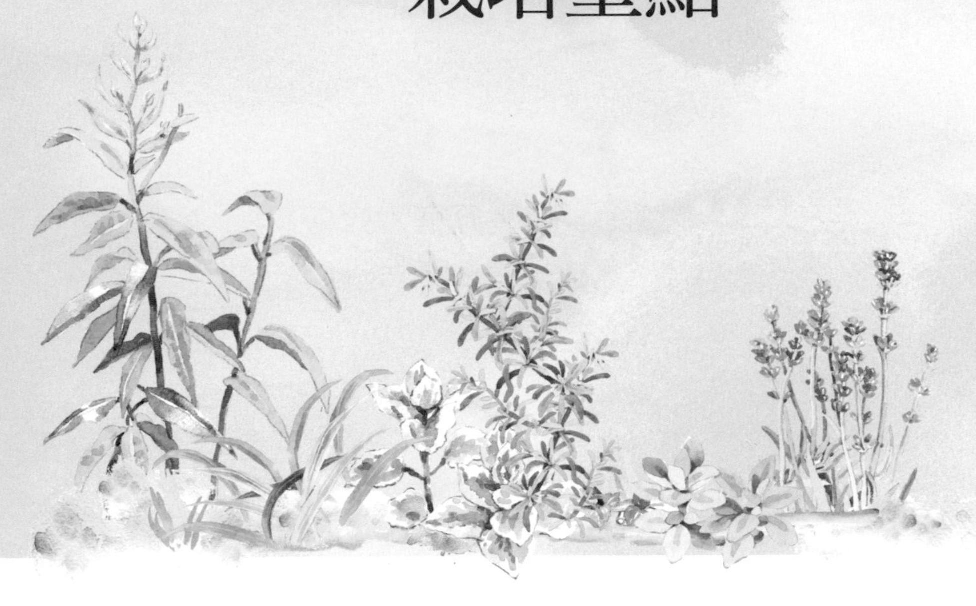

香草植物栽種的療癒歷程，除了讓照顧者可以感受到「生命的成長與期待」、「被需要的有用感」，更是五官六感啟動的重要時刻。透過「視」「嗅」「觸」「味」來識別香草植物，這樣聞來聞去、摸來摸去、吃來吃去的……不知不覺整個人都被療癒了，也因為多認識一位植物好朋友而感到愉悅，產生成就感。透過知覺間的相輔相成，成就一件讓「大腦愉悅記憶的事」，也是植物帶領我們認識世界的一種路徑。

栽種植物的歷程，是五官六感啟動的重要時刻

栽種植物，喚醒五官六感覺察力 啟動多元智能與自然博物觀察智慧

香草植物Herbs是泛指具有香味的草本（含木本）植物群，也稱香藥草植物。這些植物來自不同經緯度，生長的環境條件、樣貌也各異其趣，有嬌貴需小心呵護的薰衣草，也有如雜草恣意成長的檸檬香茅，以及綿密細緻的朝霧等。有趣的是，它們來到台灣為求適應生存，馴化後與原生樣貌略有不同，同一個品種，可能因為生長環境條件及照顧者因素，而發生葉色、花色、葉子大小、花朵大小、開花與否、氣味濃郁度等變化，所以有時對照教科書，還不一定能辨識出來喔！

尊重不同生命歷程的差異

而我認為這就是「生命」的特質，生命本來就有個別差異。每個人都可能因為不同的「生命的歷程」，造就出不同的性格、氣質與價值觀。所以我在植物身上學習到「生命歷程」何其重要，生命有著無限的可能，

香草植物栽種的療癒歷程，除了讓照顧者可以感受到「生命的成長與期待」、「被需要的有用感」，更是五官六感啟動的重要時刻。尤其是以香草植物作為療癒主題時，認識香草植物的技巧，不單單是靠「視覺（眼睛）」去辨別葉型、葉色、花型、花色、尺寸大小、對生或互生等過去園藝學的分類法而已，還需要加入「觸覺」感受葉片有毛無毛、光滑與否、厚薄、紋理；再來可以透過「嗅覺」去細聞植物品系特有的香氣、辨別品種間些微的厚薄層次差異，還可能要啟動「味覺」，像是沒氣味的甜菊，就吃吃看囉！唯有這樣，才能精準地辨別出植物的正確品系。

植物識別，不再只是依靠死背硬記的技能

透過「視」「嗅」「觸」「味」來識別香草植物，這樣聞來聞去、摸來摸去、吃來吃去的……不知不覺整個人都被療癒了，也因為多認識一位植物好朋友而感到愉悅，產生成就感。透過知覺

間的相輔相成，成就一件讓「大腦愉悅記憶的事」，也是植物帶領我們認識世界的一種路徑。這也讓我發現，無知又博愛的大地之母要教會我們另一件事——就算沒有完備的五官感知，只要啟動尚有的感知，任何人都可以和自然連上頻道，接收自然的綠色療癒力。

沒過這兩關，就別想要安全使用香草植物進行療癒

在香草植物的栽種中，「植物識別」是首要入門，因為「可食用品種」、「不可食用品種」差很大；再來是該植株的「栽種方式」，是否為有機或無毒栽種？才能進入「使用」的階段，沒先經過這兩階段的辨識與審查，而隨意將香草植物帶入園藝治療、生活中，將會是極大的風險，這是您不可不堅持的原則。

「大地友善的栽種方式」無敵重要，請用行動來愛大地

想要安心地徜徉植物間，盡情享受嗅聞、觸摸、品嚐的療癒嗎？最首要的不是先考慮「產量」，而是要先考慮「安全」。在栽種植物的課程中，可能會增加戶外活動的次數與時間、身心置身於自然芬多精裡、欣賞植物生命的歷程與韌性、理解花開花謝的循環、學會勇敢面對不如意、增加挫折的忍耐度……這些都是

收穫，不是嗎？因此「產量」是收穫之一，卻不是唯一，切勿為了扦插成功而使用發根粉，也別為了提高產量而使用化學藥劑或化肥，所有非天然的通通不要。翻轉過去人們對植物栽種的「目的」，您將發現原來收穫這麼多。

當香草植物，作為園藝治療的上場投手時…

在園藝治療執行時，服務的對象很多元，每個人的狀況、目標各不相同，身為園藝治療師，需要先做調查、評估、未來期待等資訊彙整，才可能設計出一個量身訂造並觸動人心的教案活動，否則就可惜了這麼棒的媒材。

以香草植物作為園藝治療教案前，園藝治療師請先成為香草玩家後，再成為香草園藝治療師，自己先身體力行，擁有被香卓療癒過的經驗，您的活動肯定充滿生命感動。

使用香草植物體驗的大禁忌

請勿直接使用市場剛購回的香草盆栽，立即剪下鮮品，作為入菜入料的原料，這是很不安全且不專業的方式。至少需要自己採以無毒栽培經過三個月以上，再行使用，當然，最好的就是自己花園裡無毒栽種的鮮品囉！

人生沒有白走的路，也沒有無用的經驗

不要怕種失敗，也不要因為聽說不好種就害怕，先確認自己可以提供的栽種條件後，搭配植物一步一步地慢慢前進，哪怕失敗，都是寶貴的經驗，這些將是日後成為綠手指的重要養分，種～就對了。成功與失敗的栽種經驗，都能讓我們循著軌跡，找到合適的照顧技巧與方法。

植物成長三要素：陽光、空氣、水，所以要讓植物安心而愉快的日益茁壯，栽培照顧者得掌握這三元素。日照條件分為，全日照、半日照、微光源、遮陰、無自然光源的室內，各有其適合栽種的植物。土壤介質是依植物屬性的家，土壤須考量其排水性、保肥力、酸鹼度。給水的方式，多數植物是土壤微乾後再施以充分澆水，根系不可以泡在水中，會有爛根之虞（水生植物例外）。給水方式也分為土壤基部給水與葉面噴水（目的在於洗滌灰塵或病蟲害、降溫或失水狀態時的急救給水方式）。

在進入綠手指的花花世界前，幾個有關植物栽培的專有名詞與環境評估，需要先了解，接下來，您在看植物圖鑑書時，或挑選花園植物時，就會感到得心應手喔！

哪些「栽種空間」可能作為療癒香草花園？

一般我們生活環境中，可能有的栽種空間大致有幾種可能的花園

形式，「露地花園」、「中庭花園」、「陽台花園」、「壁面花園」、「桌上盆栽小花園」，根據空間特性及限制，在設計及植物選擇上均有不同。其中，機動度高，且所需空間小，可及度最高的就屬「桌上盆栽小花園」，這種一般稱為盆栽組合，是療癒花園的最小尺度，擁有機會最高。

「日照條件」如何認定？

多年的演講中，我發現原來，大家過去栽種的失敗經驗，很多是對於光源條件認定誤解所致，誤以為亮亮的就是光源，日光燈的光源也被誤以為算是光源條件，喔～不是喔！

香草植物多數是「半日照」～「全日照」區間。光源的時間三小時～六小時左右，而所謂光源，是指陽光的光芒直射在植物上，才稱為有日照的條件，僅是空間明亮則是「微光源」環境；例如騎樓下或陽台屋簷無直接日照，但白天光亮的環境，即是選擇微光源室內植物。比如廚房花園的植物，除了發芽期可以處於微光源處，成長後都需要半日照～全日照的環境條件，否則會影響成長。

「排水性」狀態如何判定？

其實土壤並非以好壞來區分，而是依植物屬性需要，配搭適合的土壤特性，有助植物成長。

首先是認識土壤中的介質有哪些？其各自特性為何？

砂：排水性良好，保水保肥力差。

砂質壤土：乾燥時土壤成疏鬆狀，透水性尚可、保水及保肥力佳。

黏性壤土：如稻田使用的土，俗稱田土，土壤乾燥時硬實，透水性差、保水及保肥力佳。

紅土：土壤偏酸性，土壤乾燥時硬實，透水性差、保水及保肥力佳，一般種地瓜、茶花、杜鵑等適宜。

碳化粗糠：本介質偏鹼性，是天然的土壤改良劑，對於喜歡土壤PH 質中性～鹼性的香草植物而言，用碳化粗糠做為基礎改良材及定期的土壤改良材，是助其生長重要的定期作業。

碎石：碎石一般是用在排水層、基礎鋪面或步道使用，對於排水條件較差的中庭空間或花台，可以在底層加一層不織布後，再鋪上數公分厚的碎石（高度需要搭配土壤層總高來計算）以利排水效果。

發炮煉石：一般做盆栽鋪面裝飾材料，另可做為小型的盆栽或陽台空間的排水層使用，因此若考量運搬、輕量化可以發泡煉石替代碎石。此項非天然材料。

培養土　：輕質化的壞土。其中成分依廠商配方各有不同，多數已經加入有機肥份，或是使用菇菌類的太空包作為基底。因為材料複雜，尤其太空包材料含較多菌類，不適合室內盆栽、種子培栽及香草植物使用。適合戶外一般非食用植物使用，可以在購買時向店家確認，自己的需求。

泥炭土　：輕質化的壞土。此為進口介質，都經過殺菌的檢疫，所以屬於無菌土（但開封後，若保存空間高溫多濕，可能會發霉，使用前用陽光紫外線殺菌三天～一週後再使用，較安心），若為室內盆栽、種子盆栽、香草植物、蔬菜等，適合用此類土壤介質，可以減低病蟲害的問題。但因為土壤輕質化黏性不足，不適合用於栽種大型植物。

分清楚每個品系、品種的特性，以及栽種的特質，就可以揮灑香草植物的無窮樂趣囉！

採盆器栽種時，底部排水該如何處理比較好呢？

※在排水口處放上紗網或不織布，即可避免土壤流失。（香草植物盆栽栽種時，需要戶外且有排水孔的器皿）。

※若使用無排水孔的器皿，採以水量管控的方式給水，或在底層加一層發泡煉石做為隔水層，但給水過量淤積問題無法改善。（僅適合室內植物）。

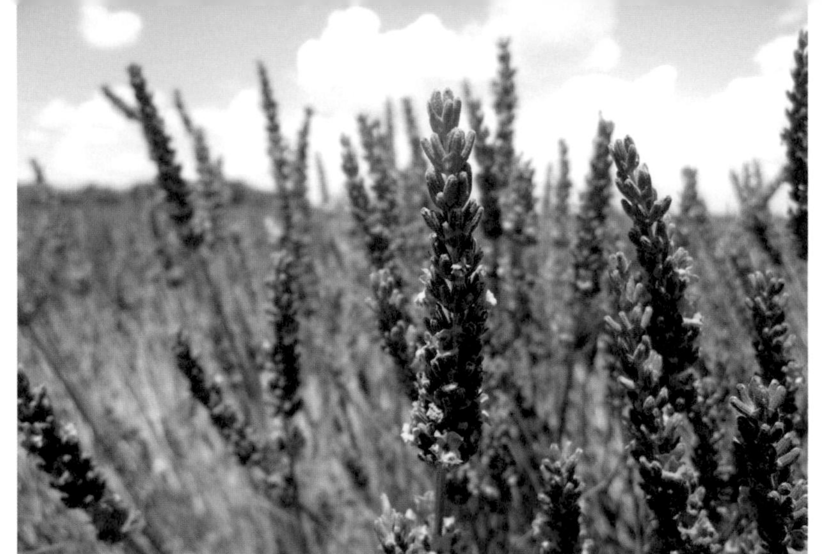

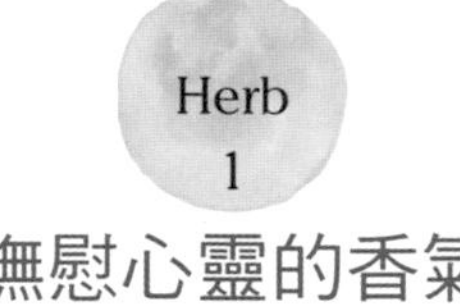

撫慰心靈的香氣

薰衣草
Lavender
ラベンダー

科別 唇形科，多年生草本

花期 秋～春，中秋節過後～4月（依環境氣候不同略有差異）

旺季 秋～ 春，中秋節過後～4月生長最旺，氣味也最佳

How to Use

療癒好點子

手作食飲

食用部位：莖、葉、真薰衣草花（市售進口乾燥花茶）。

料理搭配：無論是甜、鹹、糕點或肉類去腥運用皆宜，與乳酪或奶類是完美搭配。

美化保養

· 切花材花藝裝飾用，修剪後經過浸泡處理。

· 常溫倒吊乾燥後，可做芳香花束用。

· 可將乾燥葉片裝入紗網中，放於電話筒座作為天然芳香除味劑。

· 自然風乾表面水分後，也可放入衣櫃、櫥櫃、車內等芳香除味之用，也可做為新裝潢去甲醛之用。

· 也可做泡澡浴鹽，或鮮品入浴泡澡。

note！ 薰衣草花原則上是可以使用的，但由於台灣和日本皆屬於花粉病敏感的環境，建議使用莖葉就好，花朵含花粉高，有花粉過敏之虞。

Planting Guide
種植的要點

日照與環境

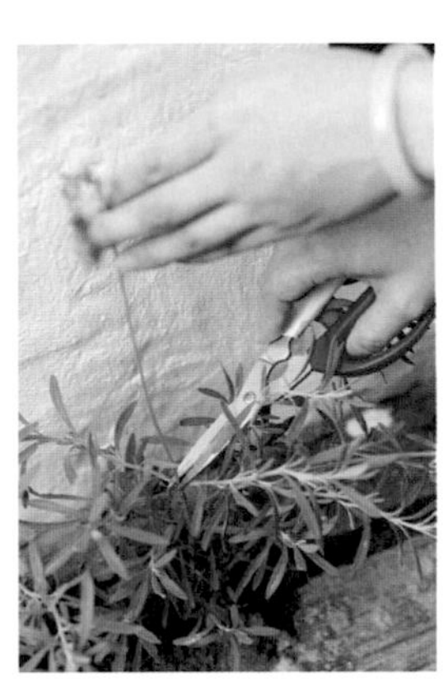

花莖待花謝後，連同花梗一起修除。花謝後將抽長的花梗從節點處修剪掉，避免養分耗損。

- 適合半日照到全日照的光源環境，夏季移移至半日照遮陽陰涼處越夏，忌台灣夏季高溫多濕環境。
- 排水一定要良好。

修剪要點

- 常修剪，也就是園藝學中的「摘心」，有助於促進側芽成長，可壯大植株，但「強修剪」需避免，一般修剪的高度不可低於植株的1/2。
- 花季來臨前（秋、冬、春，依環境條件略有差異），若進行修剪可能修去花芽分化的芽眼點，會導致無花可賞。所以花季期間可採分區管理，賞花區和採收區。
- 花莖待花謝後，連同花梗一起修除。花謝後將抽長的花梗從節點處修剪掉， 避免養分耗損。

介質選擇

偏好鹼性土壤。可用碳化粗糠或木炭等進行土壤改良。不可使用苦土石灰，非安全改良材。

Variety
品種介紹

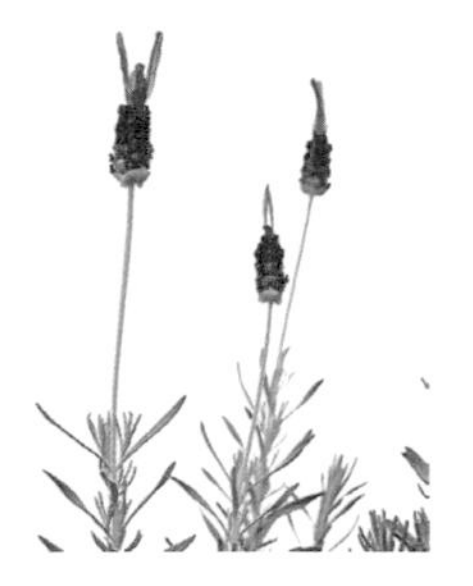

適合冬季種植
法國亞種薰衣草

- 平地栽培不易，所以很少使用。
- 需經高山低溫催花後才會開花，冬季為花期。平地適合冬季種植的品種，但無法越夏。

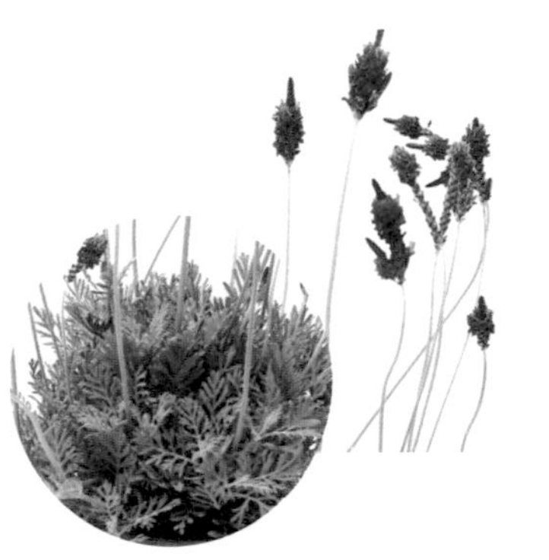

觀花景觀效果佳
羽葉薰衣草

- 不可食用，所以也不可作為盤飾用，僅適於裝飾用途。
- 觀花品種，但高溫多濕的夏季颱風天容易爛根死亡，或有減短花期之虞。

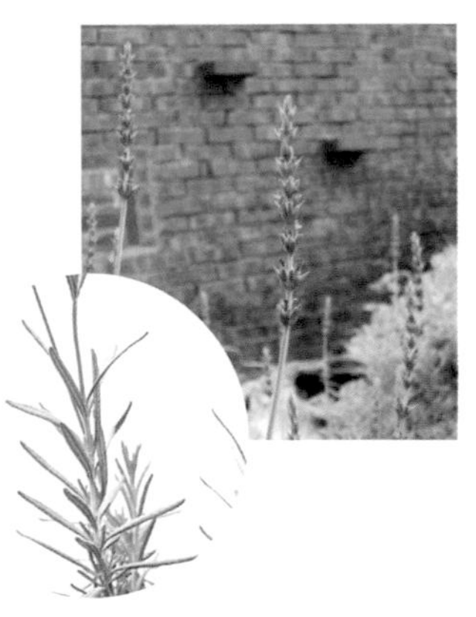

使用率最高
甜蜜薰衣草

- 香氣甜而溫和的品種，屬於使用率最高的薰衣草。
- 平地約秋季～春末平地會開花。
- 適合入門款香氣體驗。

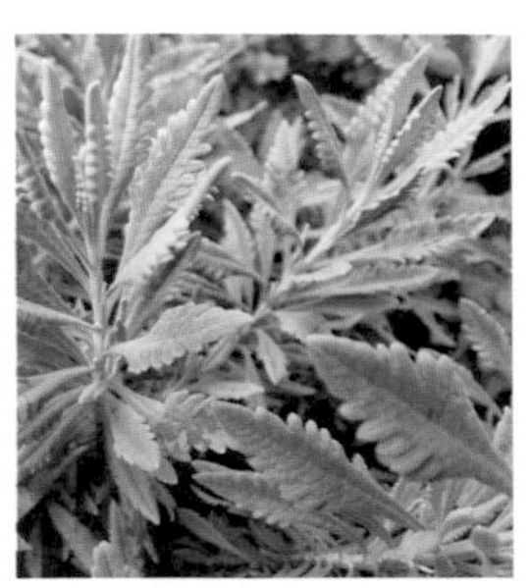

耐夏品種

德克斯特薰衣草

- 香氣較甜蜜薰衣草濃郁一些，葉色偏白，夏季常用來替代產量不足的甜蜜薰衣草。
- 適合入門款香氣體驗。

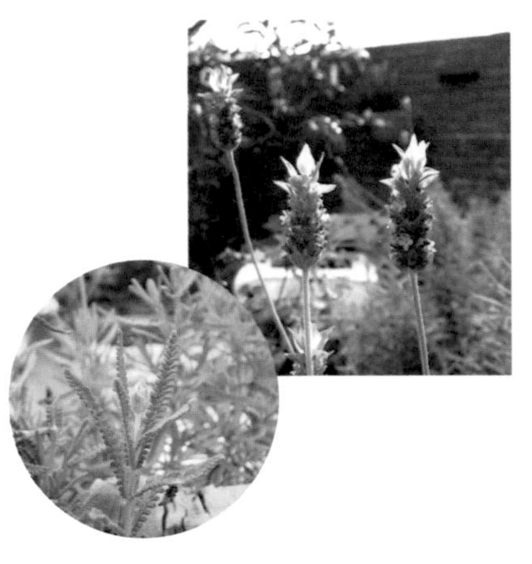

適合糕點裝飾

齒葉薰衣草

- 香氣最淡，但葉型有明顯的齒狀刻痕，很適合糕點裝飾用。
- 約秋季～夏初平地開花，花期長、觀賞價值高，若遇台灣春季梅雨季時，花期會縮短，甚至可能因為土壤積水而爛根死亡，所以要注意排水良好條件。

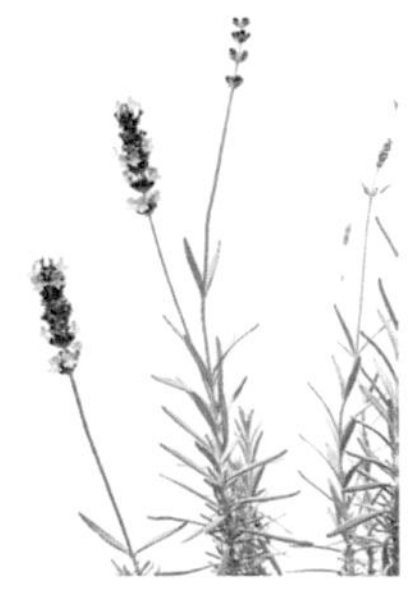

高海拔地區適用

狹葉薰衣草

- 平地栽培不易，多數在低溫、高海拔處可見。
- 需經高山低溫催花後才會開花，秋、冬、春為花期，但到平地後，常因夏季高溫導致成長無法繼續或死亡。

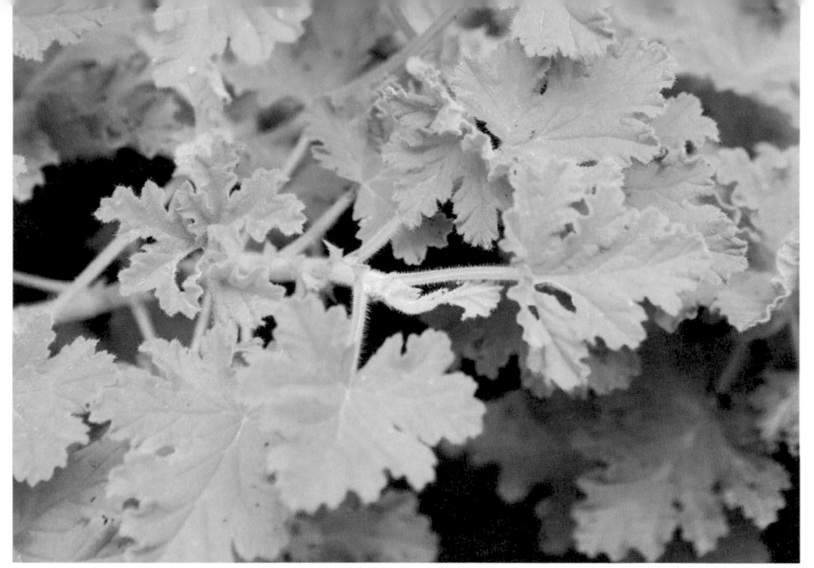

Herb
2

入料理會「變色」

天竺葵

Scented Geranium

センテッドゼラニウム

科別 牻牛兒苗科

花期 全年不定（依每年氣候狀態而定）

旺季 春、秋、冬

How to Use
療癒好點子

手作食飲

食用部位：莖、葉。

料理搭配：甜食、飲品、果凍類。

美化保養

- 修剪下來經過浸泡處理後，可當切花材料，做花藝設計，無論盆花、花束搭配皆優雅有型。
- 節慶自製胸花，將其作為葉材搭配，別在身上持續嗅香，是很棒的設計。
- 可將乾燥葉片裝入紗網中，放於電話筒座作為天然芳香除味劑。
- 天竺葵精油具舒壓效果，更是減肥泡澡中常見的配方之一。
- 也有去瘀青之功能，所以用來製成油膏亦是極選。

note！ 葉片遇熱時會變成褐黃色，在料理時「變色」，也是一個重要感官刺激與覺察改變。新鮮品嚐時帶自然酸味，入料後酸味不明顯，也是適合體驗的重點。

Planting Guide

種植的要點

日照與環境

- 排水要良好，若在露地栽培且排水不良處，可改以盆器栽種方式。
- 適合半日照到全日照的光源環境，忌「高溫、土壤又濕」的盛夏環境。

修剪要點

- 需常修剪，也就是園藝學中的「摘心」，有助於促進側芽成長，可壯大植株，但「強修剪」需避免，一般修剪的高度不可低於植株的1/2。
- 春秋花季，若修剪使用會修去花芽點，導致無花期可賞，建議分區規劃管理，一區賞花、一區使用的管理方式。

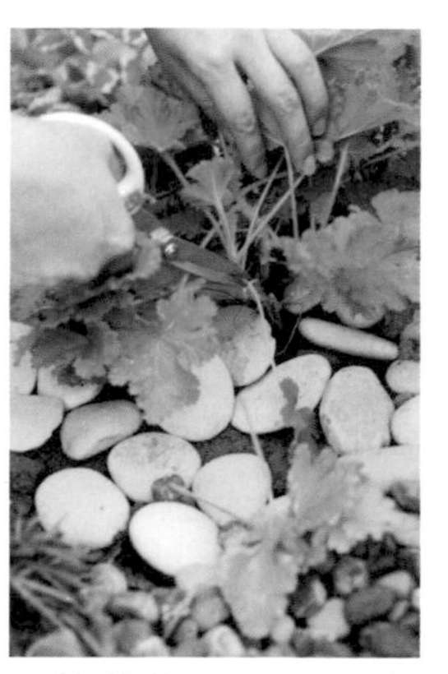

天竺葵葉片較大，修剪須先從下方的莖葉開始。

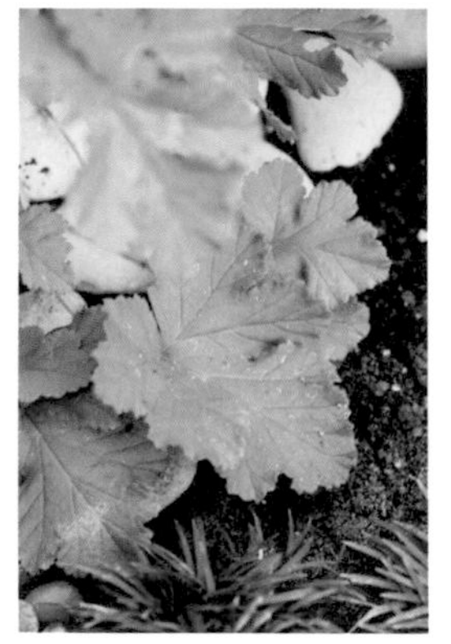

天竺葵的基部葉片，碰土易爛， 最好避免用表土接觸， 所以可採鋪設卵石方式。

Variety
品種介紹

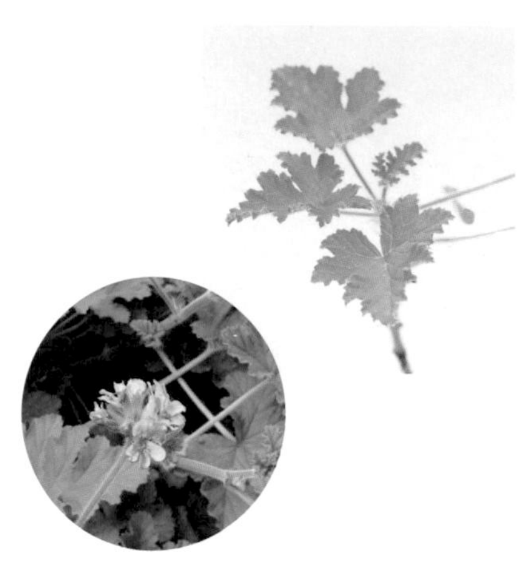

人氣最旺，使用率最高

可食用

玫瑰天竺葵

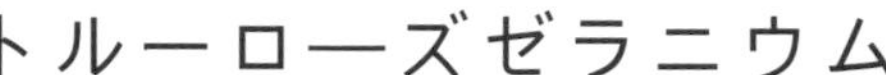

トルーローズゼラニウム

- 淡淡的玫瑰花香氣，男女老少皆喜好的氣味。
- 葉型似楓葉、有毛絨，偏蘋果綠。
- 開花色澤粉嫩、傘狀花序，做壓花也可保住色彩。
- 食用氣味佳。

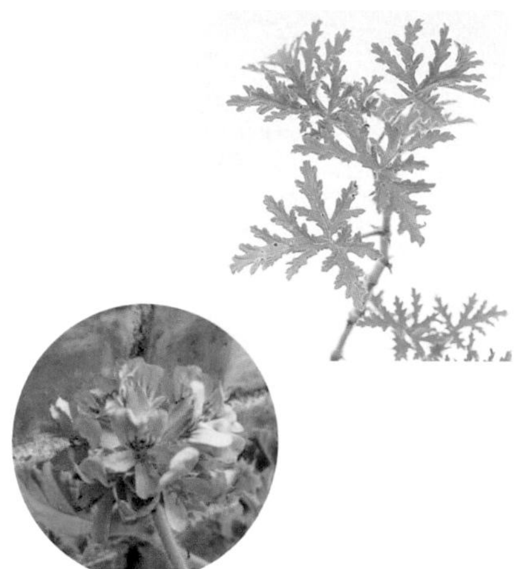

帶有檸檬味

檸檬天竺葵

レモンゼラニウム

- 與玫瑰天竺葵香氣比較，香氣稍嗆的檸檬味。
- 與玫瑰天竺葵葉型比較，裂刻更明顯，葉色偏深一點的蘋果綠。
- 開花粉色傘狀花序，做壓花也可保住色彩。
- 很適合用於盆花或胸花葉材。
- 食用氣味佳，僅次玫瑰天竺葵。

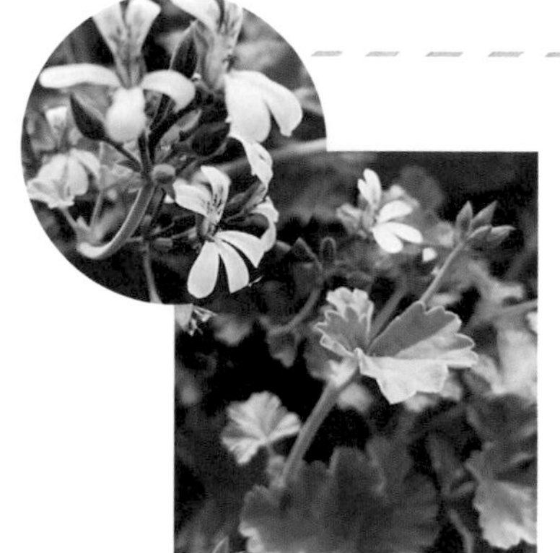

帶有薰衣草味

可食用

薰衣草天竺葵

ナツメグゼラニウム

- 葉型呈現不規則的圓型小葉。
- 葉色似薰衣草表面略帶白綠色。
- 開白色小花

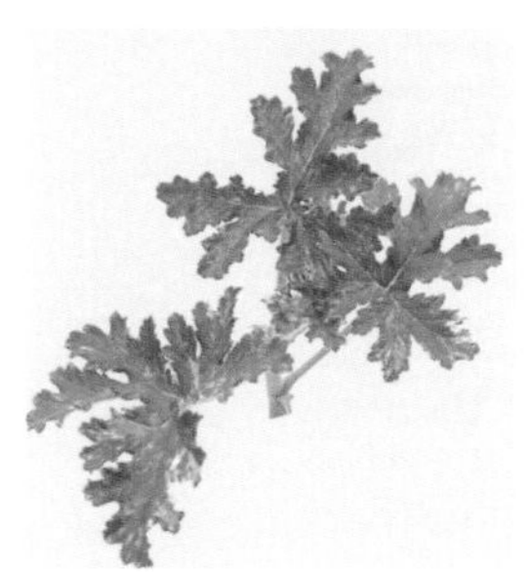

景觀效果佳

孔雀天竺葵

- 葉型類似玫瑰天竺葵，但裂葉較為明顯，且具有白色斑點，葉片較厚。天冷會出現如相片中的紅葉。
- 觀賞效果優於香氣使用。

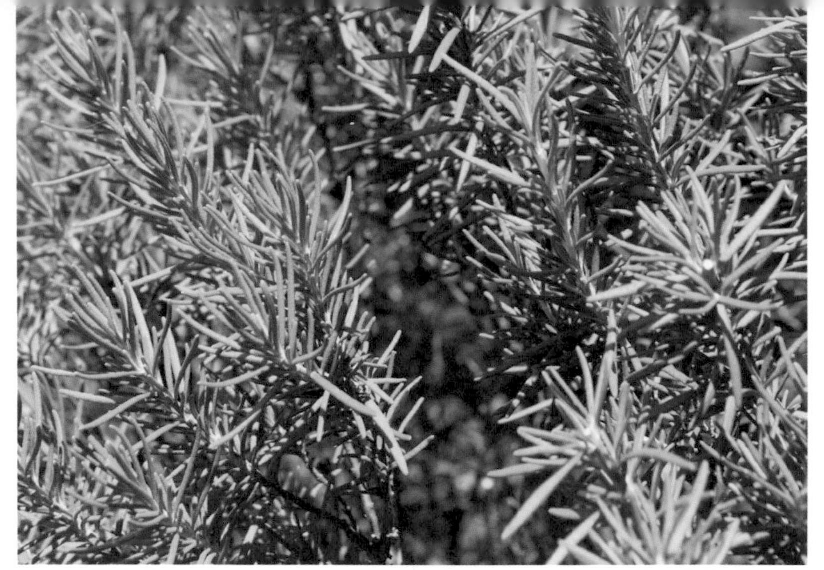

Herb
3

景觀效果入料皆速配

迷迭香

Rosemary

ローズマリー

科別	唇形花科
花期	全年（日照充足花期越長）
旺季	春、夏、秋、冬

✻

How to Use

療癒好點子

手作食飲

食用部位：莖、葉。

料理搭配：鹹品、糕點、肉類、海鮮去腥調味、醃製皆適宜，並具有防腐功效。跟乳酪或奶類更是完美搭配。

美化保養

· 修剪下來經過浸泡處理後，可當切花材做花藝裝飾、餐桌餐盤鋪面設計。

· 常溫倒吊乾燥後可做芳香花束或製作花環，既可美化環境又是天然芳香劑。

· 可將乾燥葉片裝入紗網中，放於電話筒座作為芳香除味劑。

· 迷迭香具有活化肌膚、促進血液循環之效，所以可以新鮮品來泡澡。

· 新鮮萃取製成純露搭配洗髮精，可活化毛細孔、幫助細胞活化，有助毛髮的成長。

· 由於迷迭香精油具有活化肌膚、促進血液循環的功效，所以目前天然保養品系列，也常取其特色加入配方中。

note！ 容易因為飲食產生過敏的人，食用迷迭香時須經烤熟或煎熟，否則生食有起疹子之虞，但經過幾天會自然消去，所以迷迭香入浴也盡量避免。有癲顯病史者忌用。

Planting Guide
種植的要點

日照與環境

・排水要良好。

・適合全日照～半日照環境，如種於光源不足及通風不良處，易有菌害之虞。

・如遇不佳的氣候、環境、貧瘠土壤條件，精油香氣會減淡，葉片也會偏小而短些。

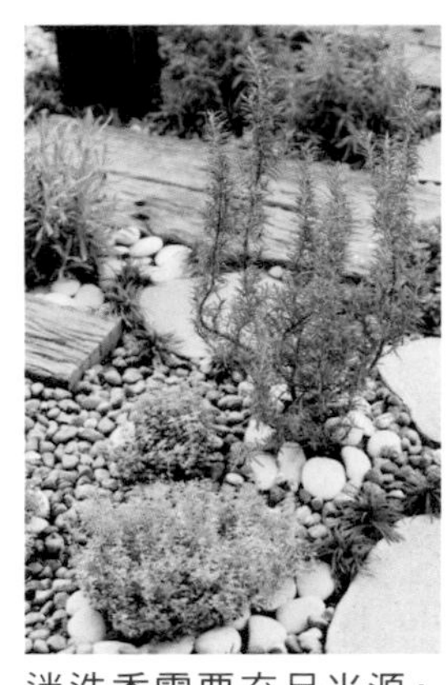

迷迭香需要充足光源，周圍可種低矮植物，才不會遮阻光線。

修剪要點

・需常修剪，也就是園藝學中的「摘心」，有助於促進側芽成長，可壯大植株，但「強修剪」需避免，一般修剪長度不可低於植株總高的1/2。

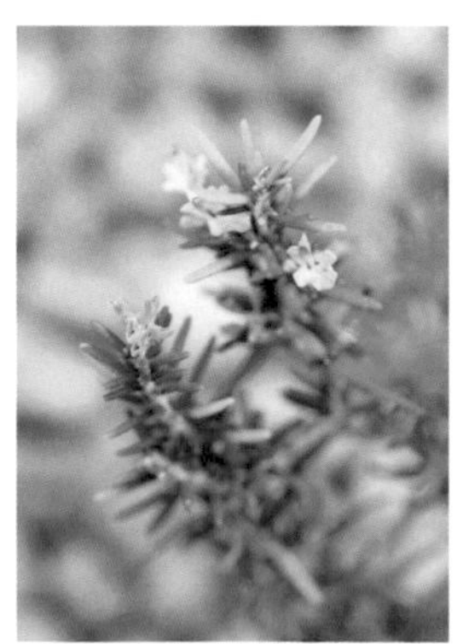

匍匐型迷迭香開花後，植株會產生如葉片黃化等情形，悉心照顧就無礙。

介質選擇

・偏好鹼性土壤。可用碳化粗糠或木炭等進行土壤改良。不可使用苦土石灰，非安全改良材。

Variety

品種介紹

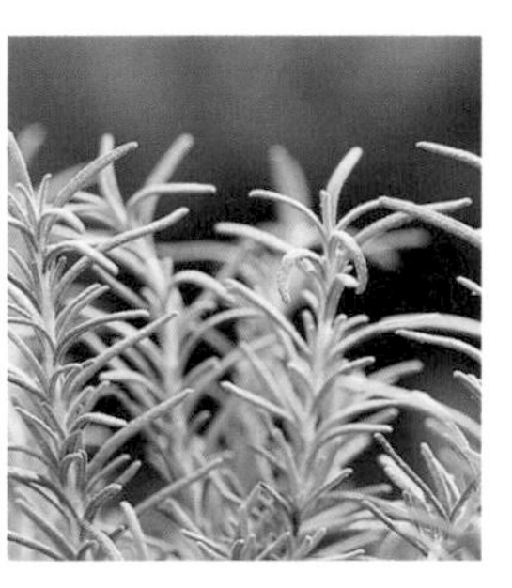

料理使用率高

直立迷迭香

ローズマリー

・直立迷迭香不開花。

・葉較寬、長一些。

・香氣較濃且料理使用率高。

・筆直的線條，與樹叢壯碩感，可以達中型灌木高度。

・景觀效果佳，可單棵設計，也可叢植。

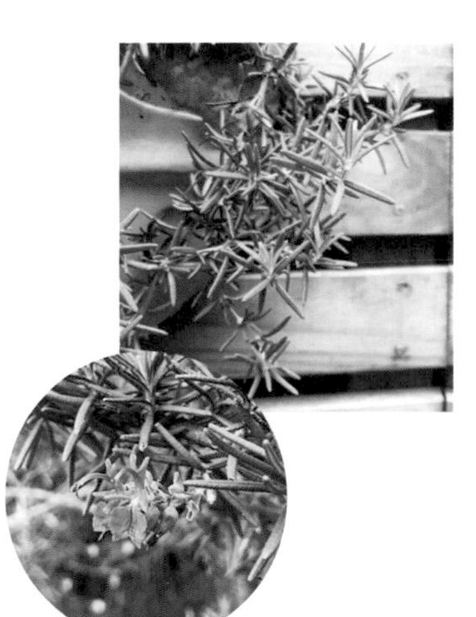

線條優美適合花藝

匍匐迷迭香

可食用

サンタバーバラ・ローズマリー

・花開於葉腋下，花小呈淡紫藍色。

・與直立迷迭香比較起來，葉較短、細、油綠些。

・相同條件下，香氣較直立迷迭香嗆一點。

・呈匍匐狀、下垂姿態較具曲線，很適合用來表現花藝作品中的曲線線條。

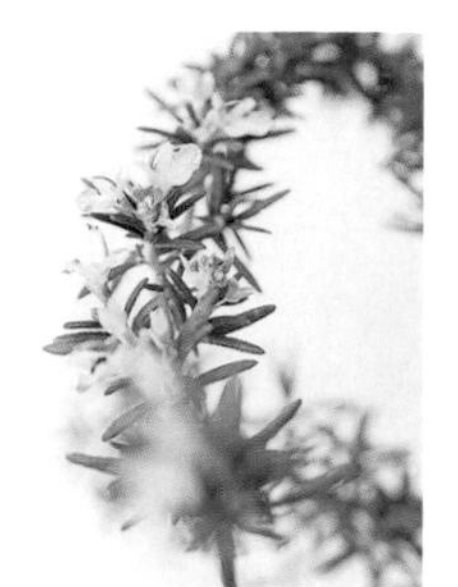

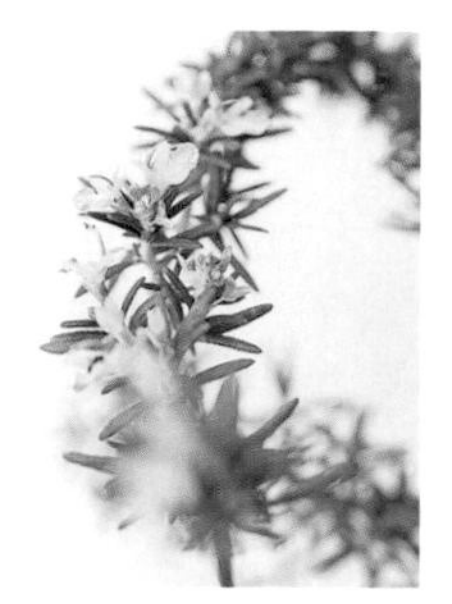

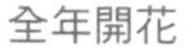

全年開花

藍小孩迷迭香

◯ 可食用

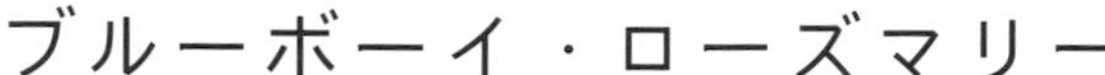

ブルーボーイ・ローズマリー

- 型態類似匍匐迷迭香呈匍匐狀，成匍匐狀但彎曲度更明顯，適合做為吊盆或壁掛植物植。
- 葉小，並呈現反捲的型態，葉背是白色。
- 莖也是呈現白色
- 日照條件佳的環境，全年皆會開花，開與匍匐迷迭香相似的藍色小花。

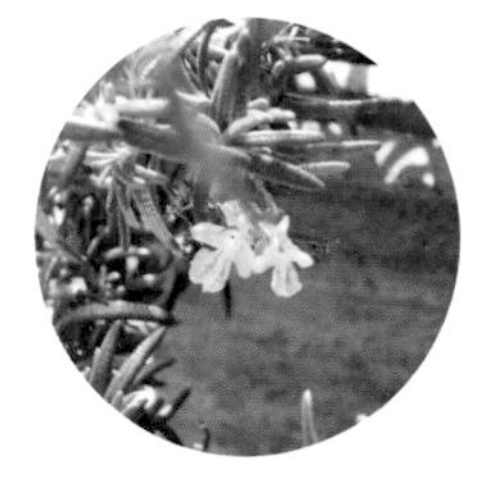

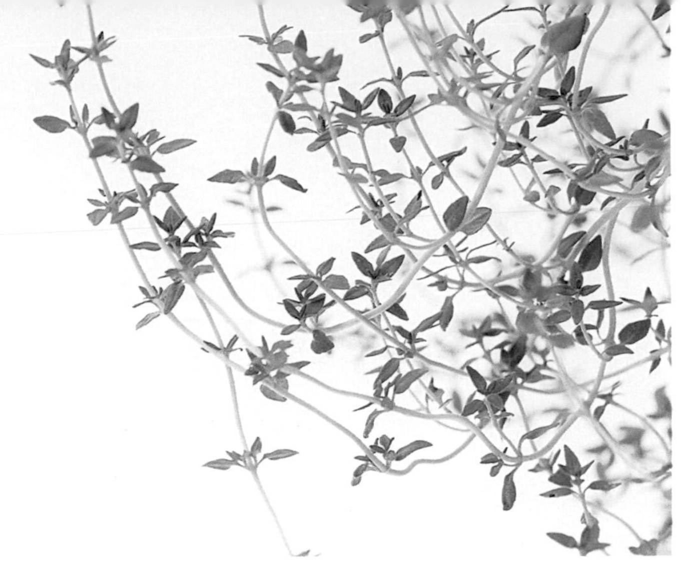

Herb 4

垂態優美小巧可愛

百里香

Thyme

タイム

科別	唇形科
花期	春、夏
旺季	秋、冬、春

How to Use

療癒好點子

手作食飲

食用部位：莖、葉。

料理搭配：鹹品、糕點、肉類、海鮮去腥、醃製或做香料油皆宜。

美化保養

· 修剪下來經過浸泡處理後，可當切花材做花藝裝飾、或餐盤搭配設計。

· 下垂的型態，露地時則像是草坪，用在吊盆時垂態非常柔軟，也是吊盆植物的好選擇。

· 在歐洲普遍的芳香療法中，會將百里香加上馬郁蘭，用在孩子發燒時，幫助孩子退燒、消炎之用，以泡澡的方式即可。

note！百里香類葉片薄且小不耐高溫炒或煮，易變焦黑，失去香氣且有苦味；所以如作為炒飯配料，需於起鍋前再加入，藉由飯中的餘溫讓香草出味即可。

Planting Guide

種植的要點

日照與環境

・台灣盛夏高溫又多雨，土壤濕度高，加上外在高溫，百里香處於這種環境下完全無法招架，有爛根死亡之虞。所以百里香在台灣平地越夏的方法，移至陰涼半日照、排水良好的環境，且不要西曬光源。為方便秋冬春及夏季兩次移動，建議盆植或吊盆，移動性高。

・秋、冬低溫，氣候很適合百里香生長，但因為這個季節日照時間較短，所以要注意日照不足的問題，若光源不足或植株遮蓋則會導致葉乾黃枯死；夏季與秋冬各要留意不同的栽培重點。

修剪要點

・需常修剪，但避免「強修剪」，因為根系淺而細，修剪時小心不要拉扯。

介質選擇

・偏好鹼性土壤。可用碳化粗糠或木炭等進行土壤改良。不可使用苦土石灰，非安全改良材。

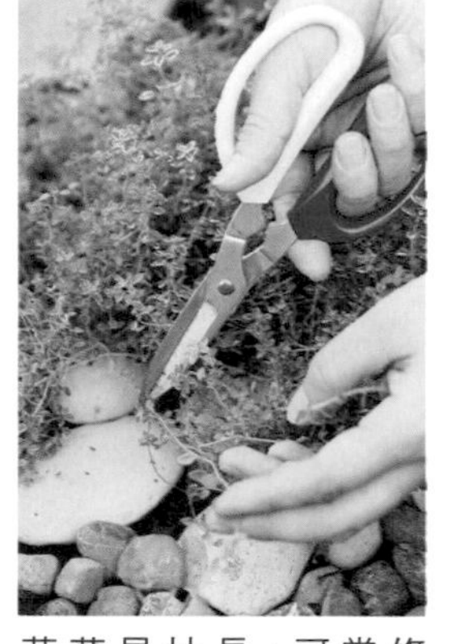

莖葉易抽長，可常修剪。

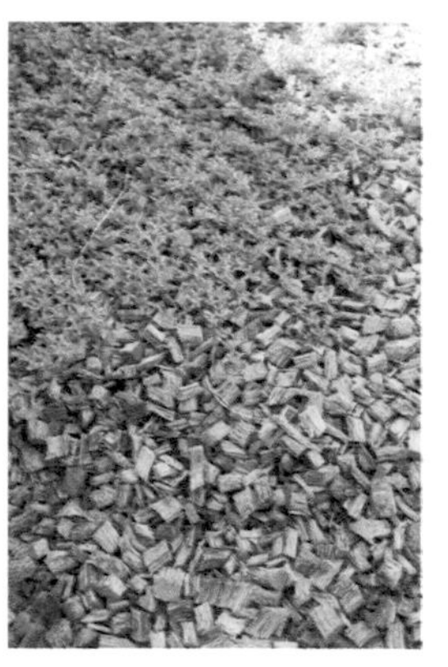

露地栽培時，除了考量土壤排水良好，植株接觸土表易爛，可鋪面隔離。

Variety

品種介紹

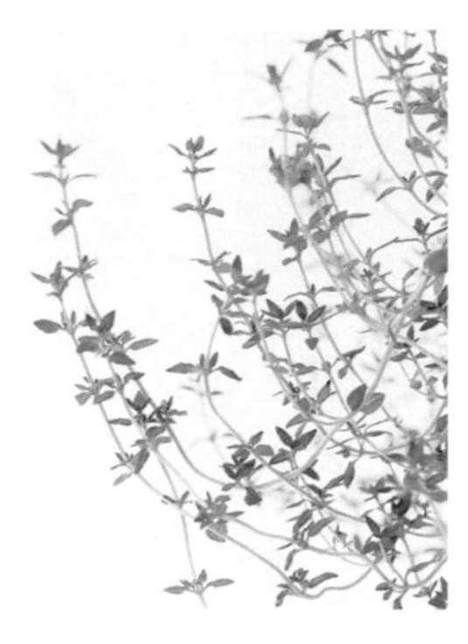

香氣最濃郁

麝香百里香

コモンタイム

可食用

· 葉型墨綠且成三角形。

· 是百里香中香氣最濃郁之品種。

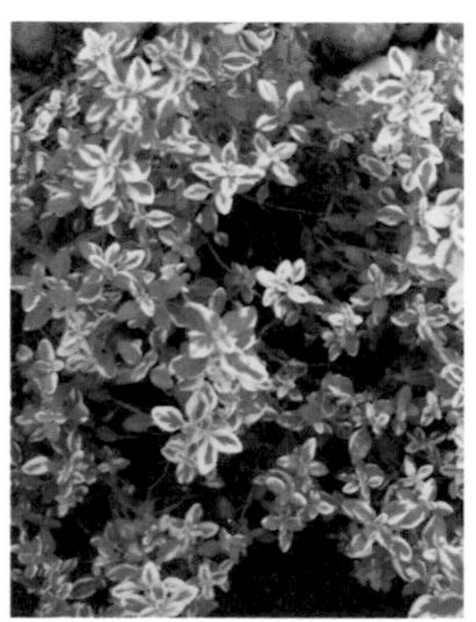

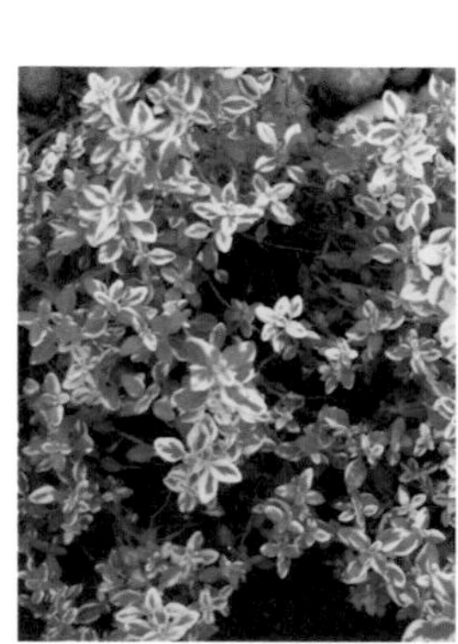

帶有檸檬香氣

檸檬百里香

レモンタイム

可食用

· 又名「黃邊百里香」，帶檸檬香氣。

· 葉型較偏圓、滾著黃邊。

· 會因日照或環境條件不佳，而退去黃色邊緣，所以只依葉片的黃邊辨別品種是不夠的，嗅過香氣後才能正確判斷喔！

· 食用氣味佳。

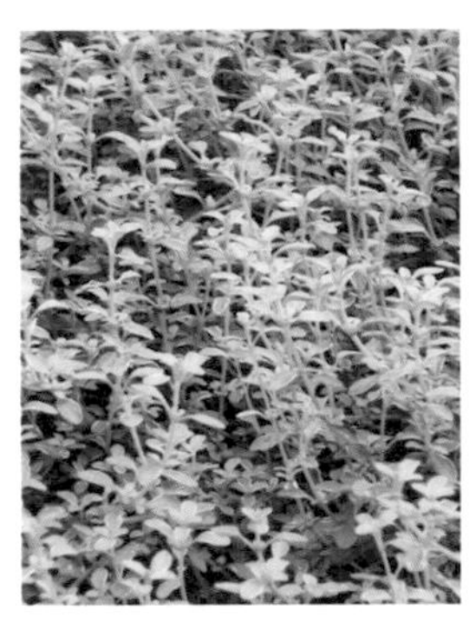

葉滾白邊

白邊百里香

- 葉型較偏圓，並滾白邊。
- 香氣略比麝香百里香淡些。
- 會因日照或環境條件不佳，而退去白色邊緣，所以只依葉片的白邊辨別品種是不夠的，嗅過香氣後才能正確判斷喔！

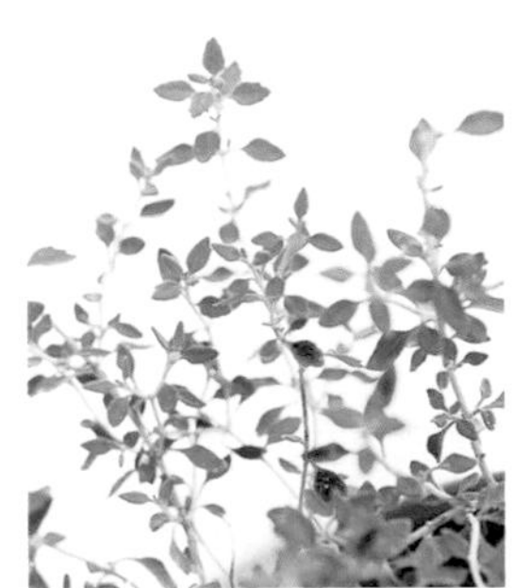

貓兒喜愛的味道

貓百里香

- 在國外，愛貓族們常在家中栽種貓百里香，是心愛寵物專屬的香草。
- 其香氣貓兒十分喜愛，或許我們嗅起來覺得嗆或感到不可思議的氣味。這就是生物需求的不同。

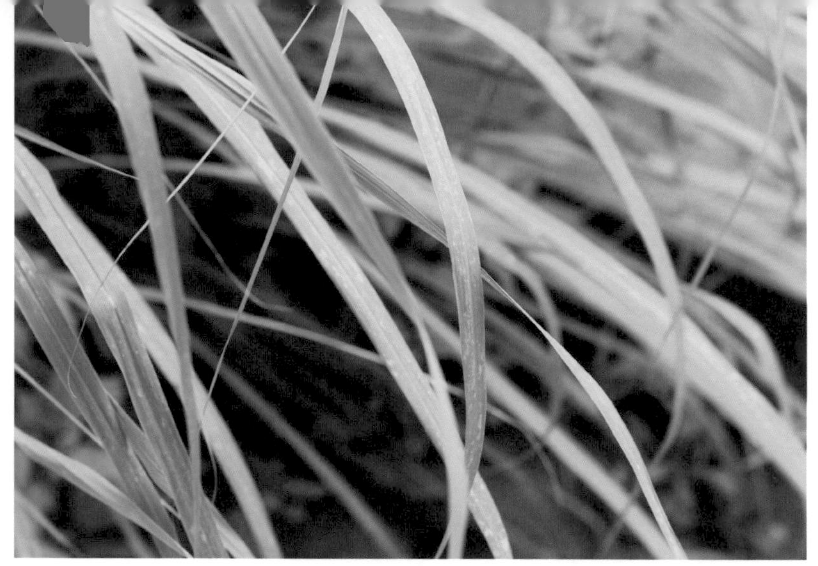

Herb 5

東方美人級香草

香茅

グラス

科別	禾本科
花期	秋、冬
旺季	春、夏、秋

How to Use

療癒好點子

手作食飲

食用部位：莖、葉。

料理搭配：

・熬煮為汁液後作為湯頭，或製作果凍、蒟蒻等點心，鹹、甜皆宜。

・一般餐後或晚餐飯後來一杯檸檬香茅茶，有助腸胃蠕動及安眠。

美化保養

・新鮮葉片經熬煮後，加入浴盆泡澡有助睡眠，0～100 歲皆可盡情享受。

・若用於淨身時，可加芙蓉、艾草、玫瑰花葉，先加入滾熱水後，再沖入冷水，調製個人可適應的室溫，以從頭到腳擦拭一遍，是民間流傳的「收驚」淨身小撇步喔！

note！

・檸檬香茅與香茅外觀很像，所以辨認不易，需配合搓揉葉片，嗅其香氣來協助判斷。

・香茅類皆屬於耐熬煮的香草，但葉片革質纖維厚，所以不可以直接將葉子修剪入料食用；如果要用來料理，建議將葉先捲成一束，方便熬煮的翻動或取出。在烹煮後、上菜前需先取出葉片。一般用於熬汁時入料使用。

Planting Guide

種植的要點

環境條件

・栽種地點不宜是風大處，因其屬淺根、植株高的植物，所以容易因植株產生的風阻，導致被連根拔起，也要避免風折損的葉片讓植株看來更加凌亂。

供水要點

・澆水時，忌從植株中心澆水，會有積水爛莖之虞。直接土壤灌水即可。

・冬季低溫是香茅的成長停滯期，注意水分的控制。

修剪要點

・低溫期前修去植株叢越冬，待春、夏來臨又恢復生氣盎然囉！開花可以立即減除。

景觀佈置

· 姿態凌亂如野草，所以在景觀設計上，一般會儘量安排於邊牆區，以免破壞整體園景。

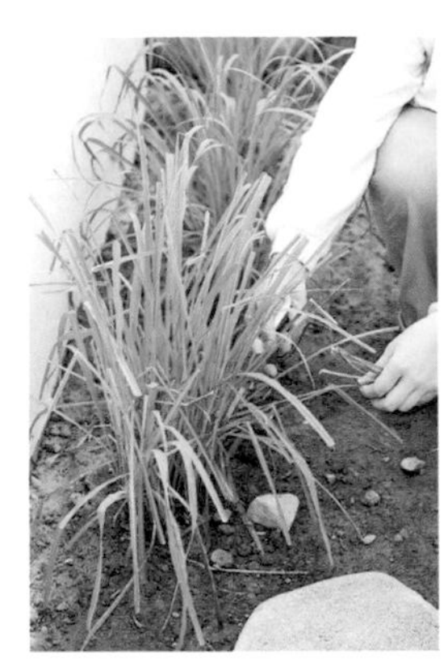

葉緣易刮人，因此太長太亂需適度修剪。

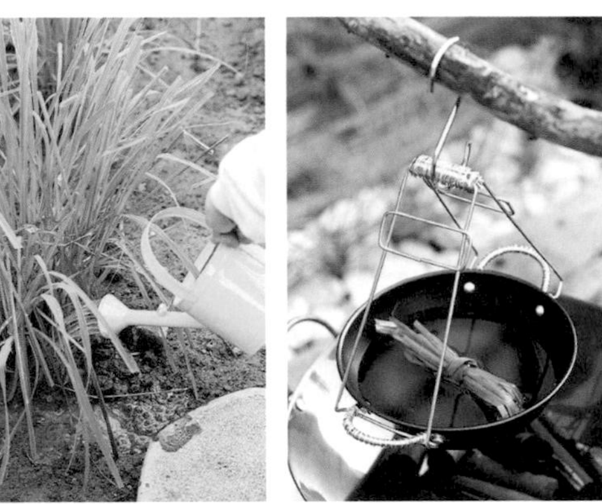

澆水須直接澆於土面。

葉片放入水中熬煮有驅蚊之效，在花園裡不妨這樣試試。

Variety

品種介紹

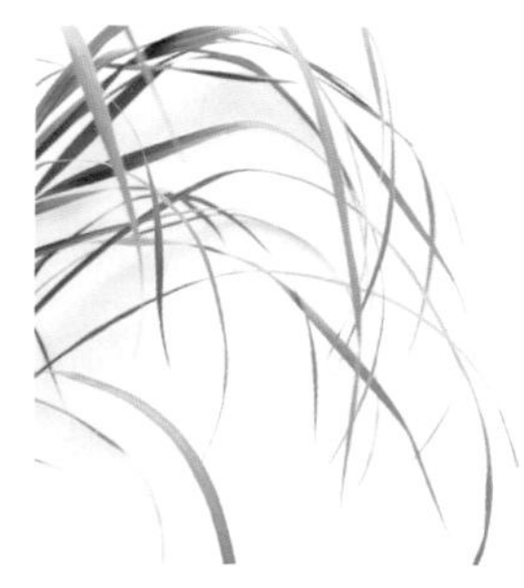

驅蟲、安眠效果

香茅
グラス

- 香茅精油可驅蟲，稀釋後直接噴灑或擦拭可避免環境蚊蟲問題。
- 葉片洗淨乾燥後，可製成安眠枕，具有安眠效果。
- 宗教上用來淨身、驅邪，或收驚淨身。可磨成粉末如檀香般燃燒，亦可將新鮮葉子直接加入熱、冷水（俗稱陰陽水），擦拭身體或泡澡（有安眠效果）皆可。

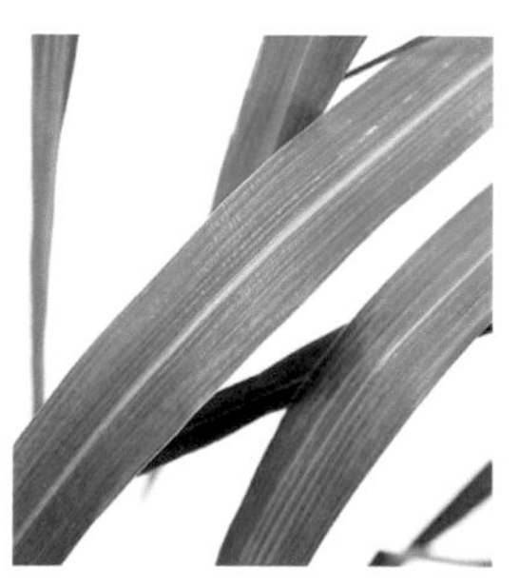

入料理口感清爽

檸檬香茅
レモングラス

- 帶有清香檸檬香氣的清爽口感。
- 葉片革質纖維厚。
- 由於具有刺激腸胃蠕動的功能，所以熬煮後當茶飲或燉湯皆清涼爽口。

note！ 其實香茅種類繁多，列舉的兩種是一般在台灣常見的，因香茅種類外型不易分辨，所以須經確認後才可食用。不可食用的品種有些因植株本身所含精油濃度過高，對人體會產生負擔，而不同的體質狀況，會產生哪些副作用也不可知，所以請勿誤食。

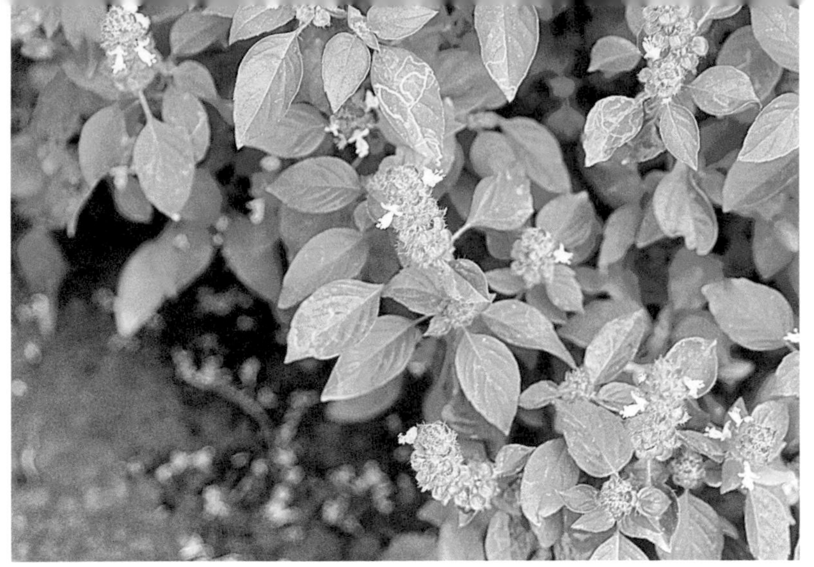

Herb 6

誤以為是本土香料植物

羅勒

Basil

バジル

科別	唇形科
花期	全年（依環境條件不同）
旺季	秋、冬

How to Use

療癒好點子

手作食飲

食用部位：莖、葉。

料理搭配：

‧為海鮮、肉類去腥的絕佳搭配，是中西料理通用的調味料。

‧過去的常見品種多用於料理。台灣引進一些新品種的羅勒，將其種子直接泡水，會膨脹成似一般我們俗稱「青蛙蛋」的樣子，做成冰品飲料很可口喔！還有幾類似和茶品或甜點調味，例如：香水羅勒、檸檬羅勒，屬於羅勒類中香氣較淡的品種，若想泡茶品味這幾類比較適合。

美化保養

‧很少用於裝飾，但盤飾就比較常見。

‧開花期需立即剪去花序，但可放入玻璃瓶或試管，以水耕的方式裝飾。

‧一般保養使用在精油萃取後。

‧精油用於身體有緊實肌膚的效果，也有助強化呼吸道、消化系統。

Planting Guide
種植的要點

日照與環境

· 喜好溫暖的氣候條件，冬季是成長停滯期。

· 如果種於光線、通風不良的地方，容易有白粉病之虞。

· 植株的觀賞效果不佳，在景觀搭配上移栽至邊圍或牆邊，以免落葉期影響景觀效果。

修剪要點

· 花開後的成熟種子會隨風飄落發芽成長。

· 常會發現春天時遍地冒出羅勒苗，可説是生長力強的香草之一。若不做為採收種子用途時，抽花序應立即剪除，才能維持多年生草本的姿態，否則植株進入開花結果期後生命終止。

· 常修剪（摘心）除了可以促進分芽成長，控制花型，亦有利通風良好。

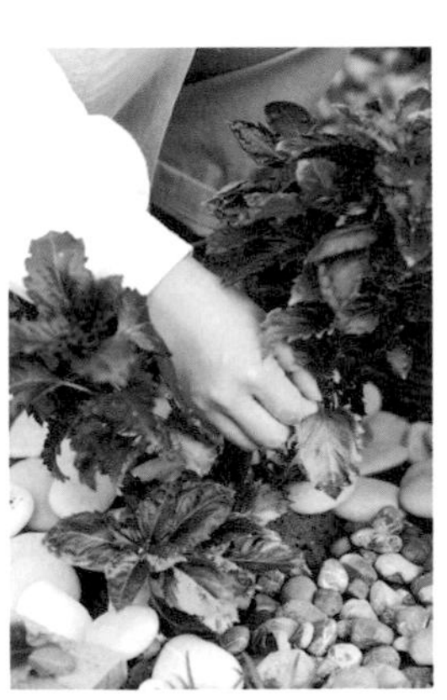

羅勒中葉片較大的品種，應先修剪基部下方的葉片。

繁殖方法

· 羅勒多用種子繁殖法。可以自己採收種子，開花後的羅勒不要再修剪，讓其日漸成熟，等成熟後採收即可，待春夏氣候溫暖時即可播種囉！

Variety

品種介紹

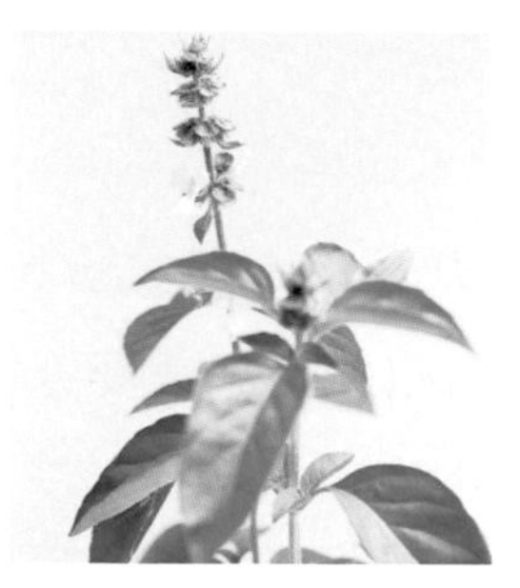

帶有檸檬氣味

檸檬羅勒

可食用

レモンバジル

・葉片薄、葉色青蘋果綠，如果不觸碰葉片香氣，可能很難僅依外觀判斷。

・其香氣帶著檸檬氣味，開白色小花，仔細觀察即可認出。

・清爽香氣，適合飲品。

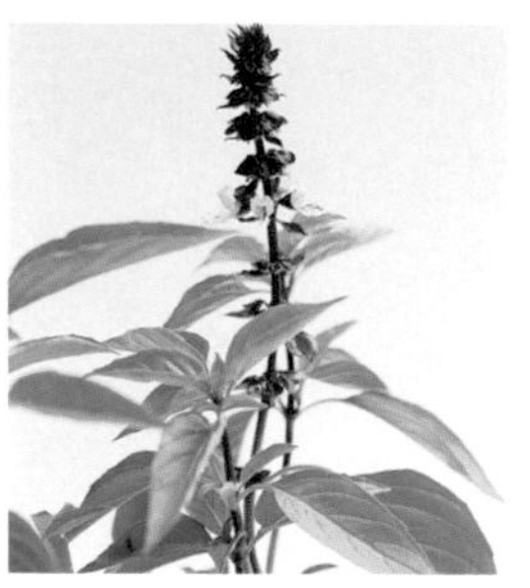

料理用九層塔

紫花羅勒

・莖和花是紫色，葉小，香氣濃，料理用。

・為一般台灣最常使用的九層塔品種之一。

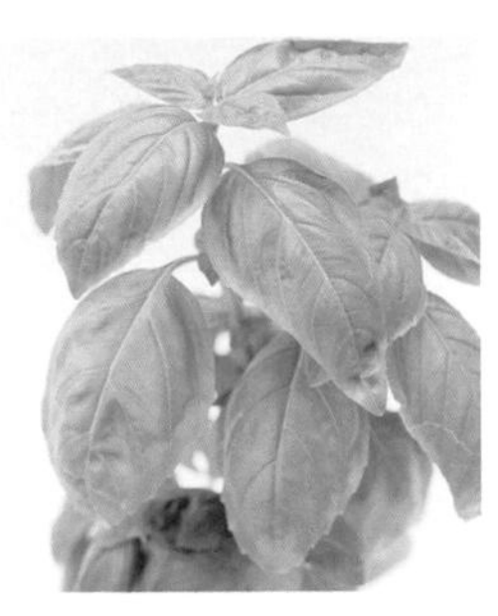

義式青醬的主要材料

可食用

甜羅勒

スイートバジル

・葉片較常見的九層塔大而翠綠圓，並呈略反捲型，香氣舒適並偏甜的香氣。

・義式青醬的主要材料。

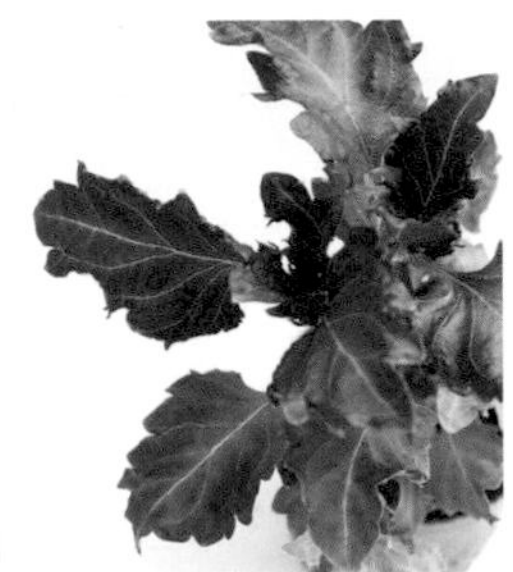

紫色葉子

紫羅勒

・葉片大並呈紫色，料理用。

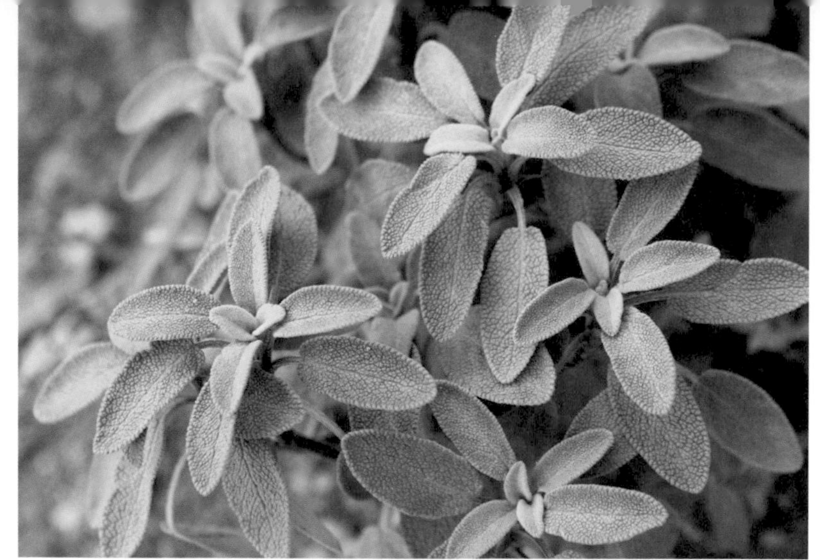

Herb 7

寵愛女人香

鼠尾草

Sage

セージ

科別	唇形科
花期	秋、冬、春（粉萼鼠尾草全年開花）
旺季	秋、冬、春

How to Use

療癒好點子

手作食飲

食用部位：葉、莖。

料理搭配：肉類、海鮮。

美化保養

· 粉萼鼠尾草的花色、花型明顯，可切花做花束、花海設計使用，但不可食用。

· 鼠尾草精油可使皮膚滑潤、具收斂功效。

· 可調節經血量太少，緩減經前症候群及更年期婦女的不適症狀。

· 舒展肌肉、強化肺功能。

note！ 哺乳期的婦女避免使用，否則會有妨礙乳汁分泌之虞；具有通經的作用。

Planting Guide

種植的要點

日照與環境

- 忌高溫、土多濕的環境，易爛根死亡（台灣夏季溼熱，尤其是梅雨期，對鼠尾草的種植是一大挑戰）。越夏照護很重要，移至陰涼通風半日照光源處，但忌西曬的半日照。
- 夏季半日照，秋冬期涼冷的氣候，全日照的環境亦可。
- 土壤一定要排水性良好。

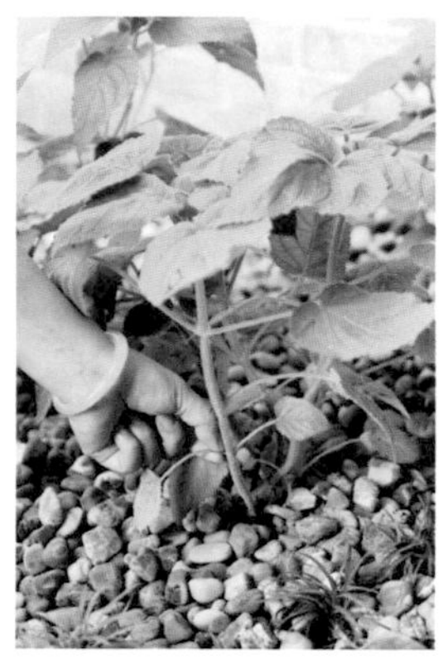

葉面大的水果鼠尾草可先從基部葉子修剪採收。

修剪要點

- 觀賞價值高的粉萼鼠尾草，在花期間與花期過後應進行修剪、施有機肥，有利分枝側芽成長，下次的花序也會增多。

繁殖方法

- 粉萼鼠尾草開花期間，水分及肥料施予「少量多餐」的方式可延長花期。

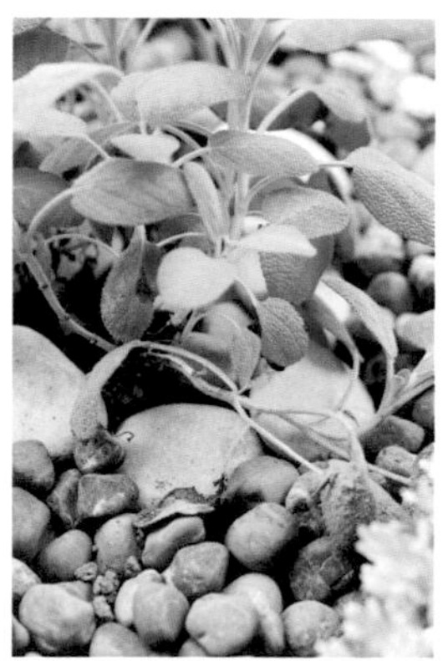

鼠尾草基部莖葉遇土易爛，可鋪石塊隔開與土面接觸。

Variety
品種介紹

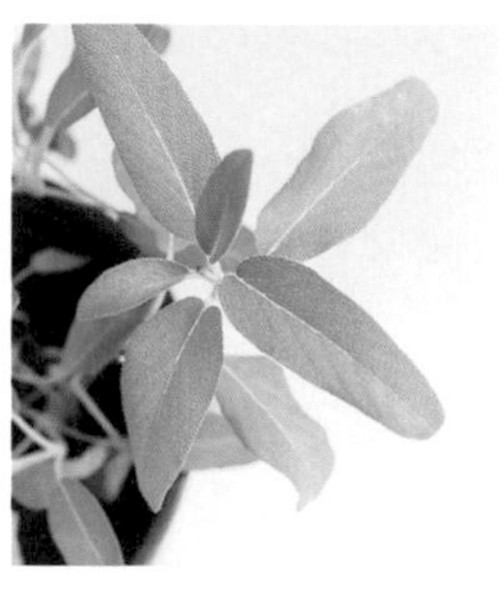

香氣濃郁

鼠尾草セージ

- 葉略呈箭型，綠鋪白的特殊顏色，香氣濃郁，國外非常偏好其香味，但初進台灣時，因氣味特殊，接受度較其他香草低一些。
- 不建議使用在初接觸香草的個案身上，尤其高齡、病患、早療、精神科、氣味敏感族群
- 花期：春、夏。

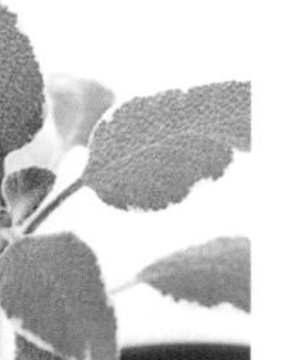

白綠紫交織

三色鼠尾草
トリカーセージ

- 葉片上呈現白、綠、紫的斑紋，莖呈紫色，箭型略偏圓，香氣與鼠尾草相似。
- 花期：春、夏。

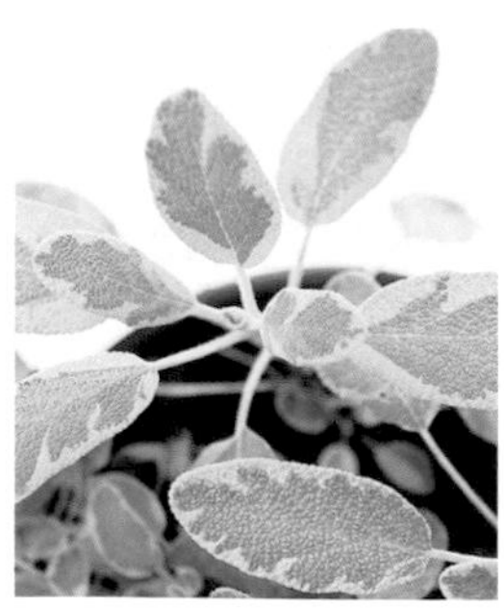

黃斑點點

黃金鼠尾草
ゴールデンセージ

- 葉色綠帶黃斑，箭型略偏圓，很容易分辨，香氣與鼠尾草相似。
- 花期：春。

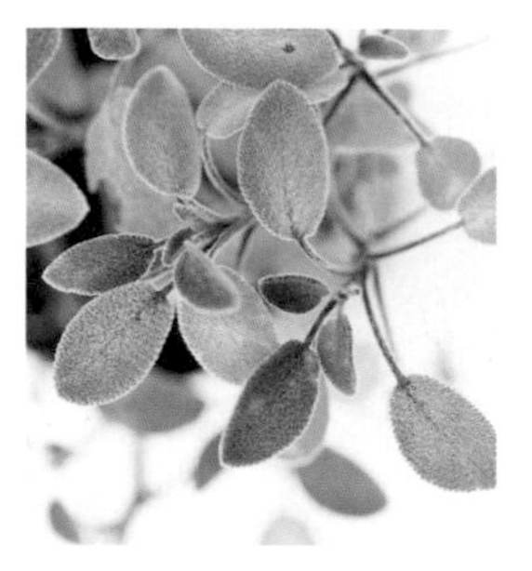

葉梗、莖是紫色

紫鼠尾草

パープルセージ

- 與鼠尾草葉型、葉色相似，但葉梗、莖是紫色，不小心容易誤判為三色鼠尾草，香氣大致相似。
- 花期：春。

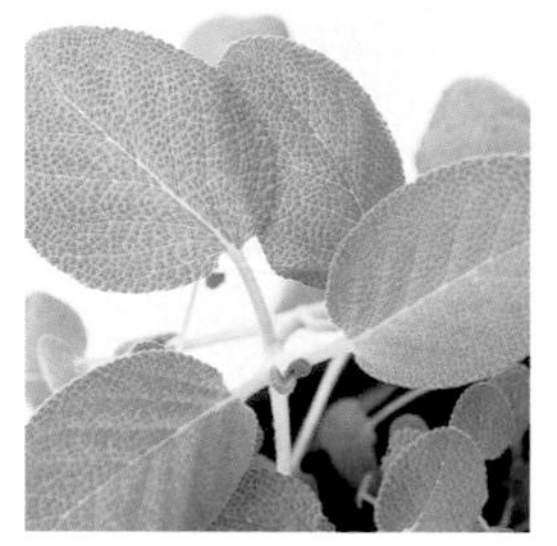

大而圓

巴格誕鼠尾草

- 葉型大而圓，圓圓的葉很像蛋型，葉色與鼠尾草相近。
- 香氣比較緩和，用於糕點製作效果佳。平地適應狀況良好。
- 花期：春。

花海舞者

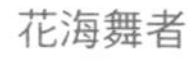

粉萼鼠尾草

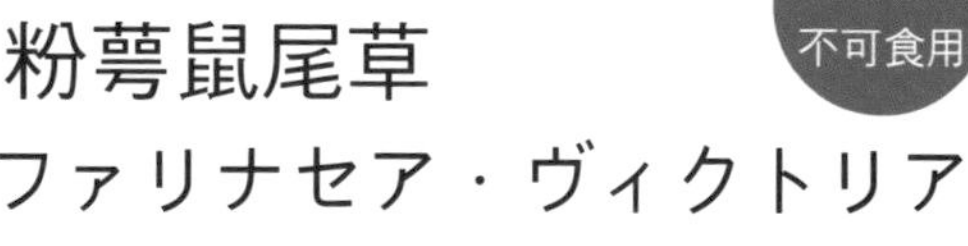

ファリナセア・ヴィクトリア

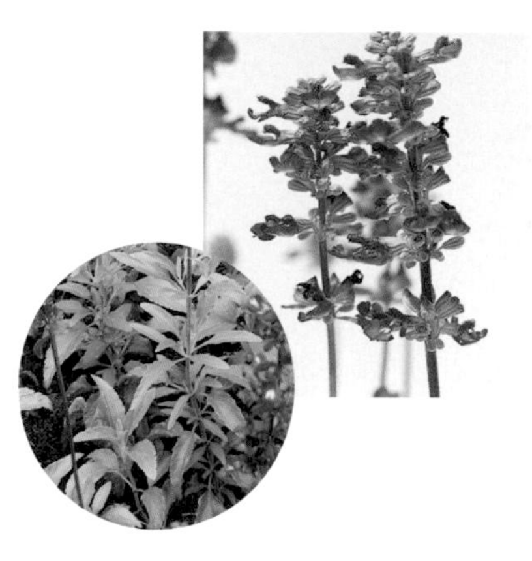

- 本品系觀賞價值高，葉色深綠無毛，葉薄沒有鼠尾草的氣味。
- 開花常被誤認是薰衣草花海。
- 香草花園中作為花海植物效果佳。
- 花期：春、夏、秋、冬。

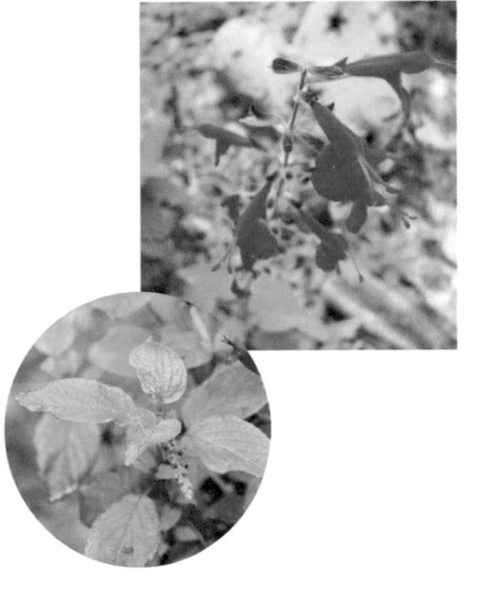

賞花飲品兩相宜

鳳梨鼠尾草 パイナプルセージ

可食用

- 開紅色花串，乍看常會誤判是草花的一串紅，可見相似度很高。葉片香氣清香鳳梨味，也是鼠尾草家族中很受歡迎的泡茶品系。
- 對於台灣平地高溫適應度強，很好栽種，若欲保持優雅植株型態，在花期前要先修剪矮化。鼠尾草中植株較高。
- 花期：春、秋、冬。

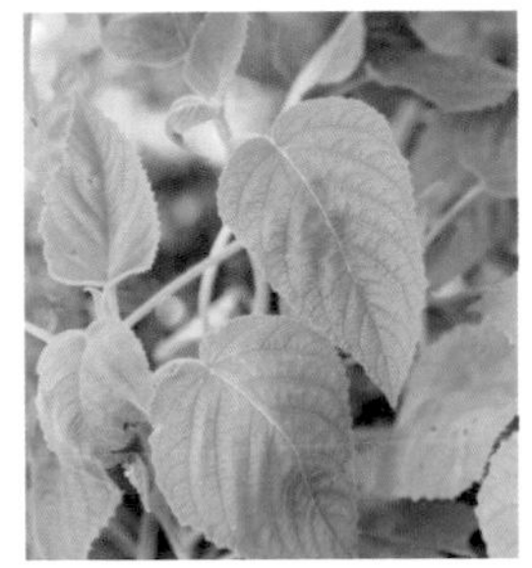

夏季飲料聖品

水果鼠尾草

可食用

- 葉片果綠且大、呈微三角形、表面有細毛， 和鳳梨鼠尾草皆屬夏季生長旺盛的品種，清香的水果氣味更是人見人愛。照顧簡單，唯一要注意在梅雨季後，土濕又酷熱的時期，成長會不易，冬季也可能因過度低溫死亡。
- 開粉色花序。鼠尾草中植株較高。
- 花期：春。

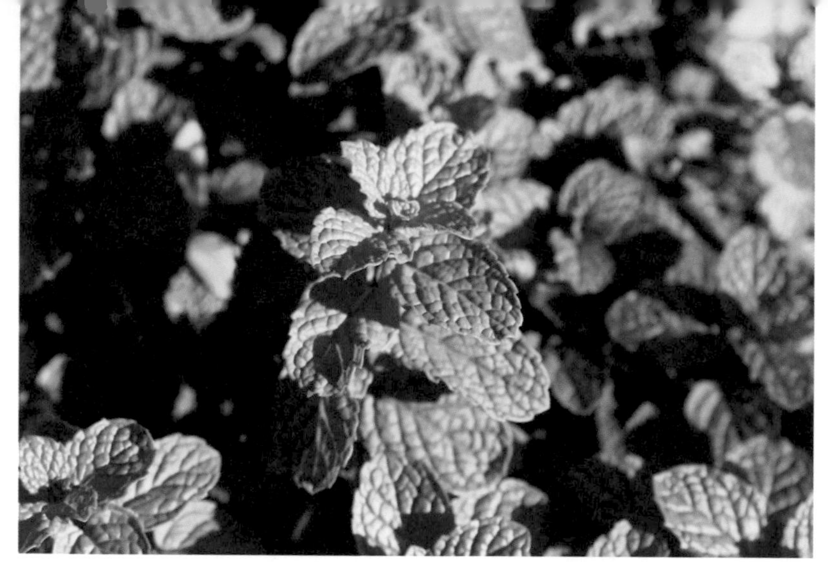

Herb 8

人見人愛的香草大使

薄荷

Mint

ミント

科別 脣形科

花期 春、夏

旺季 春、夏、秋、冬

How to Use

療癒好點子

手作食飲

食用部位：莖、葉。

茶飲搭配：可搭配任何配方的茶飲，與甜菊算是基本配方之一，但並非每種品系皆適合食用入料，因為部分可食用薄荷屬於「聞香型」，而非「入菜入料型」。薄荷主要特性是香氣清爽或口感涼，以及兩者兼具的品系，不同品種有不同的特性，如何善用於各種作法非常重要。

美化保養

· 修剪下來經過浸泡處理後，可當切花材做花藝裝飾。

· 用於海綿插著或水中瓶花皆可，水耕也會長根喔！

· 薰香瓶上裝溫熱水後，加入新鮮薄荷葉，持續加溫，即會散發淡淡的薄荷香氣，對於需要醒腦的時刻，可是一股舒暢的清新氧氣喔！

· 在頭部按摩時加入薄荷精油，可以醒腦，舒緩因壓力或睡眠不足所產生的壓力型頭痛狀況。

note！ 薄荷的種類很多，泡茶時，只需微量加入調味即可，過量的薄荷比例或聞香型薄荷，反而會讓茶品帶有濃濃青草味，將影響整體口感。

Planting Guide
種植的要點

日照與環境

· 對於水的需求較高，只要不積水即可。適合半日照環境或樹下有微光源的環境，全日照環境會導致葉片邊緣焦黑或葉片乾黃。

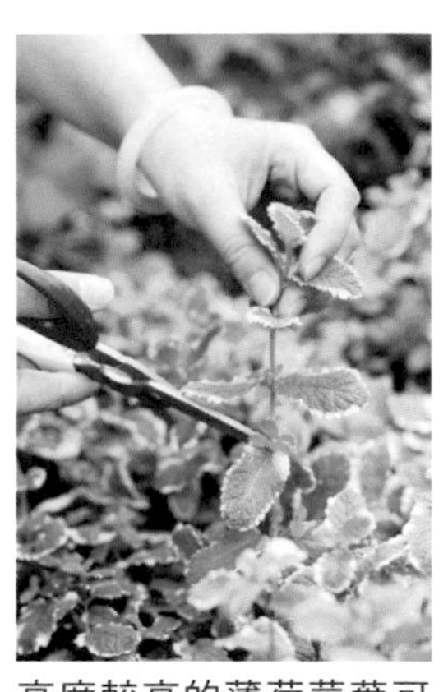

高度較高的薄荷莖葉可修剪，保持地被「鋪」的景觀層次，效果較佳。

修剪要點

· 針對成長不良的薄荷，進行強修剪後（修至土壤表面高度），撒上有機肥，再鋪上一層土，每日保持土壤濕度，約一週後即會陸續冒出新葉，重現整齊又茂密的薄荷園。

· 定期為成長過盛的薄荷進行強修剪及補土、施肥的工作，同時管控生長範圍，薄荷常因成長較快速便覆蓋過周邊植物，導致其他植物（如百里香）光源不足而枯黃或死亡。

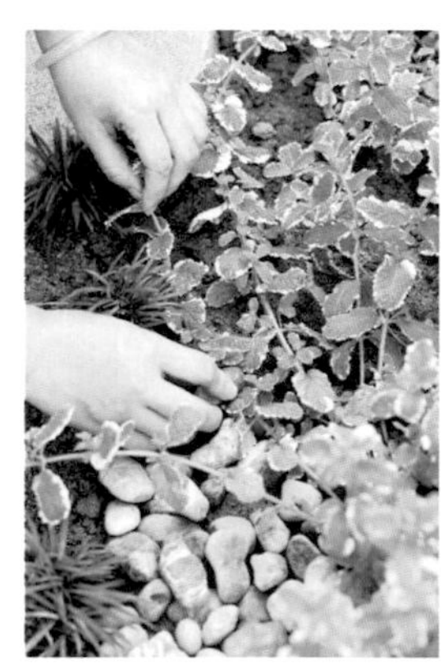

露地栽種薄荷可利用壓條法使其貼地匍匐生長，成為美麗的地被植物。

病蟲害

· 台灣夏季病蟲害嚴重，薄荷也是蟲蟲們所愛，一夜間葉片被啃食光一片，也是常見的狀況。就學會分享吧！

Variety

品種介紹

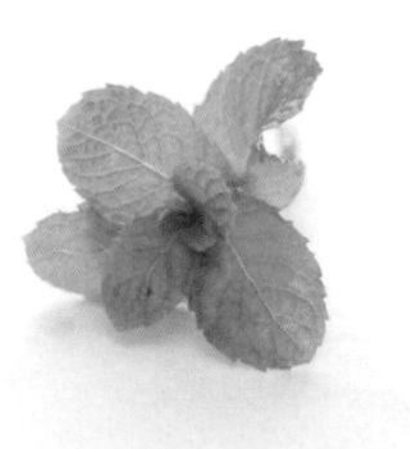

聞香型＋入菜入料型

荷蘭薄荷
スペアミント

‧青箭口香糖的原料，所以香氣很容易辨別。新鮮咀嚼時口感、香氣均佳。

‧如將新鮮的嫩葉加上甜菊就是天然的口香糖囉！

‧屬於香氣佳的多用途薄荷品種。最有親和力的薄荷品系。

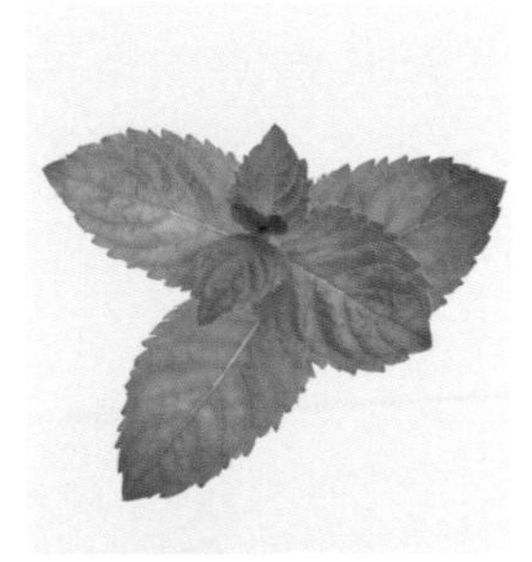

聞香型

葡萄柚薄荷

‧微厚有絨毛的葉型，葉色蘋果綠。

‧觸摸時，有淡淡的葡萄柚香氣，但入茶品中青草味重且香氣不明顯。

‧使用率不高，但盆栽效果不錯。

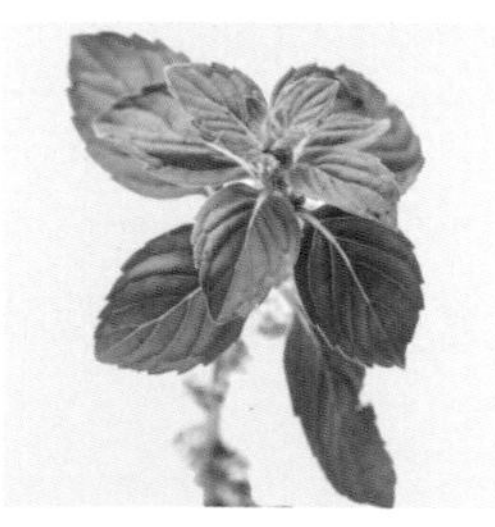

聞香型

茱麗亞薄荷

‧葉片小時較圓，成長後漸漸轉成橢圓。

‧帶著淡淡水果香。

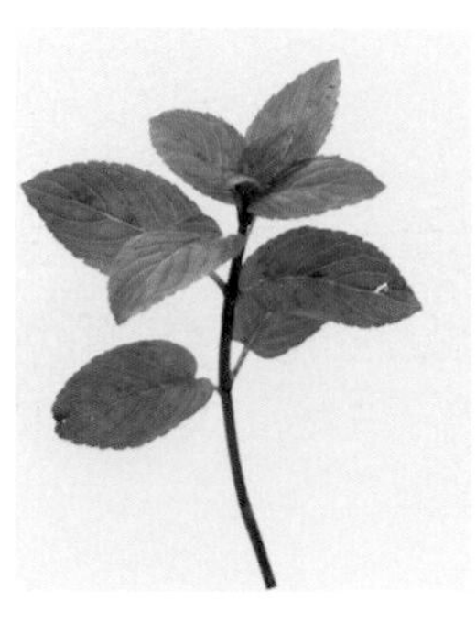

聞香型＋入菜入料型

胡椒薄荷

- 葉較橢圓些，葉色偏墨綠，葉脈明顯，一般用於藥用或料理。 ・香氣濃郁（有時因成長環境或土壤肥份等問題，只靠目測不易辨認，要搭配嗅覺）。
- 味覺的涼感非常明顯。

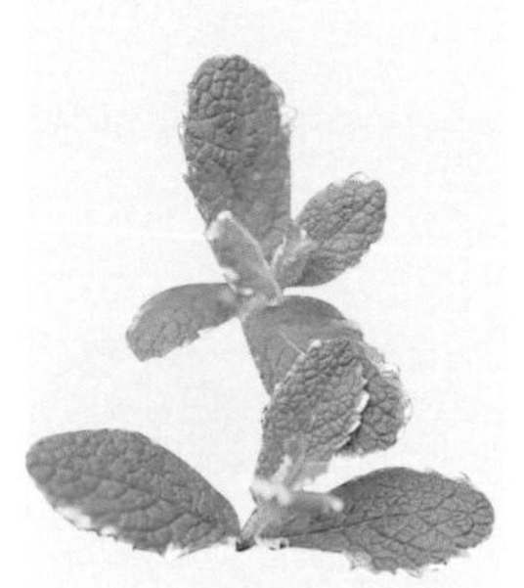

聞香型＋入菜入料型

蘋果薄荷（鳳梨薄荷）

パイナプルミント

- 葉片上滾著白色斑點，及明顯的凹凸感，是非常具有觀賞價值的一種薄荷，香氣帶著淡淡蘋果香；新鮮咀嚼時，口感微辣但香氣佳。

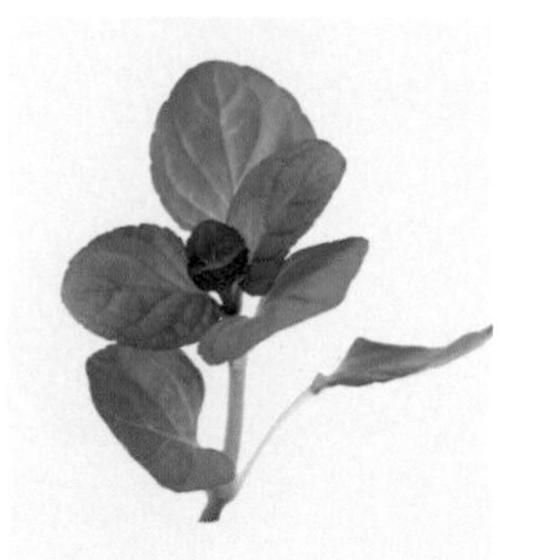

聞香型

柑橘薄荷

- 葉型偏圓，葉脈明顯，葉色蘋果綠。
- 觸摸葉片時有淡淡的柑橘味，但入茶品中青草味重且香氣不明顯。
- 使用率不高，但盆栽效果不錯。

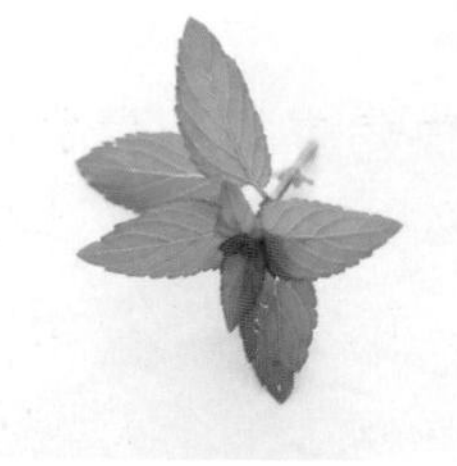

聞香型

瑞士薄荷

· 瑞士喉糖、瑞士巧克力的原料，香氣很好辨認。葉較橢圓偏厚，葉色偏墨綠葉，觸摸香氣佳，但放入茶品中青草味重且香氣不明顯。

· 使用率不高，但用在園藝治療嗅香上，是親合氣味選項之一。

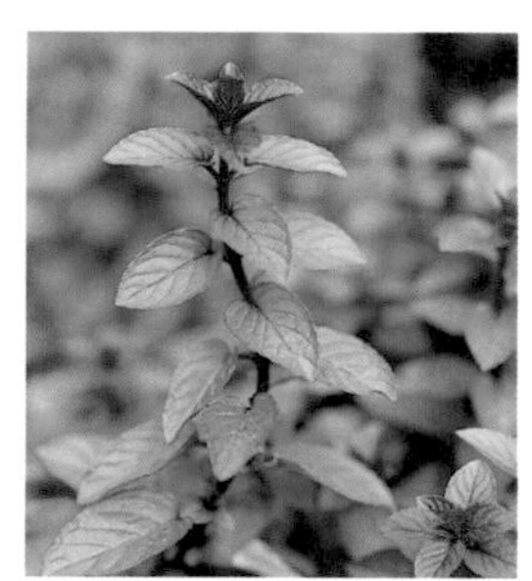

聞香型

巧克力薄荷

· 葉脈及梗帶著深咖啡色，但可不是巧克力的香味喔！

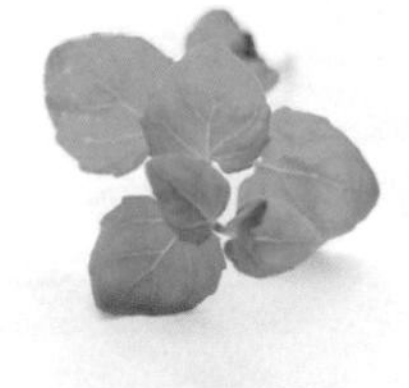

療癒花園中的鋪面

普列薄荷

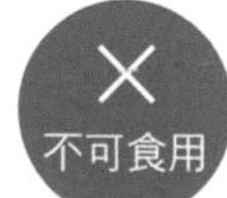

· 可將精油提煉成防蚊液的原料。

· 具匍匐性，開白邊紫心小花，非常可愛，可用於替代草坪做地被鋪面，國外會栽種於入口處，讓人踩踏出香氣來告訴主人「有人來了」。

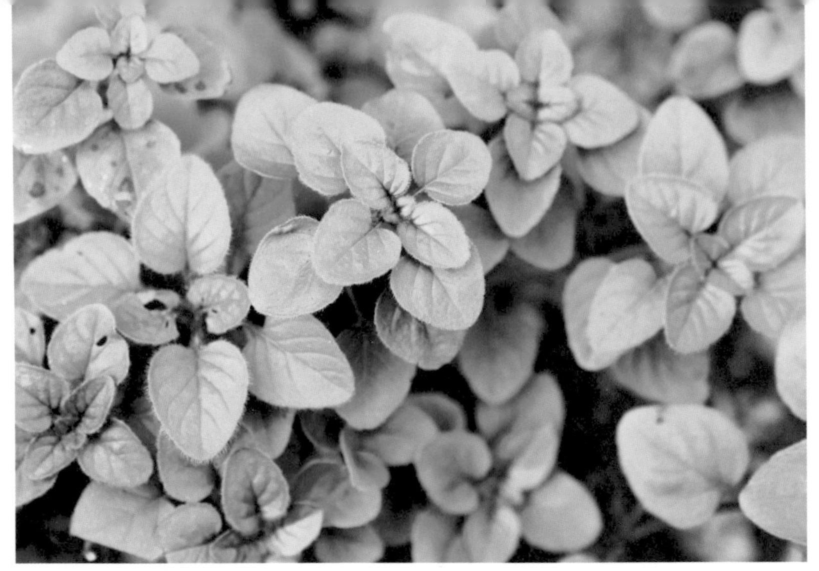

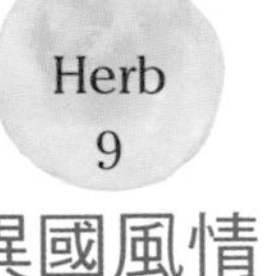

異國風情

奧勒岡

Oregano

オレガノ

科別	唇形科
別名	牛至、披薩草
花期	春、夏
旺季	春、夏、秋、冬ろ

How to Use
療癒好點子

手作食飲

食用部位：葉。

料理搭配：肉類、焗烤、茶品。

美化保養

· 景觀盆栽裝飾。

· 精油使用可調節、刺激神經，抑制脹氣與安撫胃、脾。

· 對於支氣管炎與消化器官有益。

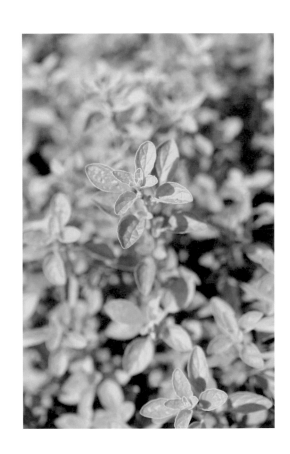

note！奧勒岡有通經的效果，孕婦避免使用。

Planting Guide

種植的要點

日照與環境

· 夏季栽培要注意遮陽，避免過強的陽光、強風會造成葉面「日燒」，呈現黃焦狀況。

· 若陸地栽培，植株底部鋪面材，可避免基部葉子直接接觸土面而腐爛，或土層覆蓋葉片。

· 適合半日照環境。

· 土壤排水需良好。

修剪要點

· 栽培管理如一般香草種植要點，常修剪增加植株側芽成長，避免枝條細軟，基部老化新葉長出不易，而光禿禿感。

景觀佈置

· 其生長型態，適合做為景觀地面鋪材來搭配。

Variety
品種介紹

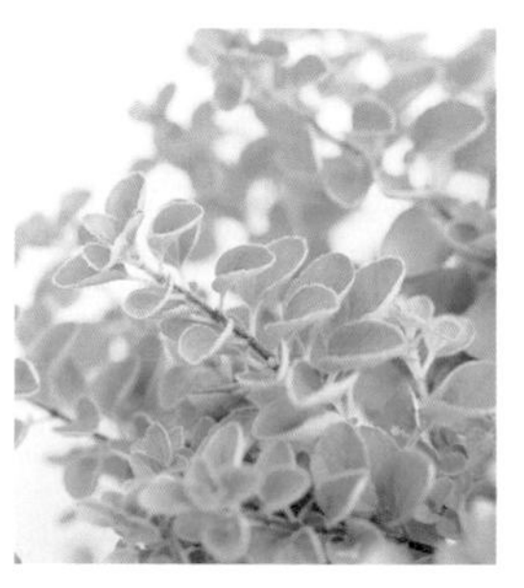

入菜入料

奧勒岡
オレガノ

- 葉片小卵型、帶有細毛，呈深綠色，匍匐的生長勢。
- 適合食用。

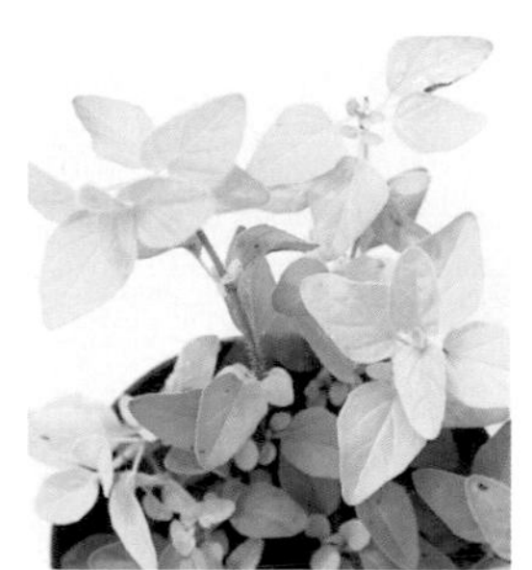

花園鋪面

黃金奧勒岡
オレガノ・ノートンズゴールド

- 葉片小卵型、呈金黃色，色系明亮作為鋪面材景觀效果佳。
- 夏季全日照～半日照、略高溫的環境。
- 新葉偏橙黃色。

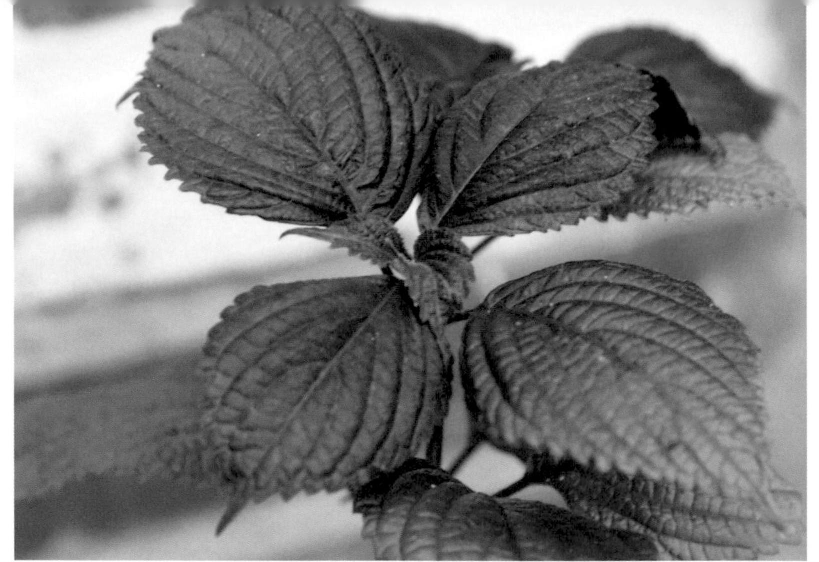

Herb
10

無國界香草

紫蘇

Perilla

シソ

科別 唇形科

花期 秋、冬

旺季 春、夏、秋

How to Use

療癒好點子

手作食飲

食用部位：葉。

料理搭配：一般多作為盤飾，適合搭配海鮮或其他食材食用，以及醃漬之用。

美化保養

· 精油對於感冒、消化不良、失眠⋯等有緩解的效果。

· 用於皮膚保養可緊實肌膚，調理毛細孔粗大問題。

· 新鮮葉用來泡澡可緩解蚊蟲咬傷的紅腫現象。

Planting Guide
種植的要點

日照與環境

· 適合全日照～半日照的環境。

修剪要點

· 若希望採收種子，花期開始就不要進行頂端修剪的工作，讓其花開至花謝，種子成熟自然灑落土中（或成熟後先行採收），隔年春天即會自行發芽新株。不做為採收種子用途時，抽花序時應立即剪除，否則無法維持多年生草本的需求。

· 如要使用葉片，可先取基部的葉片，否則隨著植株成長，仍會陸續枯黃掉落。

· 透過修剪管理降低植株高度，提升景觀效果以及避免植株受風折損。

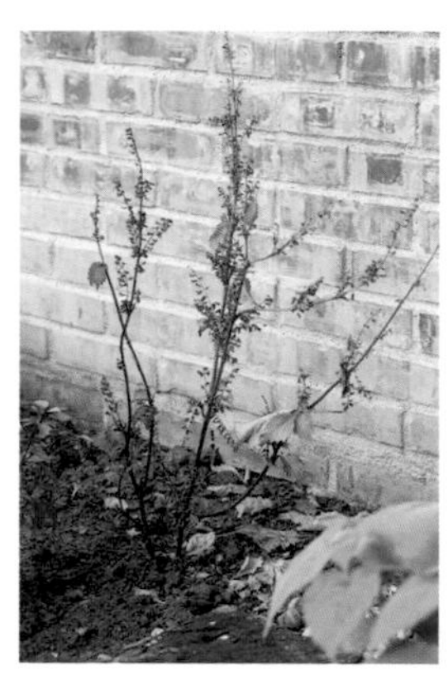

開花結果後的紫蘇，慢慢落去葉子，本株生命終止。但產生無數的種子，即是下一季新苗的生命延續。

note！ 花謝後，種子成熟自然飄入土中，隔年春天會再發芽。若用在情緒個案時，需事前告知紫蘇的生長期特性，避免因植株凋萎，強化秋冬憂鬱情緒。

Variety

品種介紹

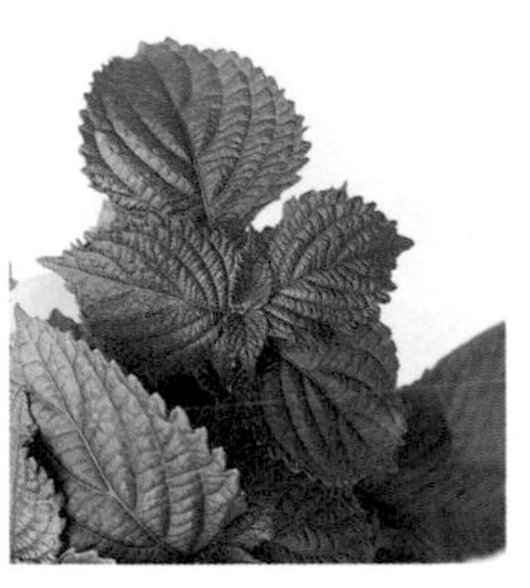

無國界

紫蘇

シソ

· 適合醃製，如台灣的紫蘇梅，泡茶時不宜高溫熬煮，採沖泡方式就好。

· 若盛產期可以乾燥葉子備用可做為醃漬或泡茶之用。

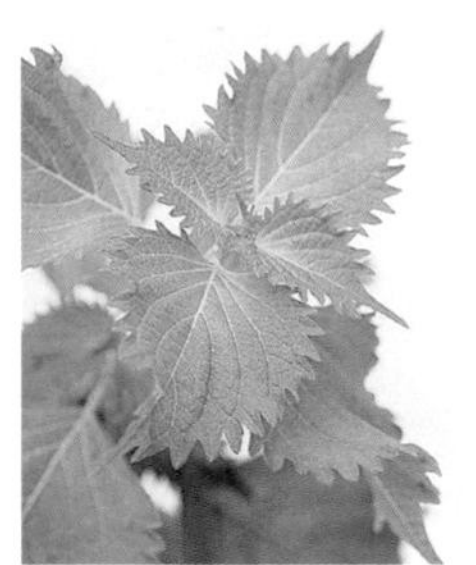

生魚片好友伴

青紫蘇

青シソ

· 是日式料理中常見的食材與飾材之一，適合生魚片搭配生食，對於海鮮類有殺菌的效果。

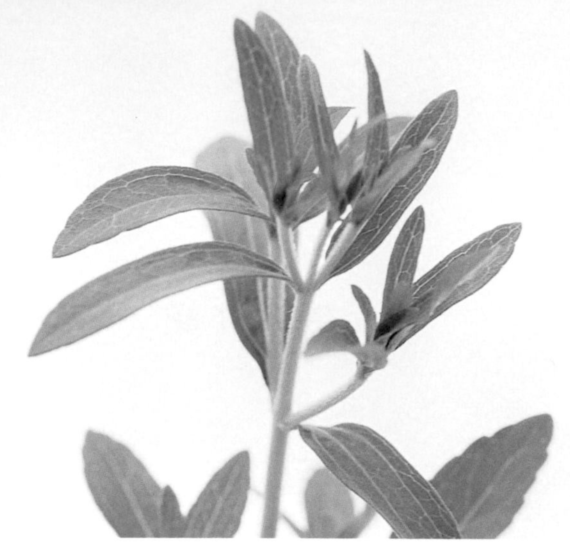

Herb
11

無熱量的幸福甘甜味

甜菊

Stevia

ステビア

科別	菊科
花期	全年不定期（但開花無欣賞價值，會損耗植株）
旺季	全年

How to Use

療癒好點子

手作食飲

食用部位：葉、莖。

料理搭配：茶品、果凍類的代糖。

note！ 甜度為蔗糖的250 ～ 300 度，低熱量，可做為腎臟病及糖尿病患者或減肥者的代糖用。無熱量，但甘甜味明顯，滿足糖分控制者的味覺幸福感。搭配荷蘭薄荷，是天然的青箭口香糖。

Planting Guide

種植的要點

日照與環境

· 半日照、通風良好環境，栽培容易，開花期應將花朵摘除，否則會影響植株成長，甚至因養分用盡而衰退死亡。

修剪要點

· 常修剪，有利植株成長，若未固定修剪植株會比較凌亂，過密枝葉易造成病菌滋生之虞，木質化後不易發新芽。

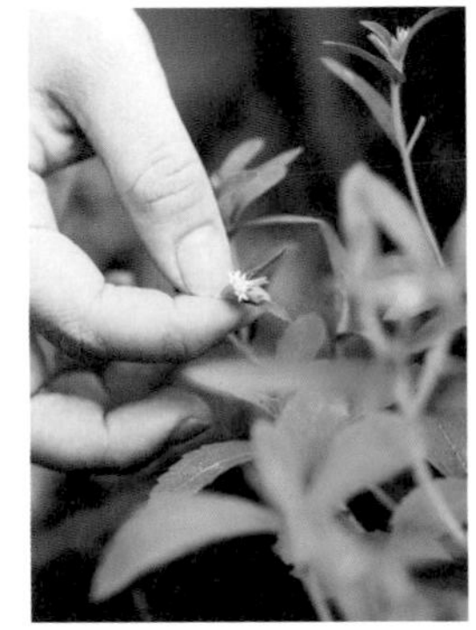

開花期應將花朵摘除避免養分用盡，導致植株衰退。

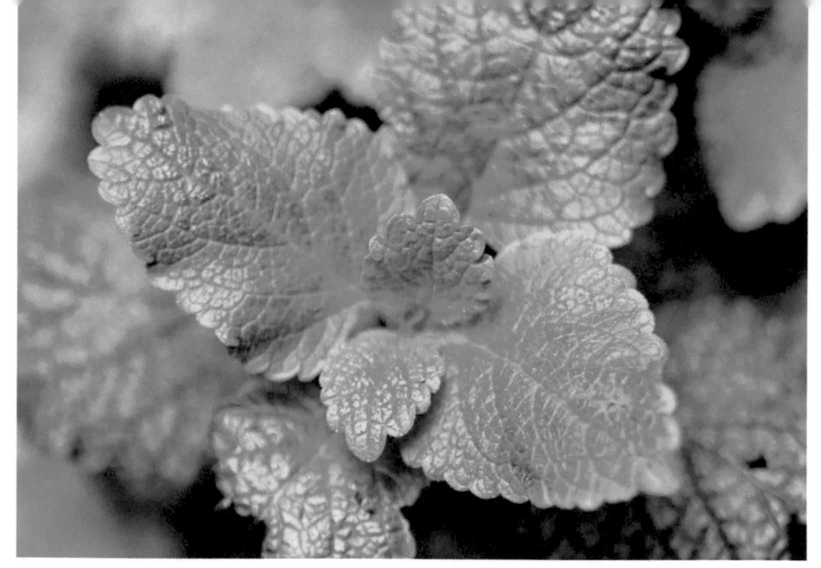

Herb
12

療癒系的快樂草

檸檬香蜂草

Lemon Balm

レモンバーム

科別	唇形科
花期	無
旺季	春、夏、秋、冬

How to Use

療癒好點子

手作食飲

食用部位：葉、莖。

料理搭配：茶品。

美化保養

- 可作為盆花中的切花材搭配。（但園區修剪下，須先進行水中泡水10~15分鐘保鮮）
- 盆栽組合使用。
- 精油使用對於安撫驚嚇、去憂鬱、焦慮不安的憤怒情緒有幫助，亦有調經效果。在歐洲芳香療法用在醫學中普遍使用。

note！ 檸檬香蜂草又稱為「快樂草」，是去除「藍色憂鬱」的配方，也是瘦身茶品中常用的元素之一。不論他功效，光嗅香氣或泡茶，就是人見人愛的療癒系了。

Planting Guide

種植的要點

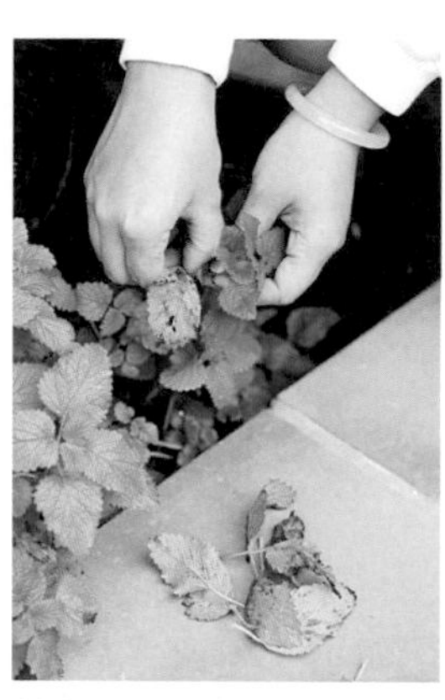

檸檬香蜂草容易染菌害，已感染的葉片要盡快拔除。

日照與環境

· 半日照、通風良好的環境

· 植株間的空間透光性很重要，否則有菌害之虞。

修剪要點

· 需常修剪，但「強修剪」需避免，一般修剪的長度不可低於植株的1/2。

病蟲害防治

· 發現葉面出現黑色斑點時即是菌害，應立即摘除以免持續擴散菌害；多發生在底部光線、通風不足的葉子。

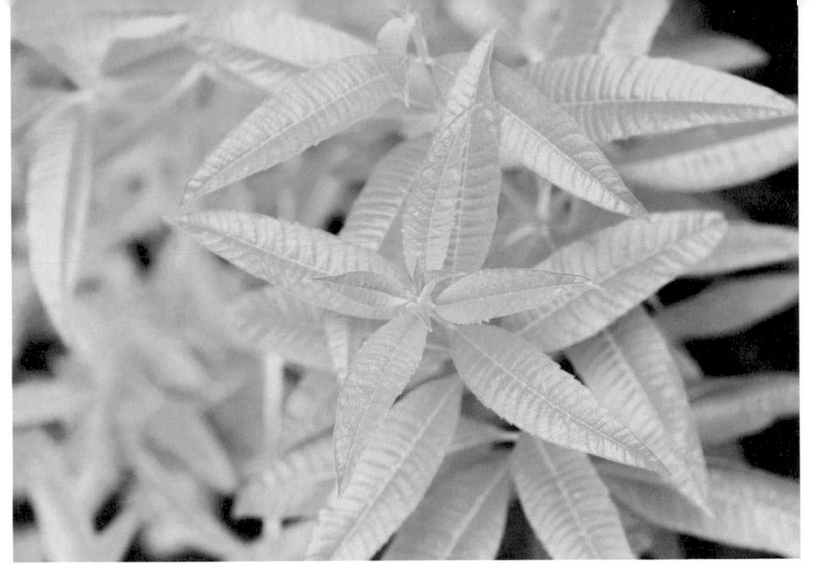

Herb 13

消脂又助憶

檸檬馬鞭草

Lemon Verbena

レモンバーベナ

科別 馬鞭草科

花期 春、夏

旺季 春、夏、秋

How to Use
療癒好點子

手作食飲

食用部位：葉、莖。

料理搭配：茶品。

美化保養

- 馬鞭草精油可穩定心悸、消弭沮喪，並鎮靜心神及記憶力。
- 用於皮膚保養可改善粗大毛孔、預防粉刺。
- 有催情及瘦身的作用。
- 開白花，淡淡清香非常宜人。

note！消脂茶的主要材料之一，與檸檬香蜂草搭配是快樂舒壓配方。也是香草家族中的人見人愛的香草之一。作為入門款園藝治療體驗很適合。

Planting Guide
種植的要點

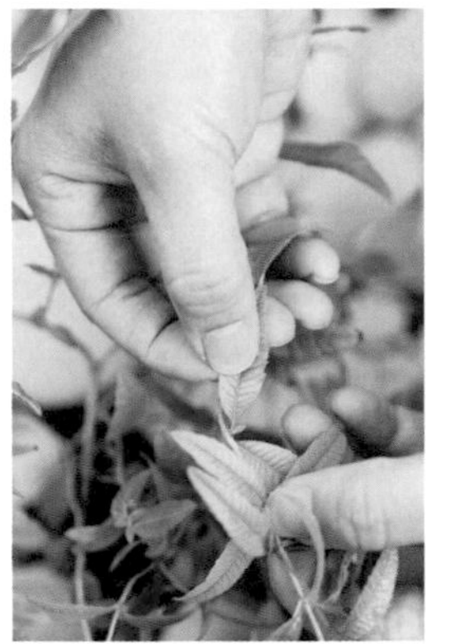
基部黃化的葉子須拔除。

日照與環境

· 適合全日照至半日照環境。

· 選擇通風性佳、光源的環境，否則植株葉背及主莖容易躲藏蚜蟲。

· 栽培管理簡單，依照一般香草種植要點即可。

修剪要點

· 常進行「摘心」可矮化植株，否則姿態凌亂。

病蟲害防治

· 發現蚜蟲、白粉病、介殼蟲等，應儘快拔除感染的葉片，並修剪枝葉及週邊環境，改善通風不良、光源不足的問題。

繁殖方法

· 可扦插繁殖。

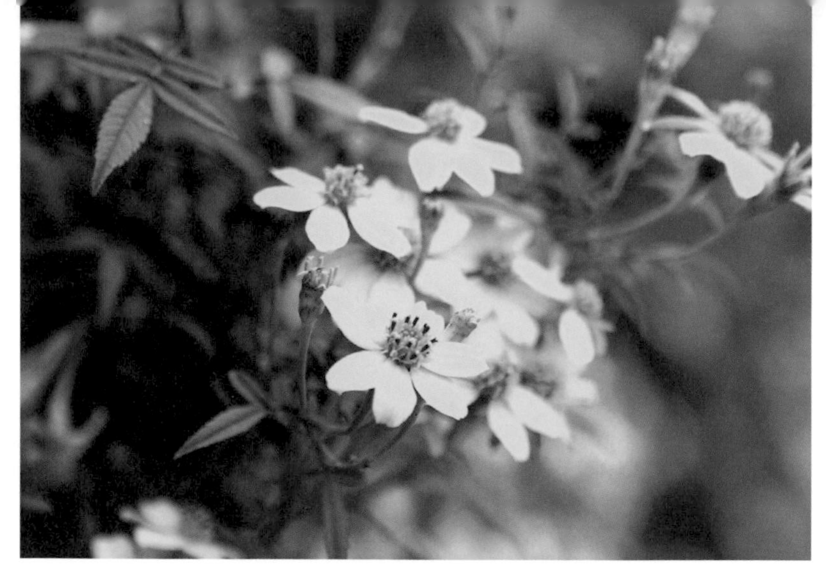

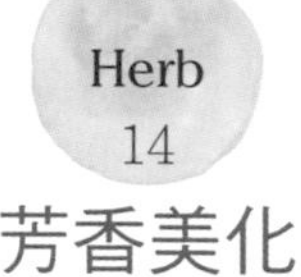

芳香美化

芳香萬壽菊

Lemmon's Marigold

レモン　マリーゴールド

科別　菊科-萬壽菊類

花期　全年

旺季　全年

How to Use

療癒好點子

手作食飲

食用部位：嫩葉、花。

料理搭配：茶品。

美化保養

· 瓶插水耕效果佳，芳香美化空間。

· 可作為染色劑。

· 葉拓或槌拓的適宜素材。

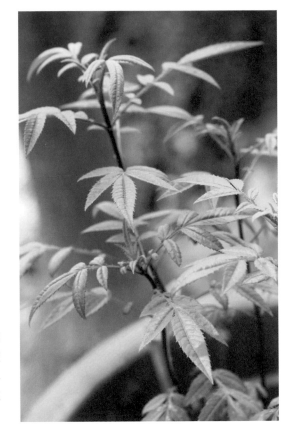

note！ 雖然花也可使用，但建議過敏體質或花粉症者，利用嫩葉入菜入料就好，避免花粉引發不適。

Planting Guide

種植的要點

日照與環境

· 多年生草本植物，開黃花或橘色花，淡淡清香非常宜人。

· 適合全日照～半日照環境。耐熱、耐旱、耐濕。

· 、選擇通風性佳、光源充足的環境，否則容易導致白粉病等高溫多濕環境的菌害。

修剪要點

· 耐修剪，常進行「摘心」可矮化植株，否則姿態凌亂。灌木狀生長型態，也適合做為綠籬植物搭配。

· 發現蚜蟲、白粉病、介殼蟲等，應儘快拔除感染的葉片，並修剪枝葉及週邊環境改善，針對過度茂密的枝葉導致的通風不良、光源不足的問題。萬一病菌害嚴重時，建議修剪健康莖葉進行扦插繁殖，並修去全株至基部主莖，令其重新成長為佳。

繁殖方法

· 栽培管理簡單，依照一般香草種植要點即可。可扦插繁殖。

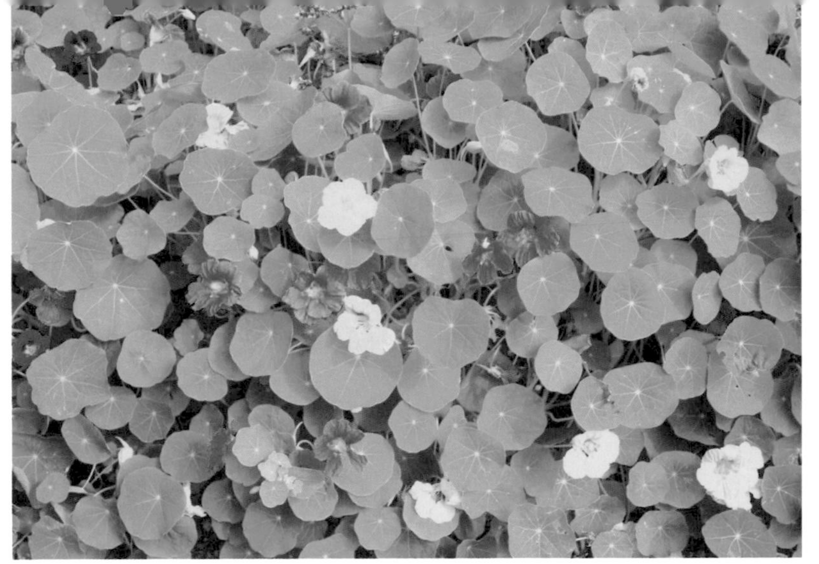

Herb
15

微甜帶辣仿生哇沙米

金蓮花

Nasturtium

ナスタチウム

科別 金蓮花科

花期 秋末、冬、春

旺季 秋、冬、春

How to Use
療癒好點子

手作食飲

食用部位：葉、花。

料理搭配：花朵及葉子可作為生食沙拉、蛋糕裝飾或搭配生魚片、肉類、茶飲，有微甜哇沙米般的辛辣味。

美化保養

· 花色亮麗、葉型圓形似蓮花，是切花的好材料。

Planting Guide
種植的要點

日照與環境

· 不適應台灣的夏季高溫，所以夏季應栽種於遮陽處來越夏，否則通常都會死亡。

· 低溫、光線及充足環境金蓮花「一眠大一吋」，秋、冬栽種栽種起來非常有成就感的一種植物。

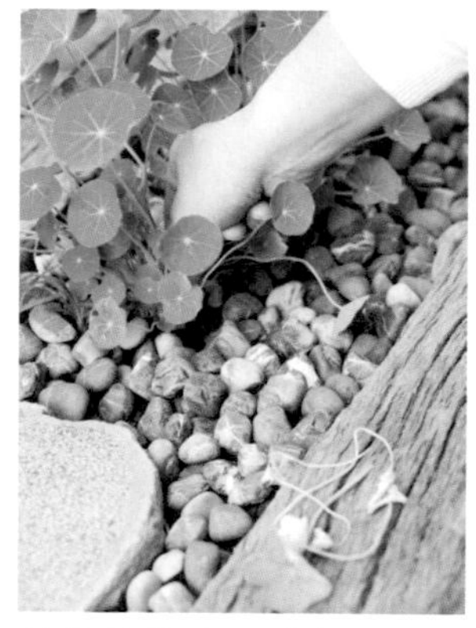
黃化的葉片須連莖一起拔除。

繁殖方法

· 可以採收花期後成熟的種子，或者落入土中，隔年就會不經意地出現一叢叢驚喜囉！因此建議春末夏初時，要開始採收種子作為當年秋冬播種之用。

Variety
品種介紹

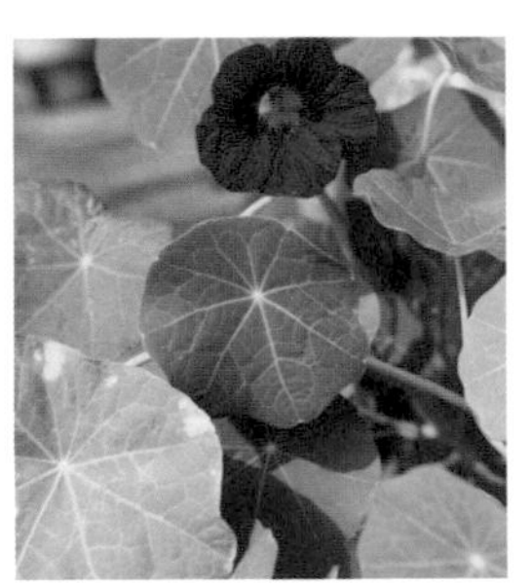

翠綠葉色
金蓮花
ナスタチウム

· 葉片無斑紋，翠綠色彩。

· 使用及照顧方法與斑葉金蓮花相同

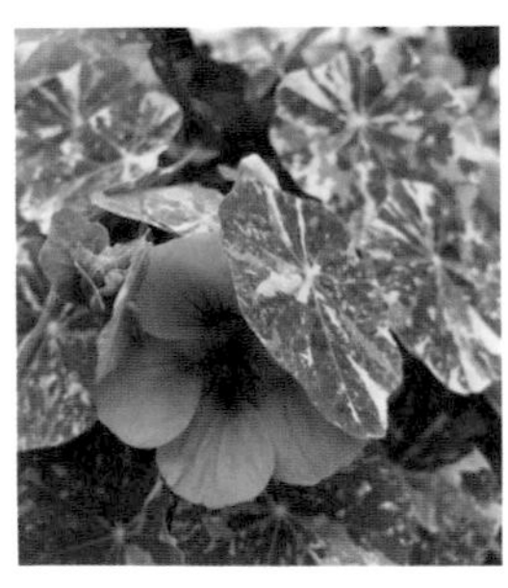

白斑紋葉
斑葉金蓮花

· 葉片具有白色斑紋。

· 若需要在園中增加白色系的色彩，增加豐富色彩層次，這是個選擇。

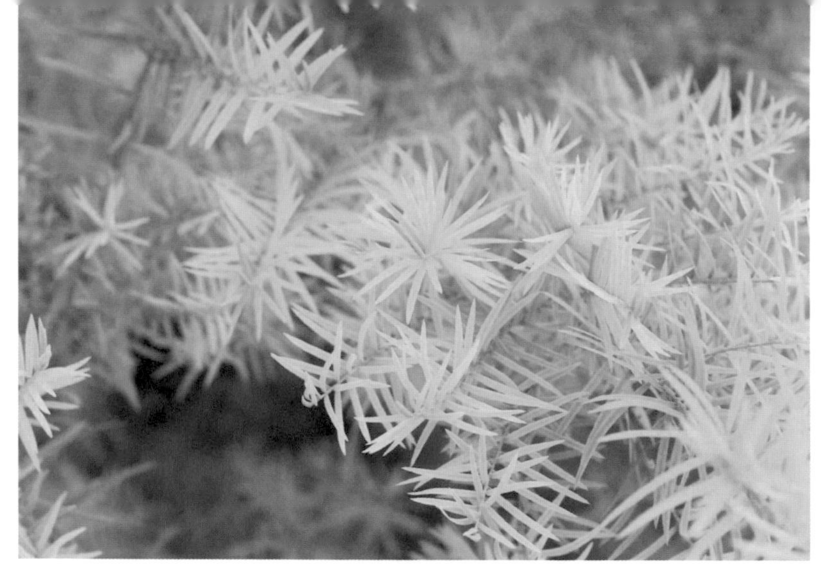

Herb
16

居家常備精油

澳洲茶樹

Tea Tree

ティーツリー

科別 桃金孃科

花期 春、夏

旺季 春、夏、秋

How to Use

療癒好點子

手作食飲

食用部位：末梢金黃部分。

料理搭配：泡茶。

美化保養

- 切花使用。
- 花環設計。
- 芳香薰香。
- 建議用來沐浴、腳浴澡是較好的選擇。這個氣味是台灣多數人習慣的精油味，所以接受度也高，感冒鼻子不通，許多人嗅香後都説有改善。

note！ 因精油濃度高，建議不要過量食用，一壺搭配一撮末梢金黃色部分即可。

Planting Guide
種植的要點

日照與環境

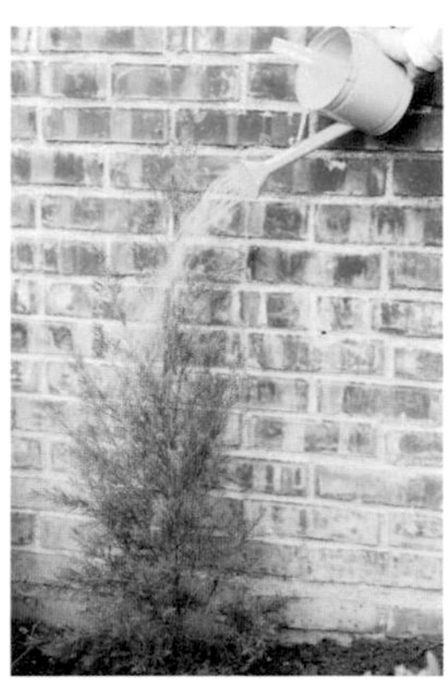
葉子垂軟時可於葉片澆水，避免水份持續蒸發。

· 移植的存活率低，若露地栽種後，預計會移植，建議連盆種或先種入大的黑軟盆中再種入土裡，日後移植時取盆出，移植成功率較高。

病蟲害防治

· 除白粉病外，無其它病蟲害，只要注意疏枝、常用清水清洗葉子植株，可以避免蔓延。枝幹脆容易折損，不宜種在風大處，颱風期前要先修枝。

供水要點

· 怕缺水，若葉末梢出現乾垂狀時，除了立即澆水並噴灑葉片水分，可停止水分蒸發，並直接補充水分。

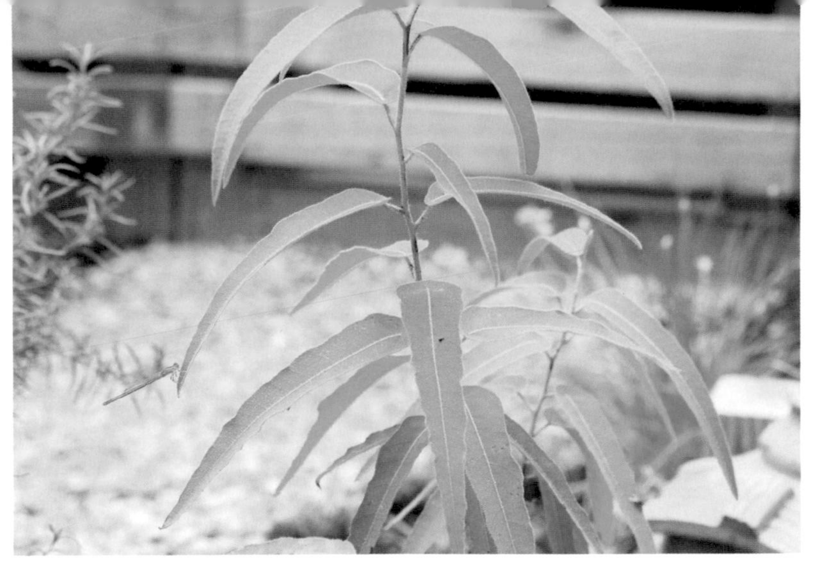

Herb 17

天然的芳香、除蟲劑

檸檬尤加利

E.citriodora

レモンユーカリ

科別 桃金孃科

花期 無

旺季 全年

How to Use

療癒好點子

美化保養

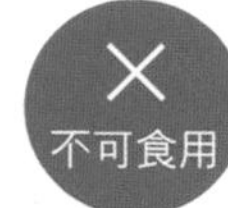

使用部位：葉。

- 非食用，因其精油氣味具有驅蟲、抗菌，多做為生活用途如沐浴、觀賞、藥用。
- 可以將修剪下來的葉子放入櫥櫃、衣櫃車上中，去除還境有毒物質，並做為天然的除蟲劑、芳香劑。

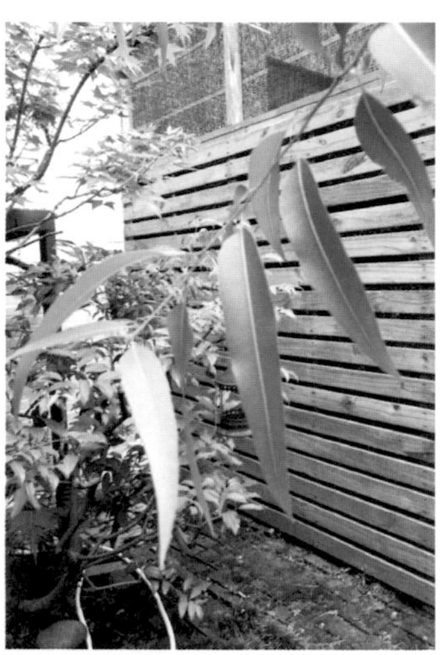
尤加利老葉光滑。

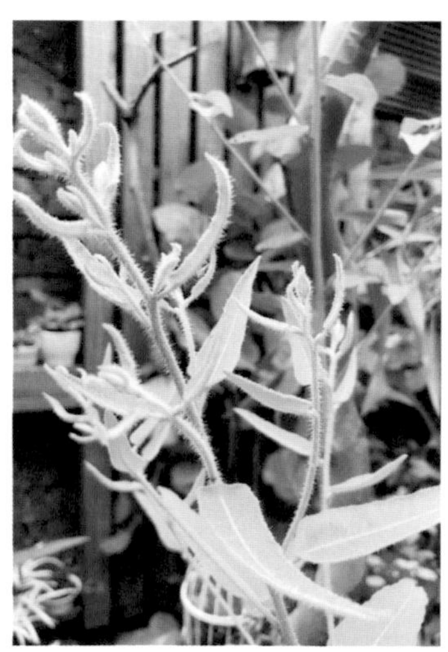
新葉尤加利有細毛。

Planting Guide

種植的要點

日照與環境

· 露地栽培有利成長。若採盆器栽種，則需足夠的覆土容量，否則會抑制成長。

· 土壤無須肥沃，但排水必需良好，移植成活率低。

· 僅冬天低溫期時成長稍稍停滯。

修剪要點

· 檸檬尤加力的發枝力在末梢，所以應固定「摘心」矮化，避免新枝葉過高，採摘不易。另若空間不足或不希望植株高度過高，則需自幼株開始摘心矮化。

景觀佈置

· 因為根部會分泌化學物質抑制其他植物生長，栽種尤加利樹的地方雜草較少。

· 新葉精油氣味重，葉有細毛偏白綠色。

· 老葉要搓揉才能嗅到氣味，葉面光滑無毛，深綠色帶光亮度。

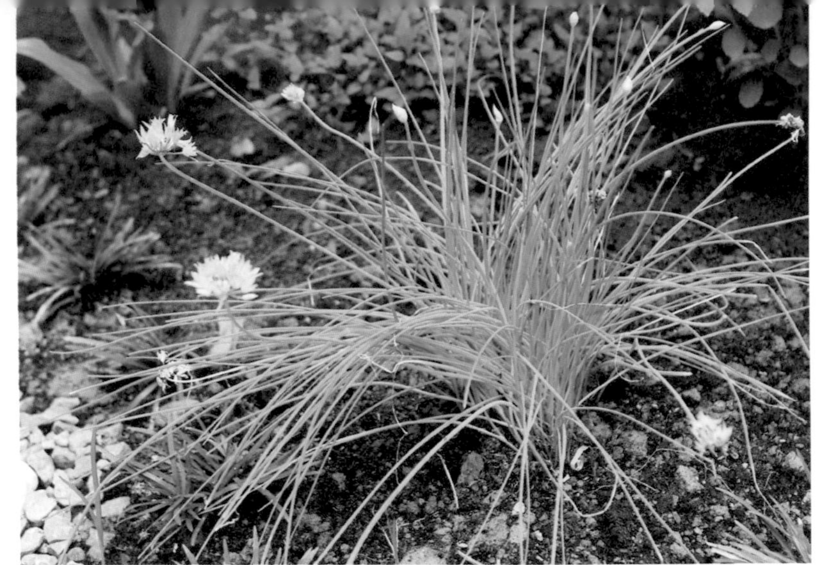

Herb 18

料理配角好自在

細香蔥

Chives

チャイブ

科別	百合科
別名	蝦夷蔥
花期	約初春～夏
旺季	秋、冬、春

How to Use
療癒好點子

手作食飲

食用部位：葉。

料理搭配：沒有一般蔥的濃郁氣味，可做為湯或入料搭配。

note！ 如一般蔥的使用方式，但不宜高溫熬煮，較適合起鍋前再加入調味。

Planting Guide
種植的要點

日照與環境

- 半日照環境。
- 淺根系，淺層土壤需排水性及通氣性佳。

繁殖方法

- 分株繁殖。

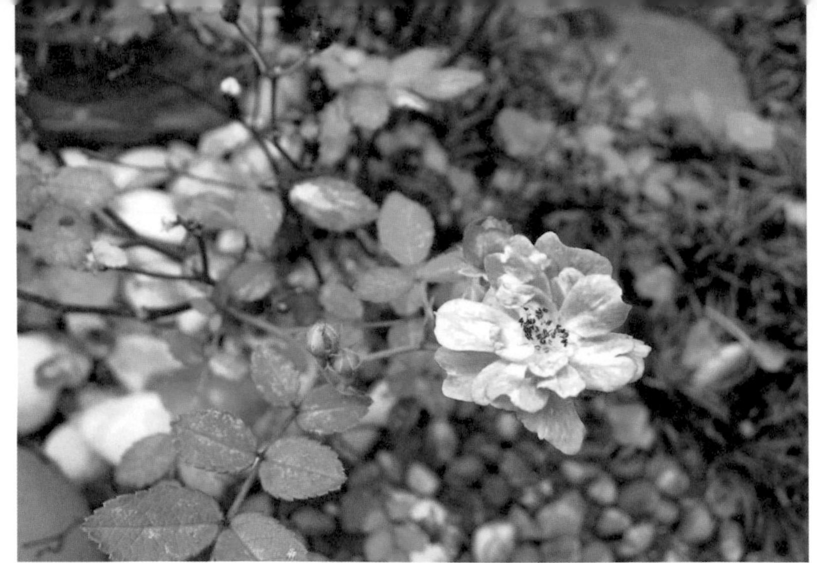

Herb 19

浪漫迷人

天使薔薇

Rose

アボセカリローズ

科別 薔薇科

別名 日本薔薇、皺葉薔薇

花期 全年（隨栽種環境不同，一年數次）

旺季 全年

How to Use

療癒好點子

手作食飲

食用部位：花。

料理搭配：取花瓣（不含花粉花萼處）泡花茶飲品。浪漫的迷人香氣，引發少女心的青春活力。

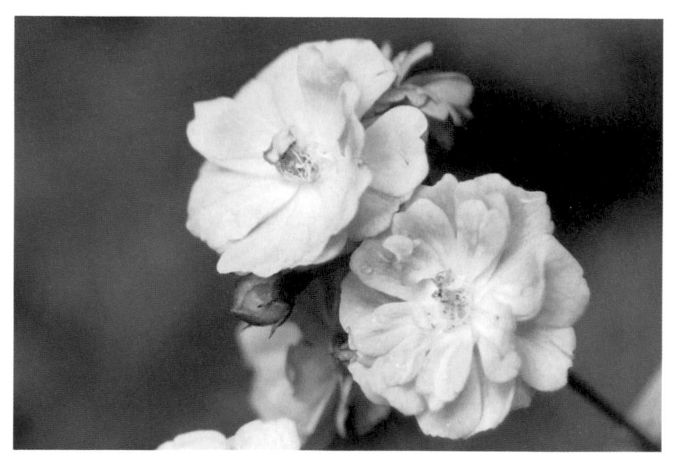

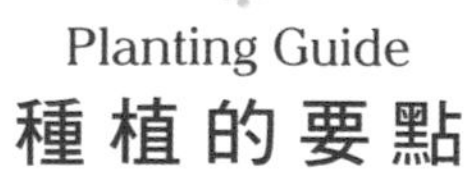

Planting Guide

種植的要點

日照與環境

- 需種在光線充足的地方，光線越長花期越長。唯夏季炎熱高溫時，需稍微遮陰處理。
- 喜肥份充足。

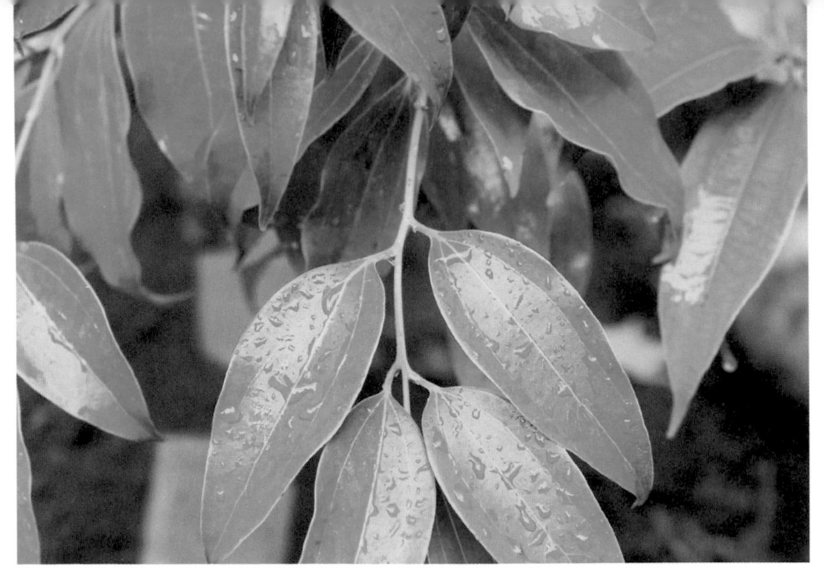

Herb
20

全球化香草名模

土肉桂

Cinnamon

シナモン

科別	樟科
花期	全年（但隨栽種環境不同，花期不同）
旺季	全年

How to Use

療癒好點子

手作食飲

食用部位：肉桂隨品種不同，可以使用的部位也不同，有樹皮、枝、葉、果、花梗等。

料理搭配：一般花園栽種多選台灣土肉桂類，以使用葉片為主，可用來製作糕點、飲料、料理、香辛料等。無論是肉類、菇類去腥、食品入味、咖啡、甜點等都是常見的搭配。

美化保養

- 生活應用上，如芳香劑、香水、乾燥花。同時肉桂也做為藥用、防霉、防腐的功效。

Planting Guide

種植的要點

環境條件

- 半日照~全日照環境。
- 多年生木本植物。
- 土壤要求不苛，需排水性良好。

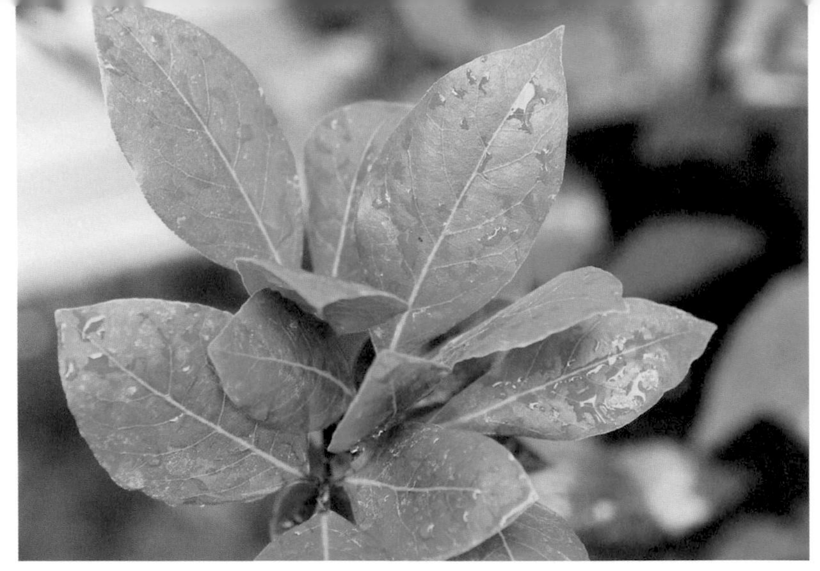

Herb 21

神聖皇冠

月桂

Laurel

ローレル

科別	樟科
花期	台灣栽培的品種較少開花
旺季	全年（多年生）

How to Use
療癒好點子

手作食飲

食用部位：葉。

料理搭配：在料理方面，在西式、泰式料理中皆可見月桂葉。其適合燉煮、湯品、醃漬、泡茶皆可見其獨特香氣，也具有助消化、防腐的效果；據說葉片可置於衣櫃或米桶中做為防蟲之用。

美化保養

· 月桂葉又稱為「香葉」；希臘神話中，月桂代表著「阿波羅的榮耀」，使用月桂編織的環冠戴在勝利者頭上，就代表「勝利加冠」，在許多運動盛事頒獎時常見，月桂葉並且有驅魔避邪的傳說因此常被用來裝飾。

Planting Guide
種植的要點

環境條件

· 半日照~全日照環境。

· 多年生木本植物。

· 土壤要求不苛，需排水性良好。

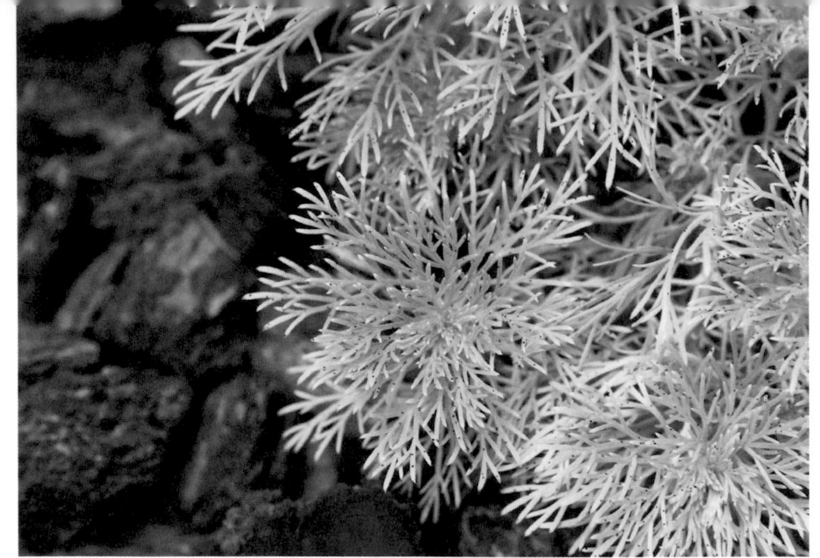

Herb 22

綿綿密密好觸感

朝霧

Artemisia arborescense

ツリーワームウッド

科別	菊科，多年生草本
別名	南方苦艾、銀霧
花期	無
旺季	全年

How to Use

療癒好點子

美化保養

· 小品盆栽觀賞價值高。作為花園鋪面植栽，其柔細的葉型及白的葉色，非常強眼，觀賞效果佳。

· 辨識度高。觸感細軟，很適合作為園藝治療中的觸覺體驗。

Planting Guide

種植的要點

環境條件

· 半日照環境，可作為喬木下方地被配植。

· 土壤排水性、通氣性佳。

· 忌高溫環境。

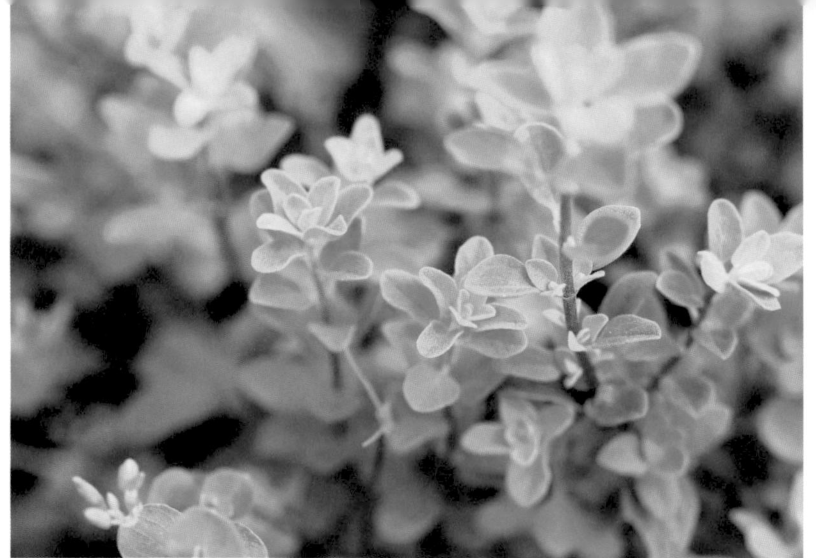

Herb
23

姿態柔美垂掛風

馬郁蘭

Marjoram

マヨラナ

Part
2

科別	唇形科
花期	全年（不定期）
旺季	春、夏、秋、冬

How to Use
療癒好點子

手作食飲

食用部位：葉、莖。

料理搭配：可泡茶或糕點入料使用。

美化保養

- 精油使用可降血壓、強心，減緩肌肉、關節疼痛。
- 緩和咳嗽、支氣管炎、肌肉痙攣，改善失眠、頭痛。
- 搭配百里香泡澡欲使用，有退燒、消炎之效。

Planting Guide
種植的要點

日照與環境

- 半日照的環境，土壤條件需排水良好。

景觀佈置

- 垂態姿態柔美，例如栽種於花台邊緣，任其垂掛成長，自然覆蓋生硬的花台質感，適合垂態搭配的景觀效果。一般壁掛栽種好管理景觀效果也佳。
- 花型很特別，白色小花序。初次見到的人常以為是病蟲害的蟲卵，近看才發現原來是花苞。

種好香草 8 points

1 選購適合自己的健康香草

品種挑選，首要是確認栽培的空間條件，例如光源、溫度、風、水源等，要適合栽培環境條件，第二步驟是確認使用目的，是食用還是觀賞？哪些是平常使用習慣上需要的運用品種？還是單純以觀賞為主？這些條件都先確定好了，才能開始採購工作。否則面對琳瑯滿目的香草品種，可是會讓你心喜但更多了猶豫，反而不知從何下手。

選購香草要注意幾點

❶ 確認是觀賞品種？還是可食用的品種？

❷ 植株外觀強健、枝硬葉挺、節間距離是否過長。

❸ 盆底露出根系者，表示成長穩定。莖與土團呈分離狀態，則表示根系可能尚未健全，不宜購買。

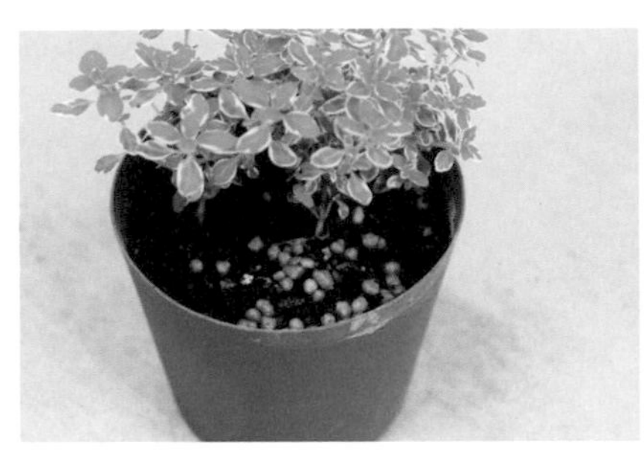

用化學肥的盆栽。

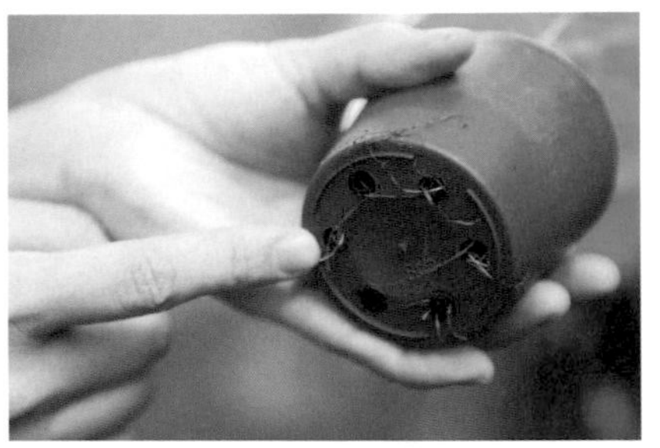

看根系知健康。

❹ 葉背或莖有無病蟲害或菌害？（有螞蟻築巢可千萬別買）

❺ 土表有無圓形固體的化學肥；因香草會拿來食用，應使用有機肥。（若是採購非純有機栽培的香草盆栽，去除表面的化學肥後，需要最少三個月後再食用，期間採以有機栽培方式。）

❻ 販售香草盆栽的環境不宜與一般觀賞盆栽擺放一起，否則有藥劑及病害傳染的疑慮。

2 香草植物皆需戶外栽種

香草植物需要半日照～全日照的環境，不可以室內栽種。對於戶外高溫散發處或風大處，如柏油路邊、排煙口等環境成長不易。

適合種植香草的環境包括

❶ 騎樓下（建築物遮陽處），通風、有直接光源處。

❷ 大樓陽台或透天厝陽台：一日內約有3 小時以上的直接光源。

❸ 中庭花園（大樓中庭或透天集合住宅）：一日內約有3 小時以上的直接光源

❹ 一般花園：全日照～半日照的光源環境（依香草種類不同，光線需求也各異）。

❺ 露地花園、校園、公園、農園等，喬木下方，光線、通風良好處也可栽種耐陰性的香草，例如薄荷類。（若喬木枝下高較高，光源灑入三小時以上，可栽種的香草植物很多可選。）

香草植物需要
半日照～全日照的環境

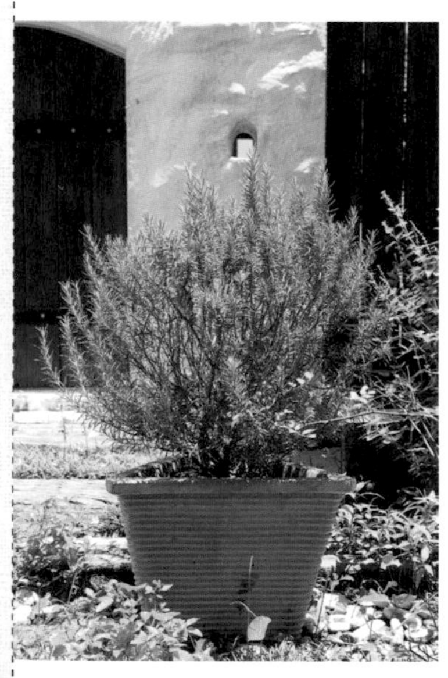

3 土壤乾再澆透

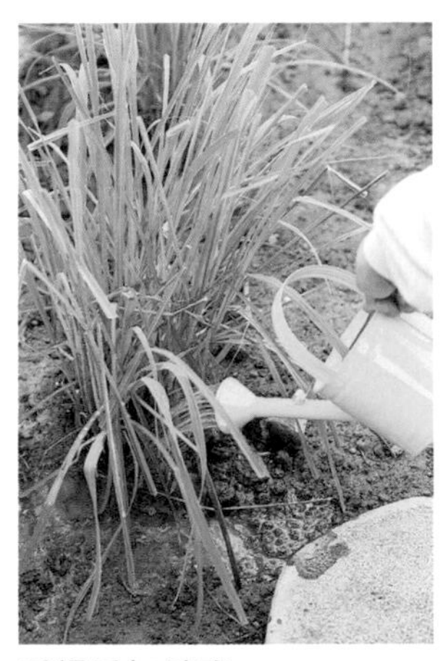
看根系知健康。

「土壤微乾，再澆濕透」是香草的澆水口訣喔！澆水的位置也有學問，例如天竺葵（葉大）、香茅（叢狀植株）、鼠尾草類（葉片含水量高，並易腐爛）或其它正值開花期的香草，適合從根部澆水，因其葉大者，容易因為上方受水沖力折損植株，或水分未能直達基部，導致給水量不足。叢狀植株類及葉片含水量高並容易腐爛者，若從上方澆水易發生基部積水潰爛。花期中的香草，上方澆水方式，可能會讓花朵積水而導致花期提早結束等疑慮。若非叢狀植生的香草類型，建議除了基部土壤給水外，還需要葉面及莖用水淋浴式沖洗，可以降低粉塵及病菌附著，避免毛孔阻塞及病蟲害防治效益。尤其台灣夏季高溫時，可以降低溫度，增加植物舒適度。

呈現失水的狀態如何急救處理？

已呈現失水狀態的香草植物，特別是澳洲茶樹、百里香、馬郁蘭等葉片細小，保水力不佳植株葉形，則可從葉片或植株上方噴水、澆水，多次反覆噴水及澆水的動作，進行急救處理。若是栽種屬於盆栽型態者，可全株泡水，給予立即的水分補充。

4 少量多餐施有機肥

對於環境條件不佳，以及季節變化異常的季節，施肥，對於香草植物而言是一個補救措施。

如果栽培條件良好者，或許不用特意施肥，透過光合作用自體產生所需養分即可。由於純有機肥都由豆粕、骨粉等混製腐熟而成，所以施追肥時，應於離開主莖的周圍位置，施肥後，應覆蓋土壤或採以「穴肥」施肥法，一方面避免鳥類叼食，也減少引來果蠅、螞蟻的困擾。

勿使用新鮮未經「完全腐熟」過程的廚餘、果皮等物質做為肥份來源，因為未經過有機肥製做的「完全腐熟」的過程，直接丟棄廚餘、蔬菜、水果在園區中，會招致蚊蟲果蠅，除了造成環境衛生的疑慮，更是會提高滋生病蟲害的機率。

tip！經過修剪與施肥，大約一週後就會陸續長出低矮嫩綠的薄荷葉，再顯朝氣的植株。匍匐走莖類的植物，皆可使用這個方式進行管理。

修剪與施肥（以突長的薄荷為例）

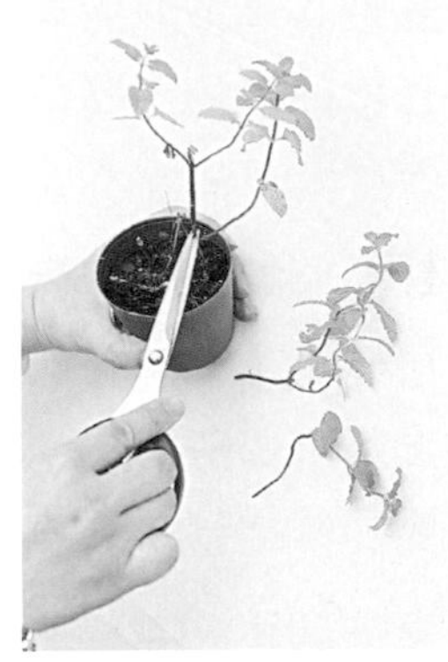
1 將徒長的薄荷修平，保留土中的匍匐走莖。

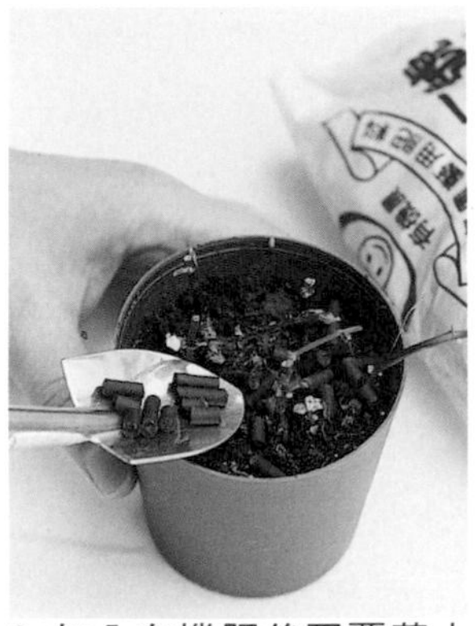
2 加入有機肥後再覆蓋土壤，並澆水至溼透。

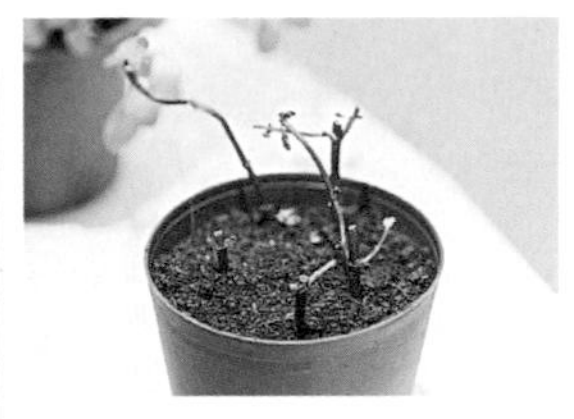
3 放置在間接光源、無高溫處，保持「土壤濕潤」，約一週後會陸續長出新枝葉（依季節及環境不同略有不同）。發出新芽以後，再回到「土壤微乾後澆水」的原則。

常問 Q&A

Q：何謂純有機肥？

A：不含禽獸糞便的有機肥。

Q：使用含禽獸糞便的有機肥，有何疑慮？

A：因人畜共同傳染病增加，擔心糞便中含有病原，而香草植物或蔬菜類都屬於短期採收、非高溫烹調的使用特性，因此有安全疑慮，建議使用純有機肥，較為安心。

Q：何謂「穴肥」施肥法？

A：挖洞，將肥料埋入土中後覆蓋土壤的施肥方式。

5 土壤改良管理更輕鬆

只要做好土壤改良的工作，日後的管理工作就輕鬆一半囉！香草最怕高溫多濕的環境，因此排水良好、中性偏鹼性的土質較為適合。

土壤中加砂可增加排水性及通氣性；加有機肥（不含禽獸糞便）可作為基肥；若加碳化粗糠能調整偏酸的土質，這些都是簡易的土壤改良方式。

每年進行一次土壤酸鹼度的調整，尤其是迷迭香、薰衣草、鼠尾草類喜歡鹼性壤土的植物，對於酸鹼度較為敏感，若是露地栽培時，因無法進行換盆方式的土壤改良，則是在植株周邊挖洞倒入鹼性介質，如碳化粗糠、木炭等。香草要食用，所以忌用苦土石灰來做土壤鹼化的作業。

6 不噴藥的病蟲害防治

雖然多數香草具有特殊氣味可以驅蟲，但近年來，香草植物受到蟲害的狀況也漸漸增加（或許蟲類也習慣它們的香氣）對於台灣常見的高溫多濕環境的菌害，香草也一樣難以招架。然而，香草是食用性的植物，就算有任何病蟲害也不能噴灑藥劑。所以栽培香草時，應保持環境通風良好、避免與一般花木一起栽培，可降低病蟲害的發生率。

如果有白粉病、蚜蟲、螞蟻、介殼蟲等危害時，請進行以下步驟：

平日預防性管理方式

❶ 修整枝葉讓它通風良好。

❷ 每次澆水時，除了基部土壤給水外，全株（包含葉面、葉背、莖），以淋浴方式洗滌。

發生病蟲害後的急救處理

❶ 立即修去患部。修剪下來的患部枝葉，立即放入袋中，包裹丟棄。否則會陸續傳染至其它植株。總之「及早發現、及早治療」是病蟲害管理的最佳守則。

❷ 全株進行大量清水沖洗。

❸ 若依舊無改善，應立即剪除或全株拔除，以確保園區其他植物的安全。

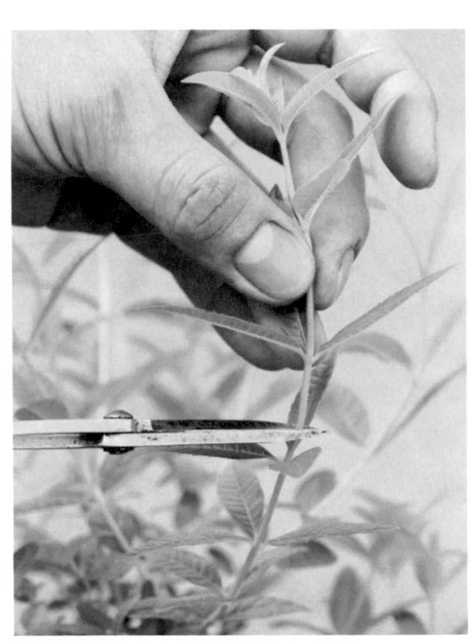

修整枝葉有助通風良好，降低病蟲害發生。

7 不敗的扦插繁殖

香草植物除了有性的種子繁殖法以外，無性繁殖的扦插繁殖法算是最常見的方式，只要氣候適合、方式正確，通常成功率也不算低。但扦插時所需的成長環境及條件主要是水分及微量的光源與通風良好環境，在根群未長成前，肥料一定不可施灑，（期間所需要的養分來自扦插的莖葉），過多的葉會造成水分流失快速，所以扦插時，疏葉是必要的步驟。扦插繁殖率如同種子發芽率，皆非百分百，所以無須強求成功率，而使用發根粉，其為植物賀爾蒙，非大地友善的物質，也會殘留植株中。請接納並理解，自然物競天擇的定律。

扦插繁殖示範（以薄荷為例）

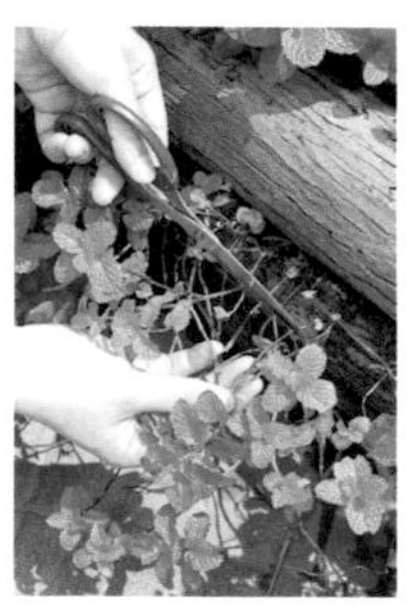

1 選擇木質化與末端嫩枝間的強健莖葉（較老化或過嫩的莖葉，扦插存活力較低），取一段至少3 個芽眼點的薄荷莖葉。（或直接取走莖繁殖也可）

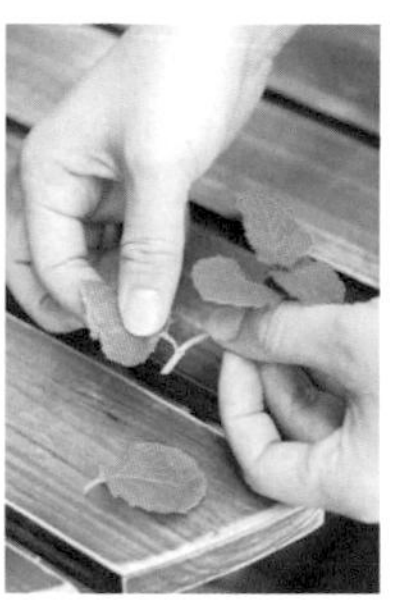

2 拔除基部的對稱葉片。

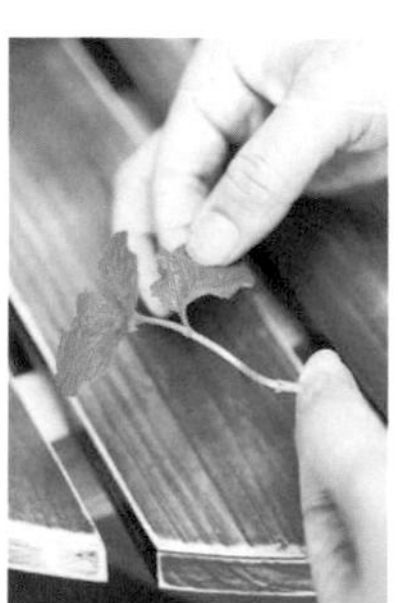

3 拔除上方老葉或多餘葉片，以減少水分、養分消耗。

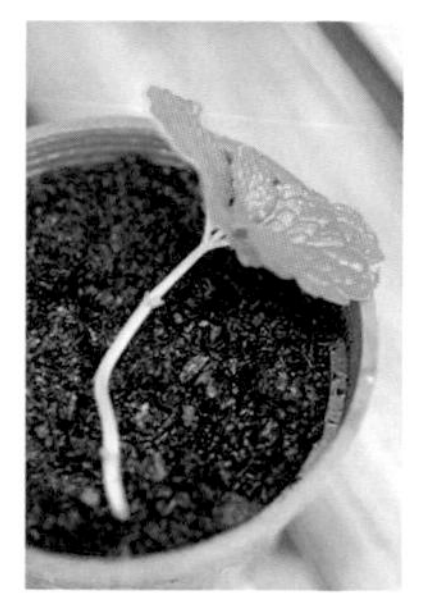

4 備好盆土，先輕輕鎮壓土層之後，將基部的芽眼點（原葉長出的地方）埋入土中

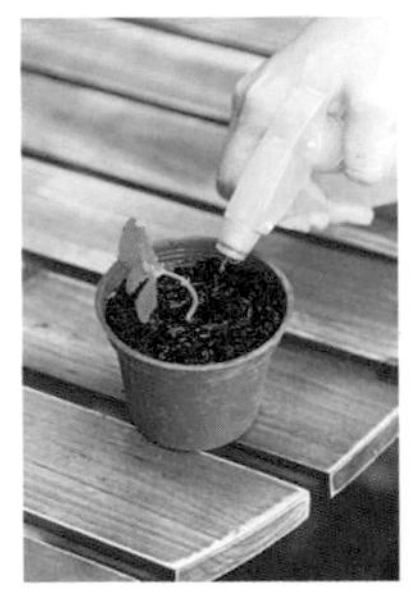

5 扦插完後，馬上噴水保濕。或採以盆中泡水5~10分鐘後取出，的虹吸方式也可。

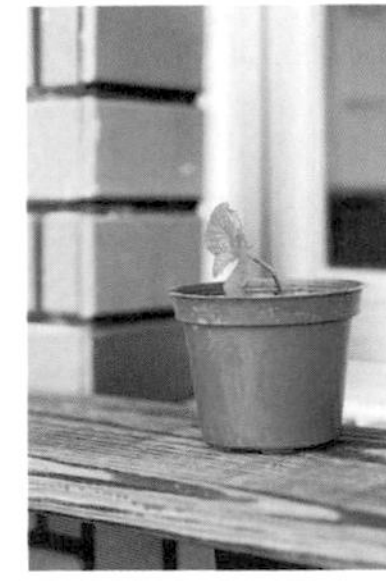

6 擺放於通風、陰涼、有微光處，並保持土中濕度；待上方葉片增大，或新芽長出，即表示已成功完成扦插。

扦插繁殖示範（以迷迭香為例）

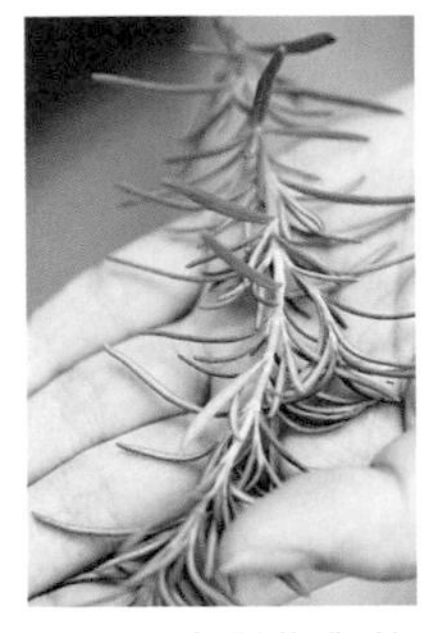

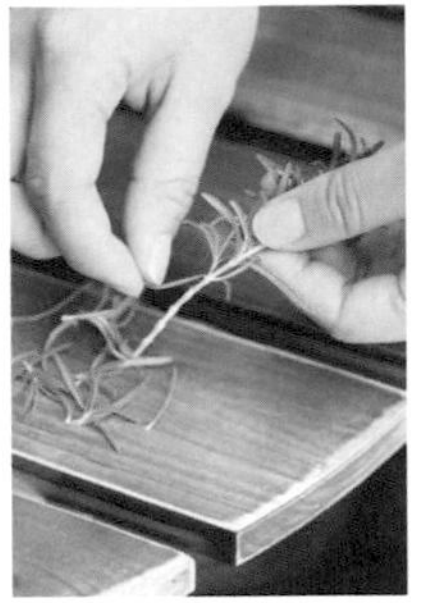

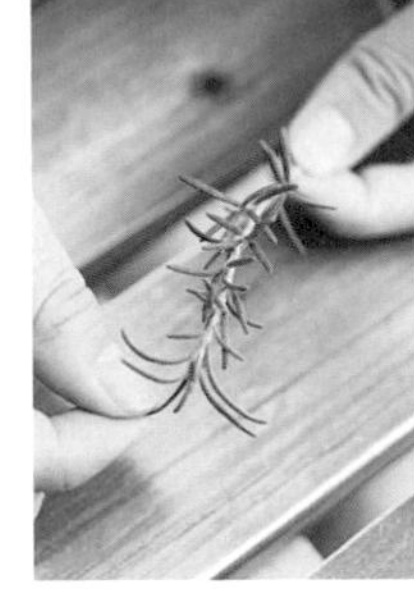

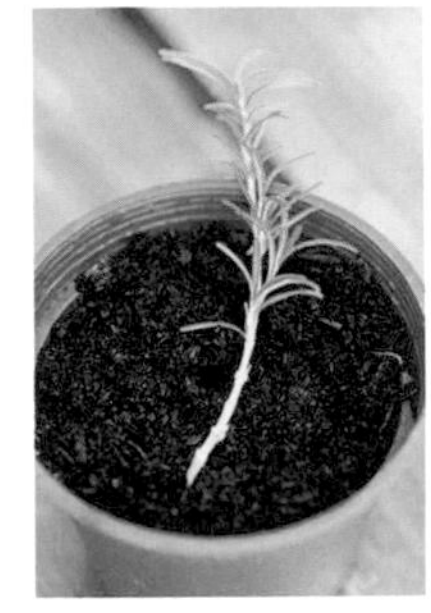

1 選擇木質化與綠莖交接處附近、較強健的莖葉（避免老化或過嫩的枝，其扦插的存活力較低），剪取約10 ～ 15 公分長的一段莖葉，但必須含有4~6個節眼點（兩者條件以節眼點數為優先考量，長度其次）。

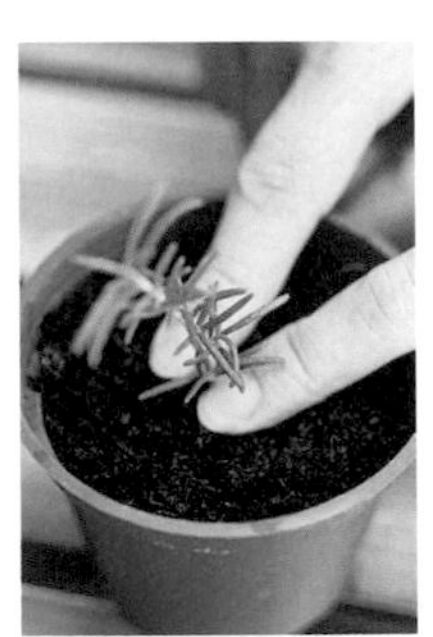

8 修剪就是採收

各種香草的修剪技巧各有不同。「常修剪」即是「摘心」刺激新芽及側枝成長，對於香草成長是有助益的，但「強修剪」就可能危及香草的生長了。保持植株本身或植株間的空間，讓光源及空氣流通，也是降低病蟲害的技巧，所以定期的疏枝是必要的。

進行香草修剪採收時，剪刀需與一般植物剪刀分開使用，減少病蟲害的傳染機會。而且採收、病蟲害修剪也應使用不同的剪刀，可避免傳染問題。每次使用完剪刀，也必須進行清洗及晾乾的作業。

Q：何謂強修剪？

A：即修剪高度超過植株現有高度的1/2

何謂枝葉的節眼點？

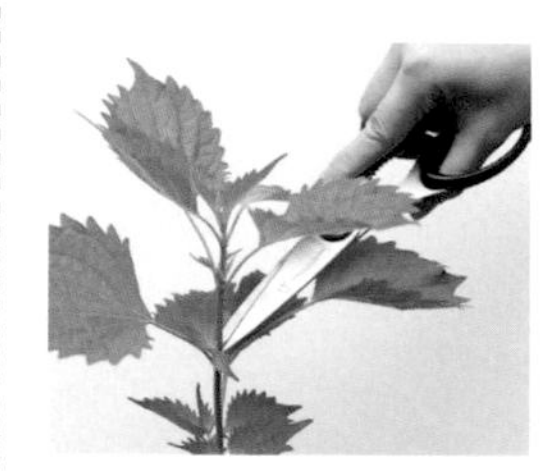

依植株成長狀態修剪，例如過度茂盛、扦插繁殖、鮮品使用、增加側芽成長的植株管理等。修剪的長度，最多不得超過該棵植株1/2 高，修剪的位置必須在枝葉從「節眼點」上方剪下，可刺激其側枝成長，並避免腐爛。（如圖所示）

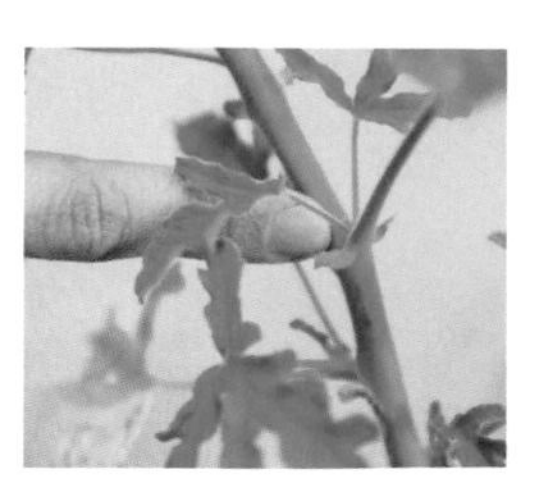

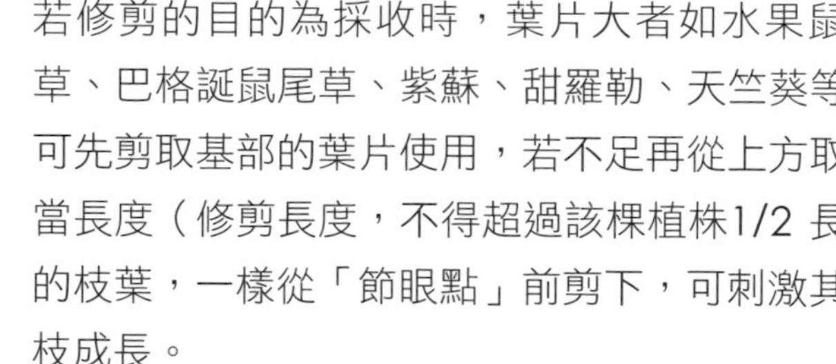

若修剪的目的為採收時，葉片大者如水果鼠尾草、巴格誕鼠尾草、紫蘇、甜羅勒、天竺葵等，可先剪取基部的葉片使用，若不足再從上方取適當長度（修剪長度，不得超過該棵植株1/2 長）的枝葉，一樣從「節眼點」前剪下，可刺激其側枝成長。

採收後的清洗保存方法

修剪後的香草莖葉經清洗後，可立即可以入菜入料或乾燥儲存。香草植物的精油量，會隨著修剪下的時間長短及保存方式的正確度，影響香味，隨著時間越久香氣遞減。

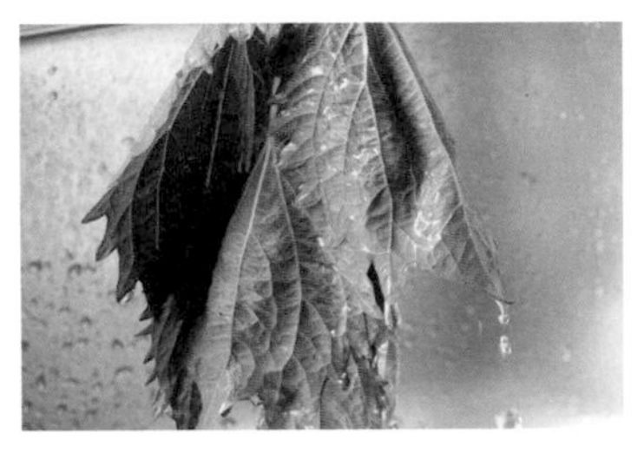

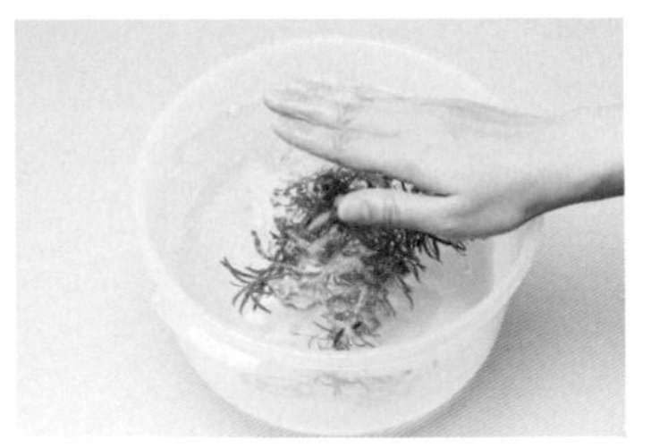

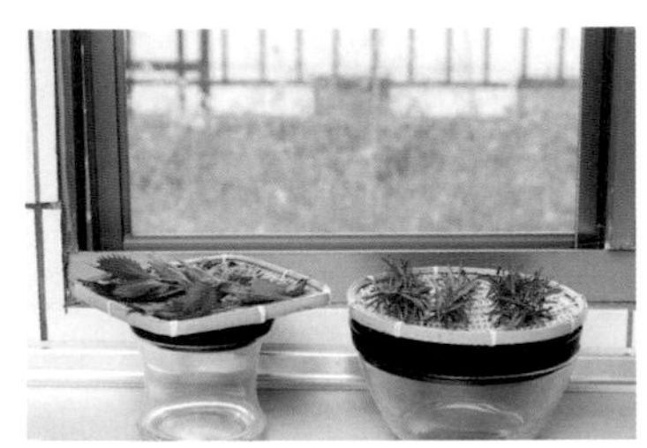

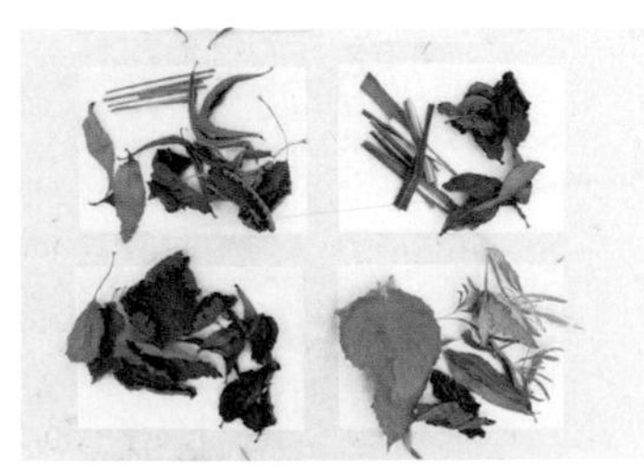

4 乾燥儲存：若想長時間保存，清洗後，先自然風乾後，將香草平鋪送入烤箱烤乾，待降至室溫後放入密封盒中，常溫放置約可儲存半年。

新鮮香草乾燥 DIY

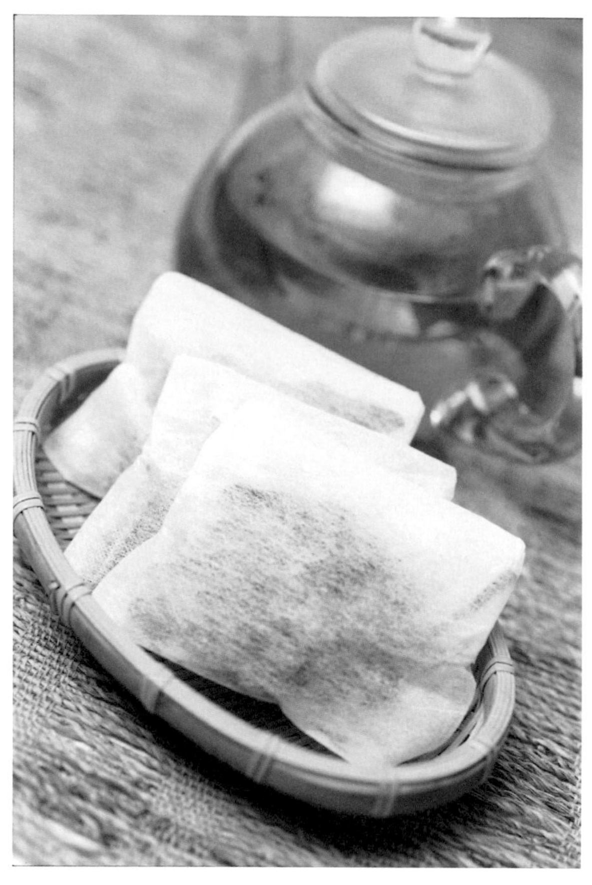

部分一年生的香草品種，過季就沒有鮮品可以使用；所以在盛產季節，將香草做正確的修剪與採收儲存，可是想成為香草達人的你不可不知的專業功夫喔！香草的乾燥處理方法，其實不難，只要家中有烤箱，不論大小皆可製作。

乾燥香草的7個不敗法門

❶ 將新鮮香草分類清洗，放置在室內讓表面水分自然風乾。若葉片留下太多水分就放進烤箱，會導致香草黏於烤盤紙上，並可能產生焦掉的苦味。

❷ 若有較老或較粗的莖，需將葉與莖分開乾燥處理，以免因乾燥時間不同，導致較薄葉片過焦，產生苦味問題。

❸ 將烤箱預熱至100～150℃（若使用一般的小型簡易烤箱、或烤箱無法設定溫度，只要先將烤箱預熱就好，因為無法控溫和計時，所以需用隨時監控香草）。

❹ 將香草平鋪一層在烤盤上，份量不要過厚，以免發生部分乾、部分濕的失敗狀況。此外，一次只能烤單一種類香草，避免烘烤時間不同、香氣混合影響品質。

❺ 烤焙時間依香草含水量不同而各異，可用目測法，當香草變色呈咖啡色，或是以筷子壓葉片呈酥脆狀時即可取出。

❻ 烤乾的香草待降至常溫後，就即刻放入密封盒或瓶罐中，常溫儲存即可。注意！烤好的香草降至室溫就要馬上分裝，否則又會吸收空氣中的水氣而有回潮之虞，日後儲存時容易發霉。

❼ 依個人喜好的配方、比例將香草分裝入茶包袋中。自製茶包約可存放3～4個月。

建議的烘烤時間

長	中	短
●●●	●●	●
約15分鐘	約10分鐘	約5～8分鐘

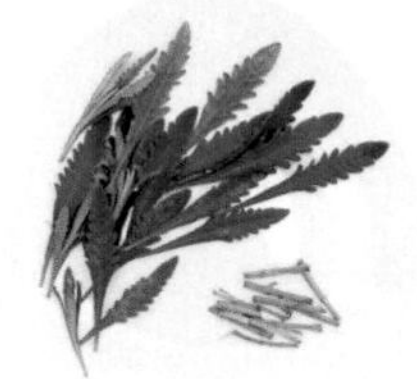

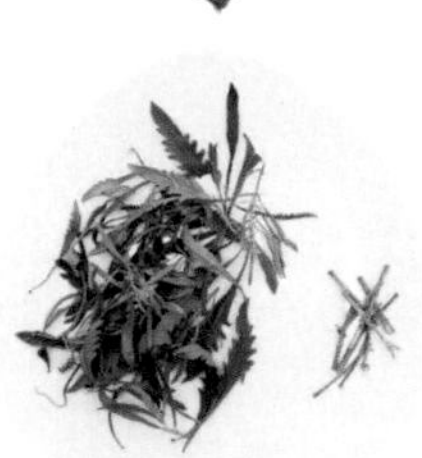

薰衣草類

烘烤時間：●●●

注意事項：莖、葉需分開乾燥

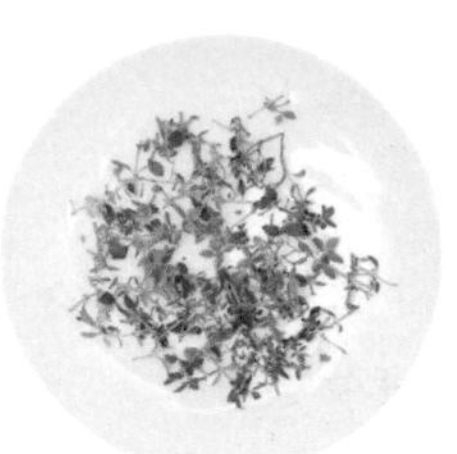

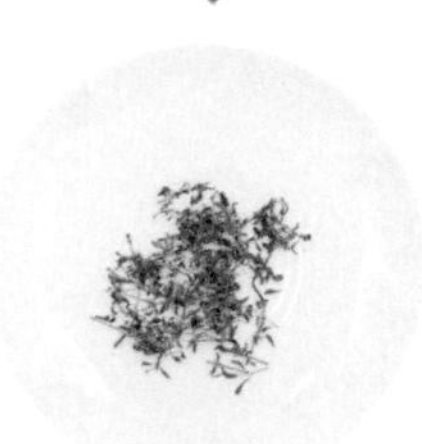

百里香類

烘烤時間：●

注意事項：莖、葉一起乾燥。

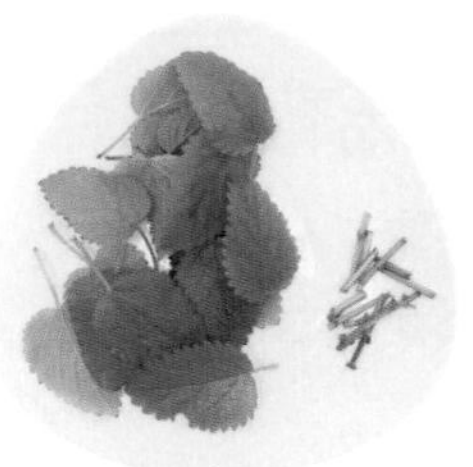

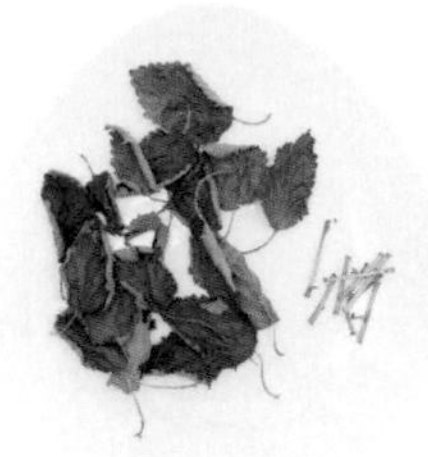

檸檬香蜂草

烘烤時間：💧

注意事項：莖、葉需分開乾燥。

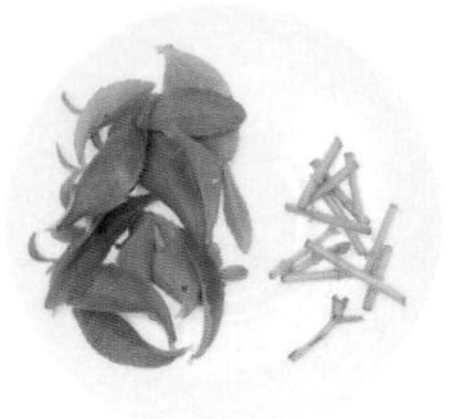

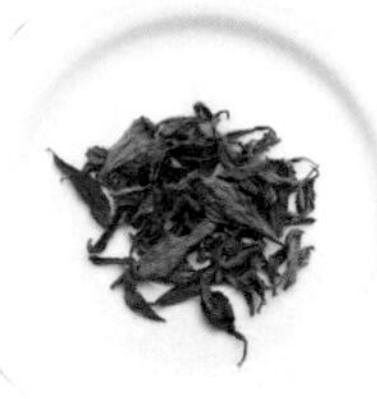

甜菊

烘烤時間：💧💧

注意事項：莖、葉需分開乾燥；莖若有粗細不一亦需分開乾燥。

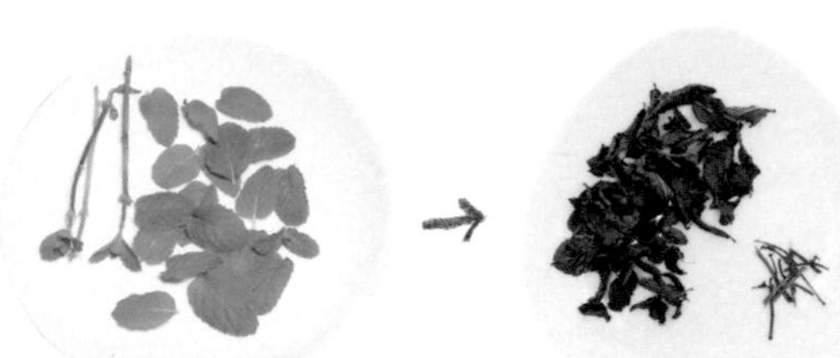

薄荷類

烘烤時間：💧

注意事項：莖、葉需分開乾燥。

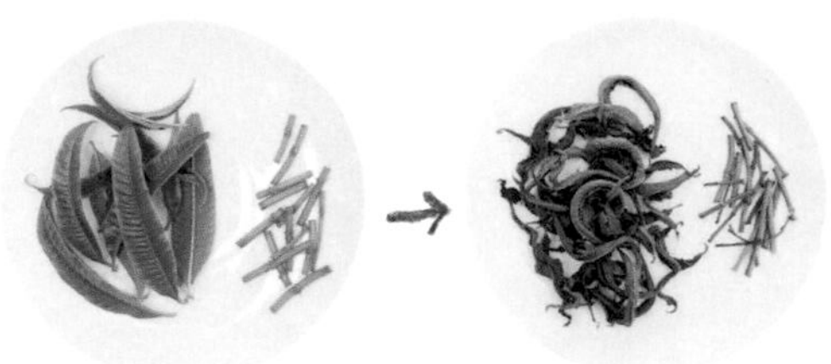

檸檬馬鞭草

烘烤時間：💧💧

注意事項：莖、葉需分開乾燥；莖若有粗細不一亦需分開乾燥。

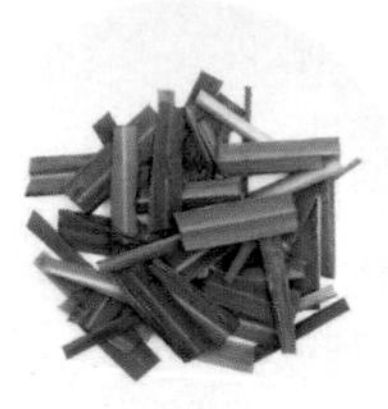

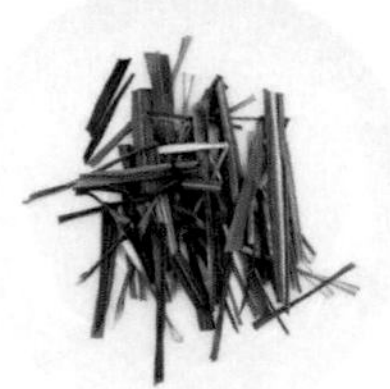

檸檬香茅

烘烤時間：💧💧💧

注意事項：葉剪成段乾燥。

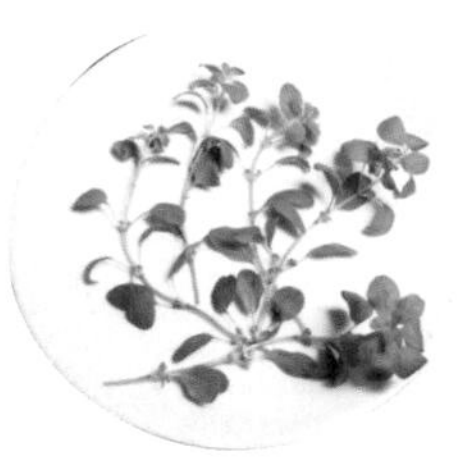

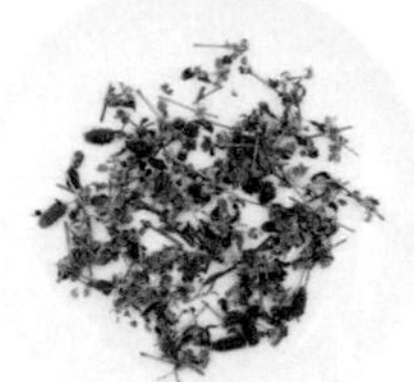

馬郁蘭

烘烤時間：💧

注意事項：莖、葉一起乾燥。

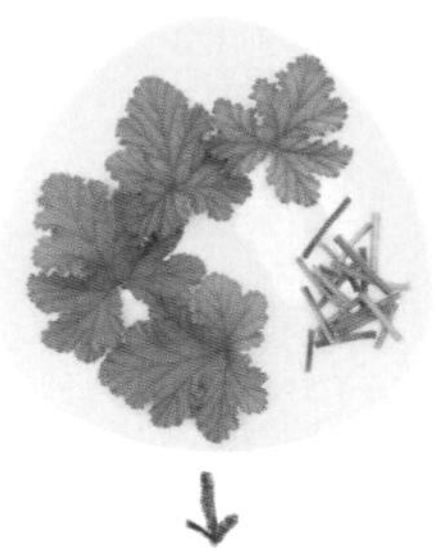

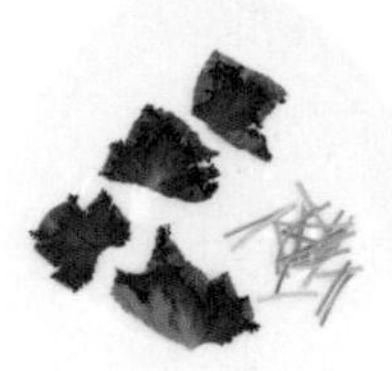

香氣天竺葵類

烘烤時間：◆◆

注意事項：莖、葉需分開乾燥；莖若有粗細不一亦需分開乾燥。

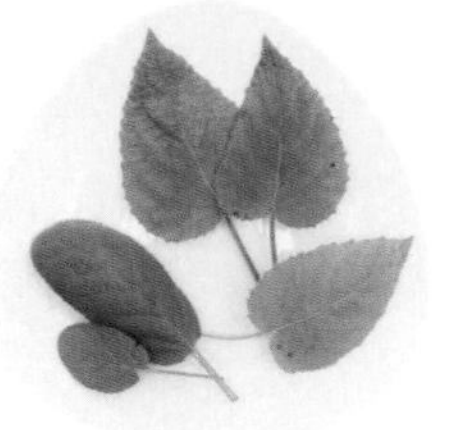

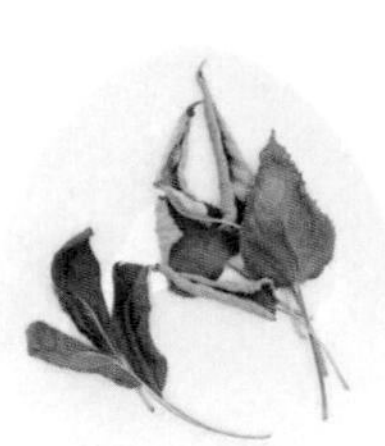

鼠尾草類

烘烤時間：◆◆

注意事項：莖、葉需分開乾燥。

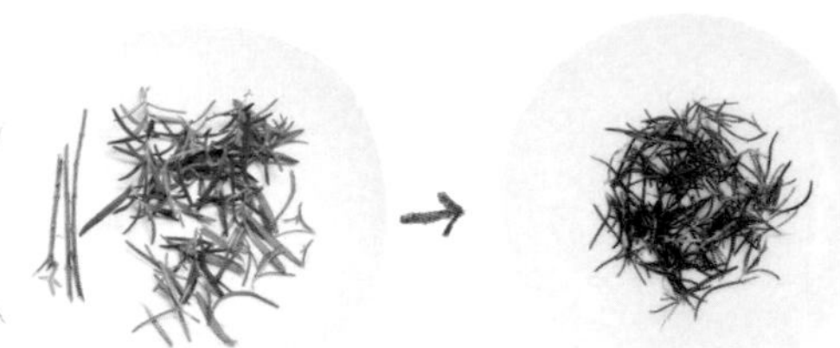

迷迭香類

烘烤時間：◆◆

注意事項：莖、葉需分開乾燥。

Part 3

活動教案

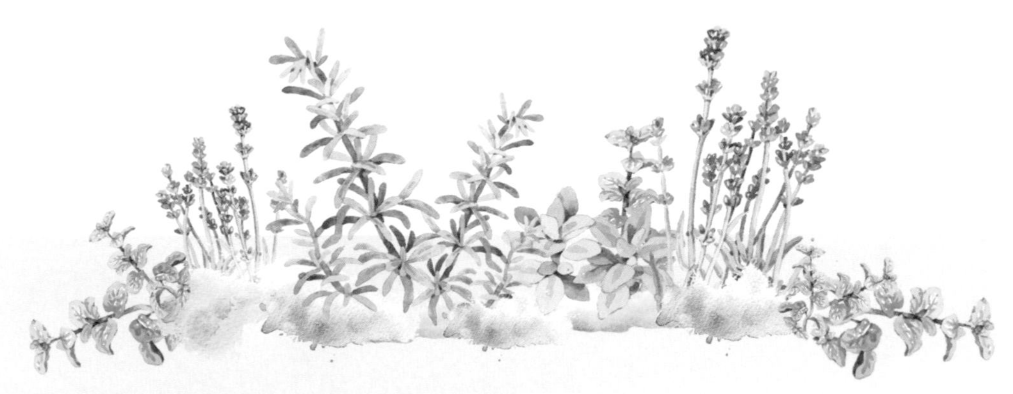

六感的香草植物應用
精選教案

面對不同的服務對象，如何設計出量身打造，並提升活動意欲的園藝治療教案呢？本章節以「不同感知體驗」分類，您可以依各種需求面向如：以植物為主題、以應用方向為主軸、場地可提供的設備、預算考量、參與者興趣或感知促進目標，或是部分感知阻礙者啟動尚有感知……來搭配適合的教案與延展。

為不同的服務對象，量身打造活動教案

身為園藝治療師的您，是否常在教案設計上「卡卡的」？

- 卡在這類對象可以做什麼？
- 卡在預算限制？
- 卡在場地環境條件限制？
- 卡在對象團體非單一族群時，如何團體活動？
- 卡在如何引發活動意欲？
- 卡在如何運用香草植物，展現其多元樣貌，成為量身打造的多變教案活動嗎？……

來來來～先來個～園藝治療師的暖身操：

敞開心胸、睜大雙眼、悉心聆聽、啟動味蕾、嗅覺覺醒、觸動感知神經

或許您已經啟動綠色自療力了，但如何協助更多人啟動綠色自療力的本能呢？從身邊的家人、朋友、同事開始吧！讓我們身邊的人和我們一樣遇見自然療癒力，隨時隨地遇見自己的小確幸，補充正向心理的存摺，面對人生免不了的挑

戰、挫折時，提出一些幸福的能量，給自己勇氣，面對未來充滿希望，或者不提款，直接去遇見當下的綠色療癒力，好好療癒一下自己。

本書選擇以Herbs香藥草植物中的香草植物，作為啟動綠色療癒力教案的緣由百百種，目標只有一個——「啟動」、「覺省」、「複習」、「開發」五官六感的覺知，透過不同主覺知，誘發副覺知，藉以遇見香草植物不同語言的能量，攜手身心靈健康生活。

香草植物帶給人們栽培的樂趣、新鮮嗅香的舒活、優雅搖曳的美姿，令人賞心悅目。其實，能夠入菜、入料也是香草植物的另一個迷人之處，尤其在熟悉香草植物的栽種後，將花園管理所修剪下的枝葉有效運用，成為生活的一部分，即是園藝學中「園產品加工」的部分了。

香草植物家族的藥性功能含量較低，因此運用在園藝治療時，可使用或食用的對象較多元，但還是要謹慎規畫。作為入菜人料的品系中，有一半來自西洋或東南亞的外來品種，對於生長在台灣的人們而言，是陌生的感官知覺，不過，近二、三十年來台灣人出國風氣盛行，也在世界各地開啟了香草料理的味蕾，有時在台灣也能吃到曾在異國品嘗的口味，讓塵封的旅遊回憶再次浮現！而對於本土味的香草，我們早就給了它慣性的用法，這樣的制式化味覺，因為習慣而疲乏，降低味覺的覺醒。

「用盡廢退」即是啟動五官六感的最高指導原則，當與身俱來的健康感官，長期被擱置不啟動，假以時日它必然失去覺知能力，要再度喚醒恐怕就不是一件容易的事囉！反言之，就算失去了一個或一個以上的感官敏銳度（無論是先天或後天性），啟動其他尚有的感官，一樣可以幫助人們，找到覺察世界美好訊息的通道（感應接收），遇見綠色療癒力，提升生活樂趣。

只要願意，就算絕處一樣會逢生，請帶著「相信」——相信自己，相信他人，相信大地之母不會放棄任何人。在我的園藝治療之路，就是憑藉著「相信」，而看見生命的無限可能，遇見生命喚醒生命的感動……許多的生命，因為綠色療癒力而翻轉、重生，這並不是「奇蹟」，而是願意「接受」。

面對不同的服務對象，如何設計出為之量身打造，並提升活動意欲的園藝治療教案呢？本章節以「不同感知體驗」分類，您可以依各種需求面向如：以植物為主題、以應用方向為主軸、場地可提供的設備、預算考量、參與者興趣或感知促進目標，或是部分感知阻礙者啟動尚有感知……來搭配適合的教案與延展。

一開始，您可以跟著我對香草的覺察應用走，之後您必須在自己的生活經驗、他人的生活記憶、在地文化，一點一滴延展出更多元有趣並且貼近生活的教案活動。

教案閱讀說明

主感知　：在教案活動中，需要啟動的主要覺知，藉以體驗教案活動，這些必要啟動的感知，稱為主感知。

提升感知：透過活動中，主感知體驗教案活動後，啟動了其他覺知，稱為提升感知。

六感

●眼（視覺）

觀看風景、賞花賞鳥、觀看各類型水景..等。

●耳（聽覺）

聽見溪流、蟲鳴鳥叫、樹葉悉窣...等聲音。

●鼻（嗅覺）

嗅到芬多精、花香、葉香、青草香、稻草燃燒味...等。

●舌（味覺）

品嚐蔬菜鮮果，或農產製品等。

●身（觸覺）

在花園、森林、綠意覆蓋的戶外空間，進行伸展肢體、散步，增加身體的活動，或手做時皮膚接觸物體的感知。

●意（心感）

因為親近植物或走入自然中，感到放鬆、愉悅的情緒。或是內省智慧啟動，共鳴生命的鼓舞。

教案應用總表

分類	頁碼	應用	主感知	提升感知
喝出活力好元氣	238	複方香草茶	視 嗅 味 觸	心
	242	肉桂洛神茶	視 嗅 味 觸	心
	244	檸檬香蜂芒果冰沙	視 聽 嗅 味 觸	心
	246	薄荷冷泡草	視 嗅 味 觸	心
	248	薰衣草奶茶	視 嗅 味 觸	心
	250	檸檬香茅清茶	視 嗅 味 觸	心
	252	（延伸教案）薄荷山藥牛奶	視 聽 嗅 味 觸	心
午茶速配好滋味	254	百里香鮪魚三明治	視 嗅 味 觸	心
	256	迷迭香起士杏仁手工餅乾	視 嗅 味 觸	心
	258	迷迭香烤馬鈴薯	視 嗅 味 觸	心
	260	巴格誕鼠尾草胡椒捲餅	視 嗅 味 觸	心
吃在嘴裡心好甜	264	薰衣草巧克力	視 嗅 味 觸	心
	266	薰衣草蜂蜜	視 嗅 味 觸	心
	268	玫瑰天竺葵焦糖	視 嗅 味 觸	心
	270	薰衣草奶茶蒟蒻凍飲	視 嗅 味 觸	心
	272	（延伸教案）檸檬香茅蒟蒻	視 嗅 味 觸	心
	272	（延伸教案）玫瑰天竺葵蒟蒻	視 嗅 味 觸	心
入料醃製好味道	274	迷迭香奶油抹醬	視 嗅 味 觸	心
	276	肉桂滷杏鮑菇	視 嗅 味 觸	心
	278	迷迭香貴妃蛋	視 嗅 味 觸	心
	280	迷迭香酒蛋	視 嗅 味 觸	心
	282	迷迭香鹽鴨蛋	視 嗅 味 觸	心
	284	香草橄欖油	視 嗅 味 觸	心

上下肢肌耐力訓練	手腕部活化	雙手協調	眼手協調	手指間活化	指尖神經末梢刺激	質量概念提升	數學計算能力活化應用	增加每天固定的觀察活動	增加果汁機使用的生活能力提升	設計搭配過程增加腦部活化	精細動作	行為規劃能力	時間覺察力	用火生活能力活化	生活知能提升（家電用品的使用）	事物變化觀察力提升	身體循環機能活化	物理平衡結構概念提升	增加空間概念	美學感提升	創造力	立體創造力
●	●	●	●	●	●												●					
●	●	●	●	●	●								●	●		●						
●	●	●	●	●	●				●						●							
●	●	●	●	●	●							●										
●	●	●	●	●	●	●							●	●		●						
●	●	●	●	●	●								●	●		●						
●	●	●	●	●					●													
●	●	●	●	●	●						●											
●	●	●	●	●	●	●	●						●		●							
●	●	●	●	●	●						●		●		●	●						
●	●	●	●	●	●						●		●	●		●						
●	●	●	●			●	●															
●	●	●	●			●	●															
●	●	●	●			●	●						●	●								
●	●	●	●			●	●															
●	●	●	●			●	●						●	●								
●	●	●	●			●	●						●	●								
●	●	●	●	●	●		●															
●	●	●	●	●	●		●						●	●		●						
●	●	●	●	●	●		●				●		●	●								
●	●	●	●	●	●		●				●		●	●								
●	●	●	●	●	●		●						●									
●	●	●	●	●	●		●	●														

教案應用總表

分類	頁碼	應用	主感知	提升感知
外來香草本土味	288	薄荷煎蛋	視 嗅 味 觸	心
	290	迷迭香烤魚	視 嗅 味 觸	心
	292	迷迭香鹹豬肉	視 嗅 味 觸	心
	294	迷迭香&香料烤雞腿排	視 嗅 味 觸	心
	296	迷迭香手工麵條	視 嗅 味 觸	心
	300	檸檬香茅高纖飯（可素食）	視 嗅 味 觸	心
	298	（延伸教案）薰衣草水餃	視 嗅 味 觸	心
	302	（延伸教案）檸檬香茅菇蕈養生湯	視 嗅 味 觸	心
香氛生活好優雅	304	迷迭香沐浴鹽	視 聽 嗅 觸	心
	308	澳洲茶樹足浴	聽 嗅 觸	視 心
	310	薰衣草泡湯	聽 嗅 觸	視 心
	306	（延伸教案）薰衣草沐浴鹽	視 聽 嗅 觸	心
	312	（延伸教案）馬郁蘭、百里香退燒浴	聽 嗅 觸	視 心
美學賞析好生活	314	芳香名片架	視 嗅 觸	心
	316	風鈴、餐桌花兩用組	視 嗅 觸	心
	318	迷迭香芳香花環	視 嗅 觸	心
	320	迷迭香心型綠雕	視 嗅 觸	心
	322	香草風鈴串	視 嗅 觸 心 聽	-
	324	玻璃試管好好玩	視 嗅 觸 心 聽	-
	326	杓出生活花藝趣	視 嗅 觸 心	聽
	328	烤肉網變身香草包包	視 嗅 觸 心	聽
	330	東方味的禪風設計	視 嗅 觸 心	聽
	332	捲出禪風小花園	視 嗅 觸 心	聽
	334	淡淡揚志的養壺花園	視 嗅 觸 心	聽

上下肢肌耐力訓練	手腕部活化	雙手協調	眼手協調	手指間活化	指尖神經末梢刺激	質量概念提升	數學計算能力活化應用	增加每天固定的觀察活動	增加果汁機使用的生活能力提升	設計搭配過程增加腦部活化	精細動作	行為規劃能力	時間覺察力	用火生活能力活化	生活知能提升（家電用品的使用）	事物變化觀察力提升	身體循環機能活化	物理平衡結構概念提升	增加空間概念	美學感提升	創造力	立體創造力
●	●	●	●										●	●								
●	●	●	●	●	●								●	●	●							
●	●	●	●	●	●								●	●	●							
●	●	●	●	●	●								●	●	●							
●	●	●	●	●	●								●	●	●							
●	●	●	●												●	●			●	●	●	
●	●	●	●	●	●								●	●	●							
●	●	●	●	●	●								●	●	●	●						
●	●	●	●	●	●												●					
●	●	●	●	●	●												●					
●	●	●	●	●	●												●					
●	●	●	●	●	●												●					
●	●	●	●	●	●												●					
●	●	●	●	●	●					●	●	●						●			●	
●	●	●	●	●	●					●	●	●							●	●	●	
●	●	●	●	●	●					●	●	●							●	●	●	
	●	●	●		●					●	●	●							●	●		●
●	●	●	●		●					●	●	●							●	●	●	
●	●	●	●	●	●					●	●	●							●	●		●
●	●	●	●	●	●					●	●	●							●	●		●
●	●	●	●	●	●					●	●	●							●	●		●
●	●	●	●	●	●					●	●	●							●	●	●	
●	●	●	●	●	●					●	●	●							●	●		●
●	●	●	●	●	●					●	●	●							●	●	●	

身體機能活化目標說明

- 上下肢肌耐力訓練部分，需視操作過程的設計，是全程站立移動，則是「上下肢肌耐力訓練」。
- 若是全程坐著，則是「上肢肌耐力訓練」。或是皆有。所以需考慮參與者體能狀態與健康促進目標來規劃活動中「站立」「坐著」操作的時間比例。
- 若為下肢不便或不耐久站對象，則是搭配（設計、提供）符合身材比例，便於操作的桌椅。
- 「心感」中包含活動意欲、成就感、滿足感、有用感、自我實現、環境知覺、力他、社交關係促進。
- 料理類用在有飲食控制的服務對象時，需事前與營養師溝通討論。手工麵條部分，可機器操作也可純手做，依照使用對象不同，目標不同、活動操作時間等因素進行調整。提升生活自理能力，可以透過用火、時間覺察力、家電用品的使用、行為規劃能力、事物變化觀察力提升等面向來活化。
- 整體而言，香草植物應用教案會增加親手栽種香草植物的意念，提升對於植物栽培，親近植物的意欲與樂趣。

喝出活力好元氣

簡單，即是幸福

香草茶是香草植物最單純的呈現，啟動細膩的味蕾，讓味覺神經覺醒，記憶下這天然的味道，遺忘化學添加物的氣味，以後再遇到非天然的香料時，味覺神經會發出警訊抗拒，讓人工香料out。

香草茶是走入天然健康生活的第一步。

複方香草茶

沏一杯香草清茶，啟動療癒能量。

教案說明

香草植物的回饋很多元，款待味覺部分，最直接也最簡單的就是新鮮香草茶囉！調配一下配方，到花園修剪下來，經過清洗，加上80℃熱水，即可享受天然優雅生活，沏一杯新鮮香草茶，為一天療癒加分吧！

主感知

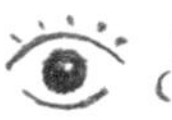
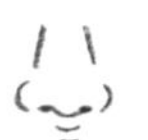
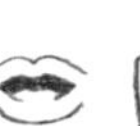
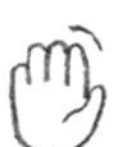

提升感知

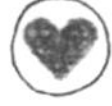

身體機能活化目標

☑上下肢肌耐力訓練
☑手腕部活化
☑雙手協調
☑眼手協調
☑手指間活化
☑指尖神經末梢刺激
☑身體循環機能活化

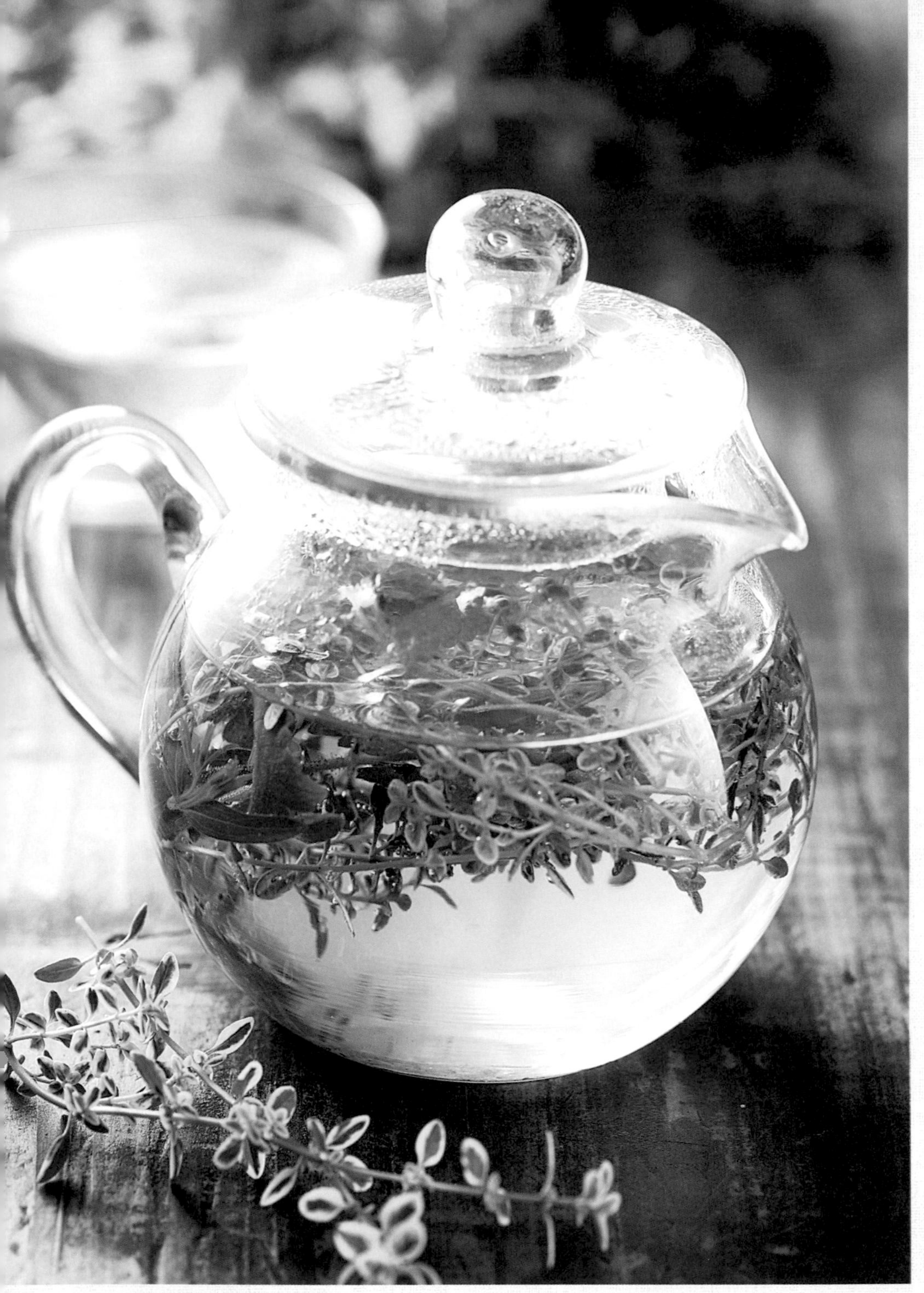

01

免疫力增進茶

配方

新鮮馬郁蘭、檸檬百里香、甜菊、荷蘭薄荷

功效

預防感冒、提高免疫力。國外在小孩發燒時，也常將此方用來泡澡退燒用，但泡澡時不必加入甜菊及荷蘭薄荷。

02

檸檬香蜂草茶

配方

新鮮檸檬香蜂草、甜菊、荷蘭薄荷、玫瑰天葵

功效

提神、心情愉悅。

03

經期保養茶

配方

新鮮薰衣草、鼠尾草、甜菊、荷蘭薄荷

功效

薰衣草可安定神經、鼠尾草可以改善婦科的不適狀況，如經痛、或舒緩更年期不適。

04

飯後消脂茶

配方

新鮮檸檬馬鞭草、檸檬香茅、甜菊、荷蘭薄荷

功效

刺激腸胃蠕動、去除當餐油脂，拒當小「腹」人。

05

舒壓安眠茶

配 方

新鮮檸檬馬鞭草、檸檬香茅、甜菊、荷蘭薄荷

功 效

薰衣草鎮靜神經、玫瑰天竺葵抒解壓力，讓一天的緊張神經得以鬆綁，幫助一夜好眠，迎接新的一天。

06

快樂配方茶

配 方

新鮮檸檬馬鞭草、檸檬香蜂草、甜菊、荷蘭薄荷、迷迭香

功 效

檸檬馬鞭草除了消脂、增進記憶力外，加上檸檬香蜂草在歐洲可是改善「藍色憂鬱」的有名配方呢！

tips !

如果你一下子記不得那麼多香草品種，建議可將各個配方的香草，直接搭配成一個個組合盆栽，不僅美觀又方便使用。

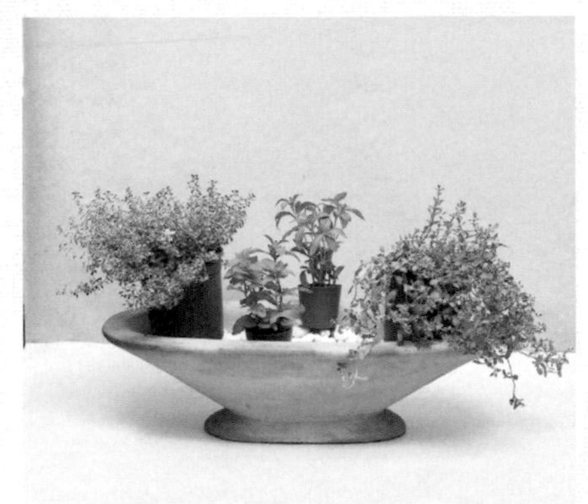

07

腸胃保健茶

配 方

檸檬香茅、甜菊、荷蘭薄荷

功 效

檸檬香茅可以刺激腸胃蠕動，是慵懶的腸胃剋星。每日飲用檸檬香茅茶，除了幫助排便，也有安眠效果喔！一般的香茅製成安眠枕也是不錯的選擇。

肉桂洛神茶

健康美人飲，人人皆愛紅潤美人兒。

教案說明

溫潤的肉桂是料理中常見的味覺，也是中醫中常使用的材料。試嚐過新鮮的肉桂葉茶，通常過去排斥肉桂味的人會改觀。可以在花園修剪後，將修下的肉桂葉新鮮入料，多的部分曬乾保存，即可持續使用，全年享受美好。要注意需栽種可食用的品種，如台灣土肉桂、甜肉桂等，避免誤食喔！建議食用前先認識肉桂，搓揉嗅新鮮肉桂葉香。

主感知

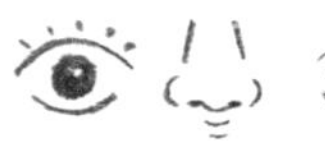
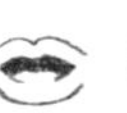
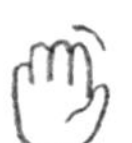

提升感知

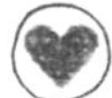

身體機能活化目標

- ☑上下肢肌耐力訓練
- ☑手腕部活化
- ☑雙手協調
- ☑眼手協調
- ☑手指間活化
- ☑指尖神經末梢刺激
- ☑時間覺察力
- ☑用火生活能力活化
- ☑事物變化觀察力提升

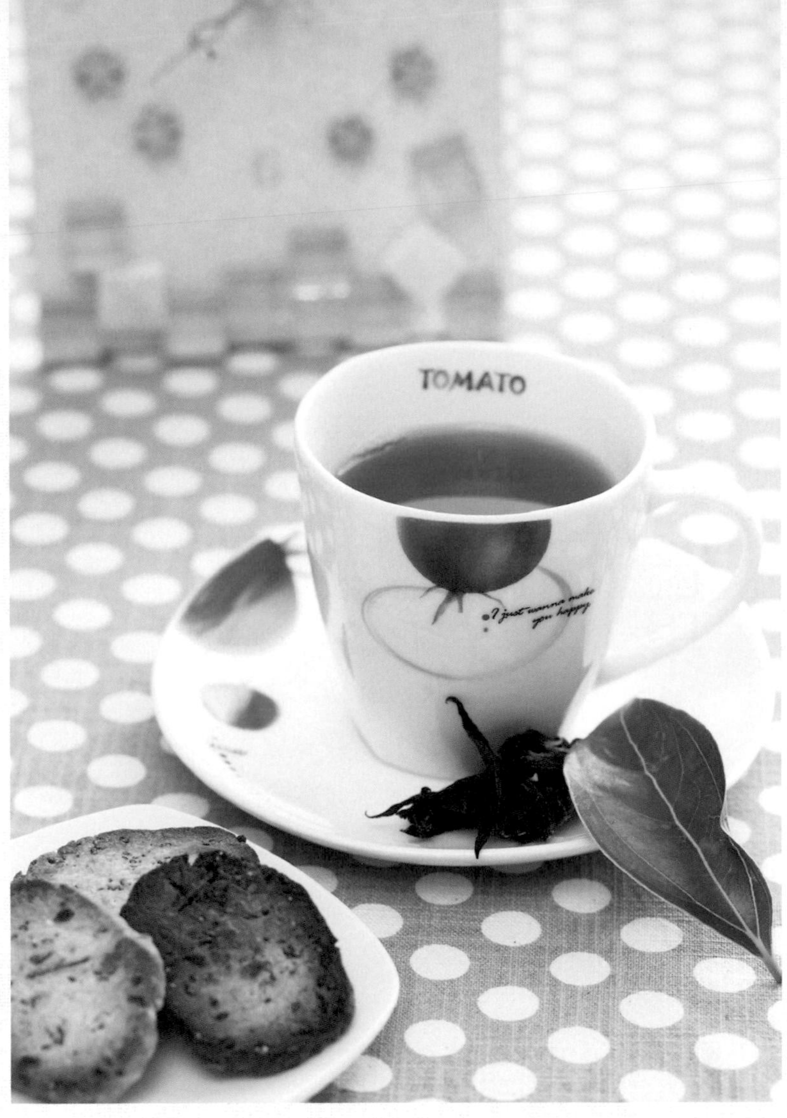

材料

- 新鮮土肉桂葉三片
- 乾燥洛神花4～5朵
- 飲用水

作法

將新鮮肉桂葉、乾燥洛神花及水一起加熱煮滾，待煮至香氣溢出且水色呈現紅色時即可停火，即可飲用。（是否添加甜度，可依個人喜好。若喜歡甜味，可栽種甜肉桂，自然甜度，無糖零負擔最佳。）

檸檬香蜂芒果冰沙

夏季好滋味，濃郁芒果香氣中隱藏著檸檬清香。

教案說明

將平日飲用的蔬果飲品，加入一點點香草，改變氣味，能刺激味覺，是生活趣味的來源。香草一般都是調味的配角，所以微量加入，清淡顯現即可，有時刻意要顯現香草的存在，反而是香草入料的敗筆。如同每個人在不同場域，有著不同的身份角色，該承擔大責大任實義無反顧，反言之，若是配角，就該懂得低調行事，否則強出頭只會破壞團隊及造成社交阻礙，無法融入團體之中。

主感知

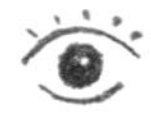
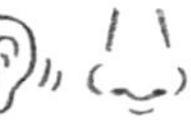
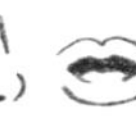
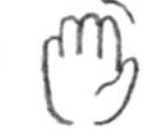

提升感知

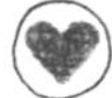

身體機能活化目標

- ☑上下肢肌耐力訓練
- ☑手腕部活化
- ☑雙手協調
- ☑眼手協調
- ☑手指間活化
- ☑指尖神經末梢刺激
- ☑增加果汁機使用的生活能力提升
- ☑生活知能提升（家電用品的使用）

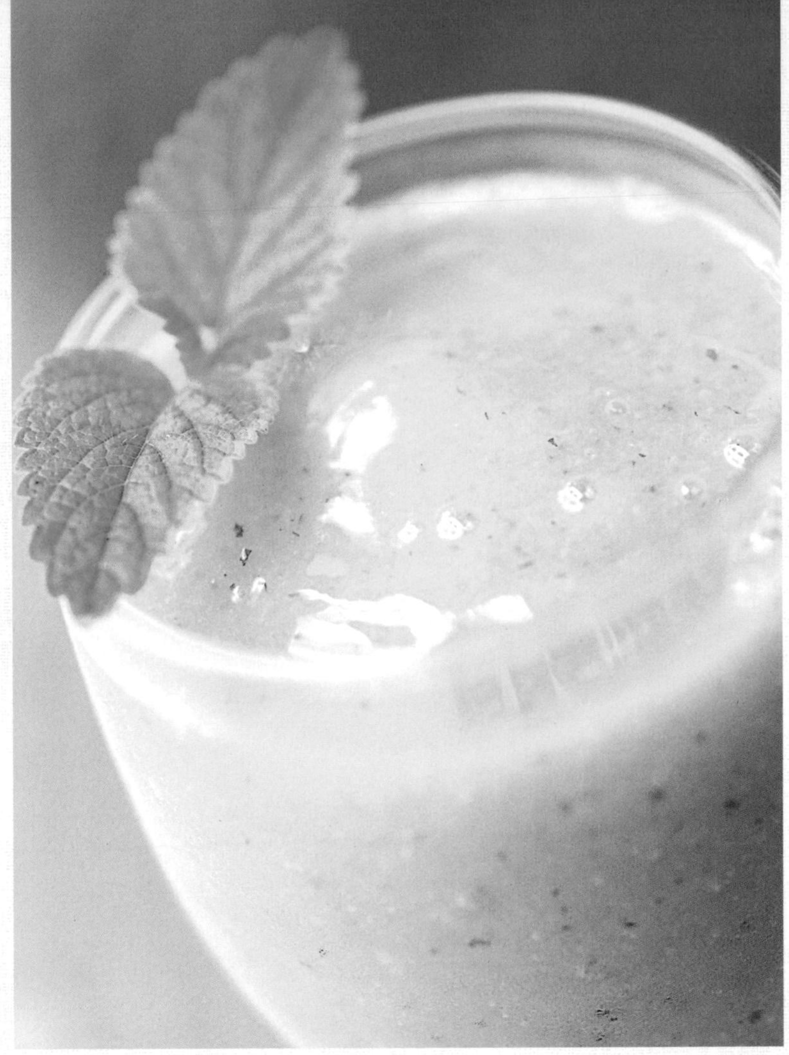

材料

- 新鮮檸檬香蜂草葉
- 新鮮芒果
- 冰塊
- 冰飲用水
- 冰糖（或果寡糖、蜂蜜，份量依個人喜好調整）

作法

新鮮芒果去皮去籽切丁，連同冰塊、檸檬香蜂草葉、冰糖，全數放入可碎冰的果汁機中，再倒入冰水（需倒至果汁機的1/4高，若喜歡濃郁芒果味則可減少水量）打成冰沙即可飲用。

薄荷冷泡茶

炎炎夏季，甜飲out，無糖健康冷泡茶in！

教案說明

涼夏消暑，清涼無糖飲料還是最實在。放入冰箱冷藏，是避免浸泡時間過久產生質變疑慮，飲用時，還是建議放置常溫後食用，有益健康。尤其有些人會因為口乾苦不適，這泡清茶誰都可以安心飲用。

主感知

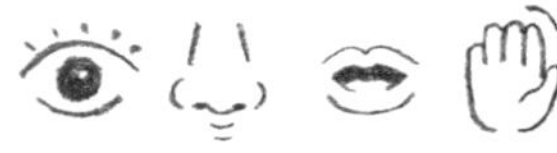

提升感知

身體機能活化目標

☑上下肢肌耐力訓練
☑手腕部活化
☑雙手協調
☑眼手協調
☑手指間活化
☑指尖神經末梢刺激
☑行為規劃能力

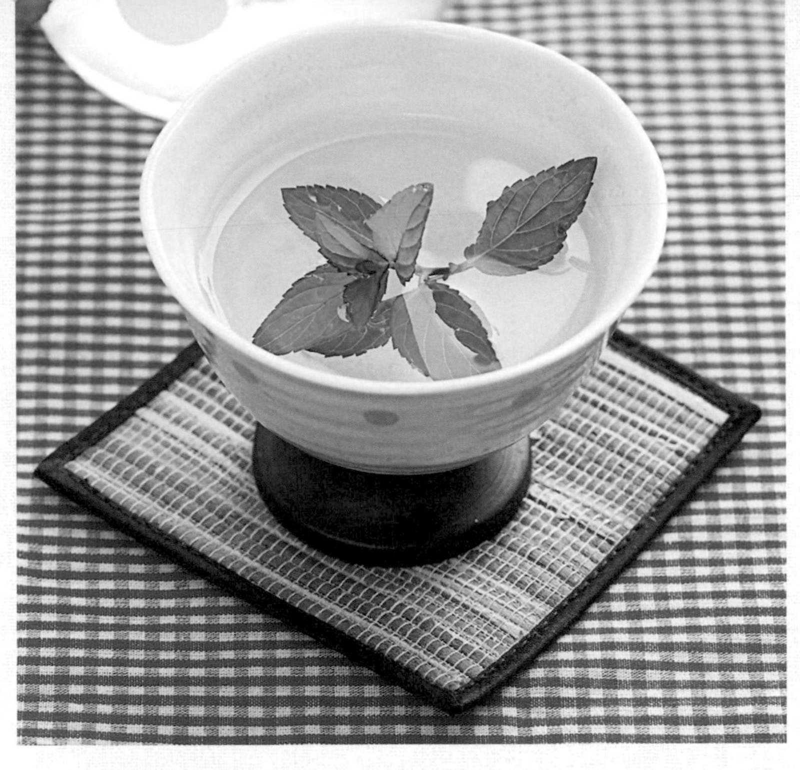

材料

· 荷蘭薄荷一段

· 冷飲用水

作法

將新鮮的荷蘭薄荷泡入冷飲水中，放入冰箱冷藏，約三小時以後即可飲用。

薰衣草奶茶

害怕薰衣草花茶味嗎？那～肯定非天然的，
嚐嚐這新鮮薰衣草才有的優雅香氣，化學原料out。

教案說明

薰衣草是香草植物中，高知名與高使用的一族，但，我卻常聽到學員說，在體驗時出現抗性，追究原因發現，都是因為飲用過非食品級薰衣草乾燥花茶，或化學調製薰衣草名的人工飲料所致。

對於陌生氣味的體驗，建議要由活體植物先出馬，人們看到植物通常排斥度降低、疑慮也減低，進而能理解（驚艷）這是天然植物的氣味。

第一次接觸，就算是使用天然萃取的精油或是市售食品級乾燥花茶，而非活體植株，通常對於初體驗者較難引發信賴與認同，有時也成了活動參與抗性。

園藝治療過程需要非常細膩規畫與覺察，否則不好的參與經驗，反會成為療癒的阻礙。

主感知

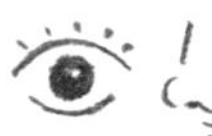
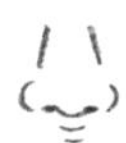
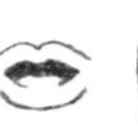
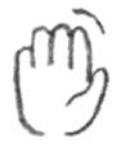

提升感知

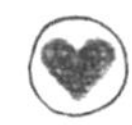

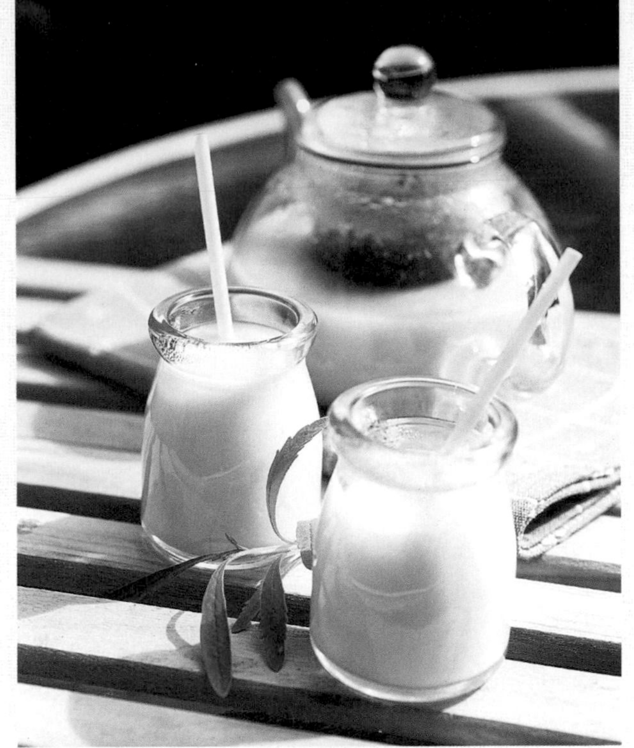

身體機能活化目標

- ☑上下肢肌耐力訓練
- ☑手腕部活化
- ☑雙手協調
- ☑眼手協調
- ☑手指間活化
- ☑指尖神經末梢刺激
- ☑質量概念提升
- ☑時間覺察力
- ☑用火生活能力活化
- ☑事物變化觀察力提升

材料

- 新鮮甜蜜薰衣草葉100g
- 乾燥薰衣草花（食品級）1小匙 ・鮮奶
- 細砂糖（依個人喜好）

作法

1. 將玻璃壺中的鮮奶煮至微溫後，加入新鮮甜蜜薰衣草葉。滾約1～2分鐘等香氣溢出、鮮奶色帶綠色即可關火，如過度熬煮味道會變澀。
2. 另準備一玻璃濾壺，乾燥薰衣草花倒入濾網中。
3. 將剛剛煮好的薰衣草鮮奶加入2的濾壺中，浸泡0.5～1分鐘均勻攪拌後即可飲用。

tips！記得薰衣草上市初期，被大家視為最可怕的香氣之一，後來發現原來是誤把味道濃烈，並加了人工香料及色料的「芳香用薰衣草花」拿來食用了。其實薰衣草花在國外製造時就分為「芳香用」和「食品用」，需選用「食品用」的薰衣草花，其天然薰衣草氣味配上醇厚奶香，完美融合的獨特芳香會讓味蕾深深著迷！同樣香氣濃郁的鼠尾草類也很適合煮奶茶呢！

要注意的是，薰衣草「花」茶要用泡的，若用煮的味道會變澀。（盛夏時以德克斯特薰衣草代替也可，但熬煮時水色變化不大，僅能以聞香方式判斷關火時機。）

檸檬香茅清茶

檸檬香茅清茶，可作為飯後幫助腸胃蠕動的飲品，也是巴西人晚餐後必喝的舒眠茶品。

教案說明

熬煮茶品作為夏季消暑良方，是居家生活常有的生活習慣，舉凡綠豆湯、冬瓜茶、決明子茶、青草茶……各有擁護者。如果有熱量控制或食物控管者，這類無熱量清爽的味覺飲品，可以帶來一點歡愉喔！解放一下不自主的心。

主感知

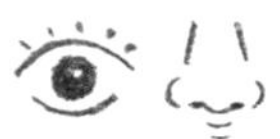

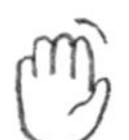

提升感知

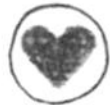

身體機能活化目標

☑上下肢肌耐力訓練
☑手腕部活化
☑雙手協調
☑眼手協調
☑手指間活化
☑指尖神經末梢刺激
☑時間覺察力
☑用火生活能力活化
☑事物變化觀察力提升

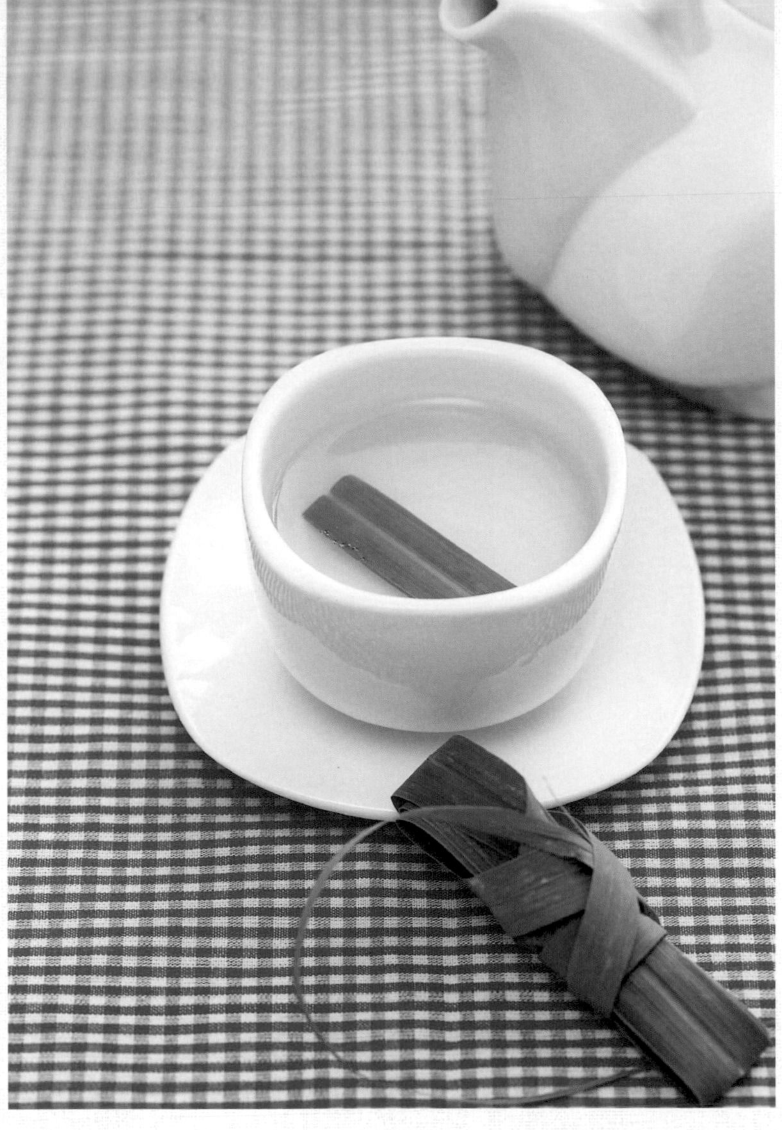

材料

· 檸檬香茅葉**3~5**葉
· 熱飲用水

作法

1. 將檸檬香茅葉片清洗乾淨後，綁成束備用。

2. 將檸檬香茅束與水一起煮沸，煮沸後約**2**～**3**分鐘後，香氣四溢時即可食用。

薄荷山藥牛奶

山藥、鮮奶、薄荷細細交融，美味健康滿點。

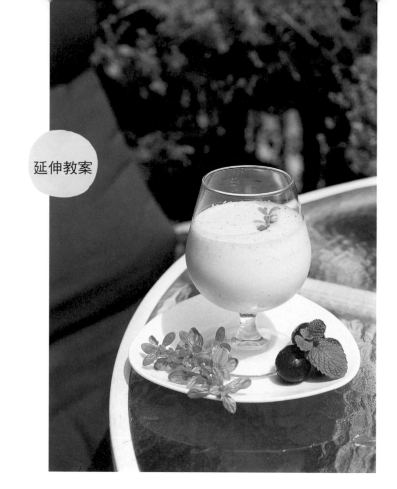

延伸教案

材料

- 新鮮荷蘭薄荷嫩葉約12 片
- 新鮮蘋果薄荷嫩葉約8片
- 日本山藥
- 鮮奶
- 少許冰塊及冰糖（依個人喜好適量添加，不加亦可）

作法

1. 日本山藥去皮切薄塊，與冰塊、兩種新鮮薄荷葉及糖適量一起放入果汁機（體積約果汁機身1/2高）。
2. 倒入鮮奶至蓋過所有材料後，再多倒約3 公分高度，打勻即可飲用。

午茶速配好滋味

社交，來自分享

「下午茶」一詞似乎是美好社交的代名詞，三五好友相聚，酌以親手製作的新鮮入料點心，談著花園中的植物故事，這是多美好的一幅畫面呢！

現今懂得生活品味者當道。透過「分享」帶出您的香草療癒力吧！

百里香鮪魚三明治

一口咬下滿滿的鮪魚餡料，多了一股自然青草香，溢出嘴角的微笑讓一天的開始精神飽滿！

教案說明

料理教案的活動過程中，眼手協調度與雙手並用協調度很高。香草料理製作全程都在款待五官六感，從花園採收新鮮香草、清洗到入菜入料，都被它的香氣療癒了。若有自種的水果玉米或牛奶玉米替代罐頭玉米更佳，健康又能享受栽種的成果喜悅。

主感知

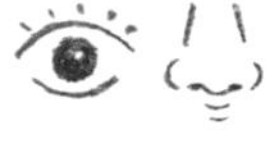

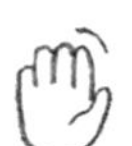

提升感知

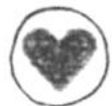

身體機能活化目標

- ☑上下肢肌耐力訓練
- ☑手腕部活化
- ☑雙手協調
- ☑眼手協調
- ☑手指間活化
- ☑指尖神經末梢刺激
- ☑精細動作

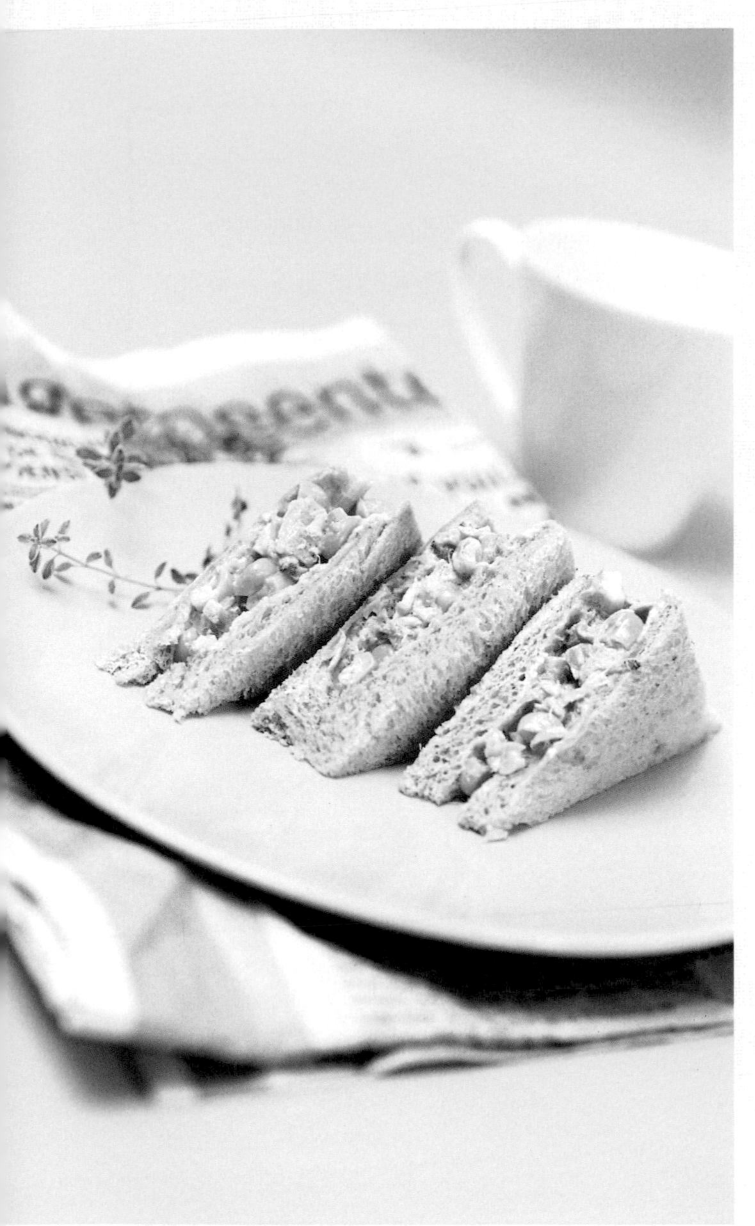

材料

- 新鮮檸檬百里香 15公分x3支
- 鮪魚罐頭1罐
- 玉米罐頭1/2罐
- 芹菜適量

作法

將芹菜切成細丁，鮪魚罐頭去掉多餘油份後倒入器皿中，再加入去湯汁的玉米罐頭、芹菜丁、撒上檸檬百里香葉（去莖），均勻攪拌後夾入麵包，對切成三角型，即可食用。

迷迭香起士杏仁手工餅乾

午茶來點迷迭香鹹味口感的手工餅乾，不膩又耐人回味。

教案說明

在製作過程中，從花園開始到走進廚房，非常多的工序體驗，還有順序安排，舉凡量秤食材、攪拌、混合材料、成型進入烤箱，都是行為規畫很好的演練。

手工餅乾無論是午茶、出遊野餐或伴手禮，都是在社交活動中的亮點，加入新鮮香草即是品味滿點囉！

主感知

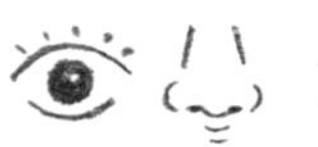

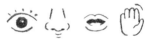

提升感知

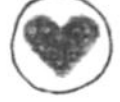

身體機能活化目標

☑上下肢肌耐力訓練
☑手腕部活化
☑雙手協調
☑眼手協調
☑手指間活化
☑指尖神經末梢刺激
☑質量概念提升
☑數學計算能力活化應用
☑時間覺察力
☑生活知能提升（家電用品的使用）

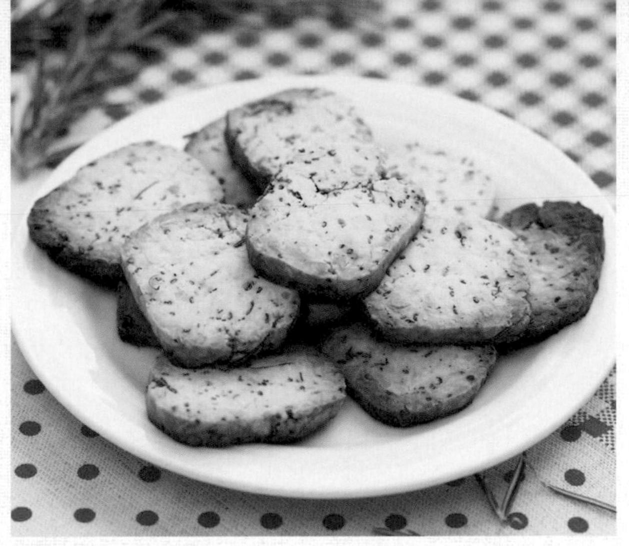

材料

❶

· 無鹽奶油65g

· 糖粉1/4

· 蛋1個

❷

· 低筋麵粉1又3/4杯

· 鹽1/2茶匙

❸

· 迷迭香葉20g

· 黑胡椒顆粒2大匙

· 杏仁角1/4杯

作法

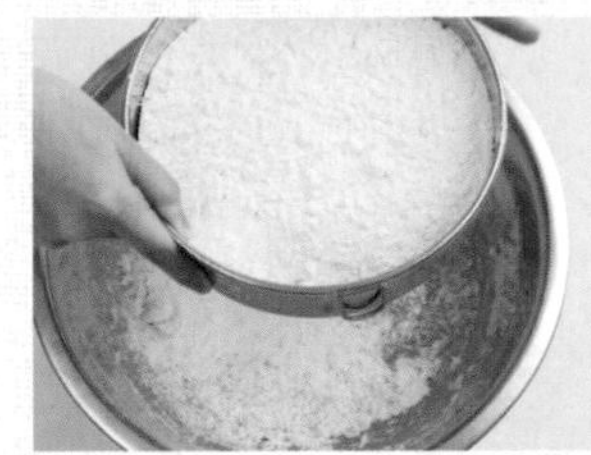

1.將材料❶中的奶油及糖打至發白，之後加入蛋後打勻。低筋麵粉及鹽需過篩加入其中攪拌均勻。

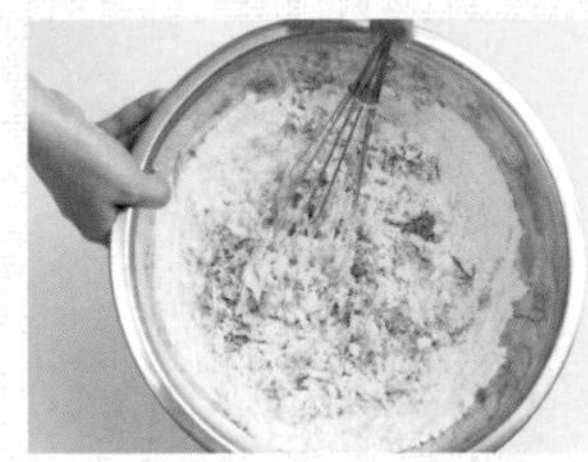

2.將材料❷全數倒入，均勻攪拌。

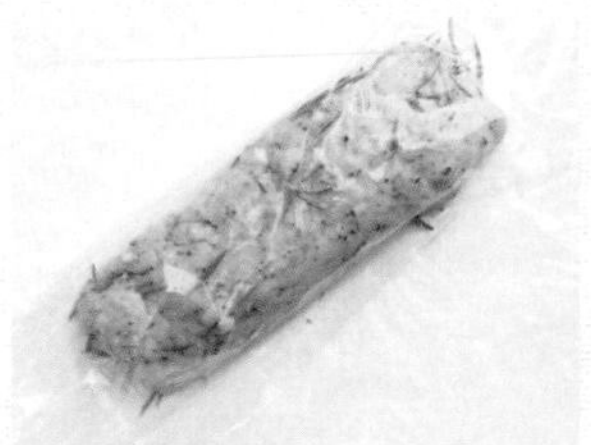

3.將均勻攪拌好的麵糊，分成數個條狀，以保鮮膜包裹整型後，放入冷凍庫中固化成型。

4.烤箱預熱至180度，將成型的麵團切成薄片，進入烤箱烤約15分鐘，烤至金黃熟成即可食用。

迷迭香烤馬鈴薯

馬鈴薯是百變蔬果，一粒馬鈴薯兩吃，整合不同食材完美融合。

教案說明

這個教案可葷可素食，若有素食參與者，食材應分開處理，肉品可改成菇類切成細絲，替代火腿。結合採收季節，例如台中潭子的馬鈴薯田，約每年清明節前收成，這種的台農一號，外皮有人蔘味，口感鬆而不爛，從採收到入口品嚐，即是很棒的一日農食教育，無論親子活動、團體、機構對象的社會適應活動都適合。

主感知

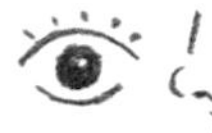
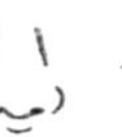
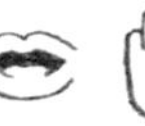
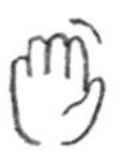

提升感知

身體機能活化目標

- ☑上下肢肌耐力訓練
- ☑手腕部活化
- ☑雙手協調
- ☑眼手協調
- ☑手指間活化
- ☑指尖神經末梢刺激
- ☑精細動作
- ☑時間覺察力
- ☑生活知能提升（家電用品的使用）
- ☑事物變化觀察力提升

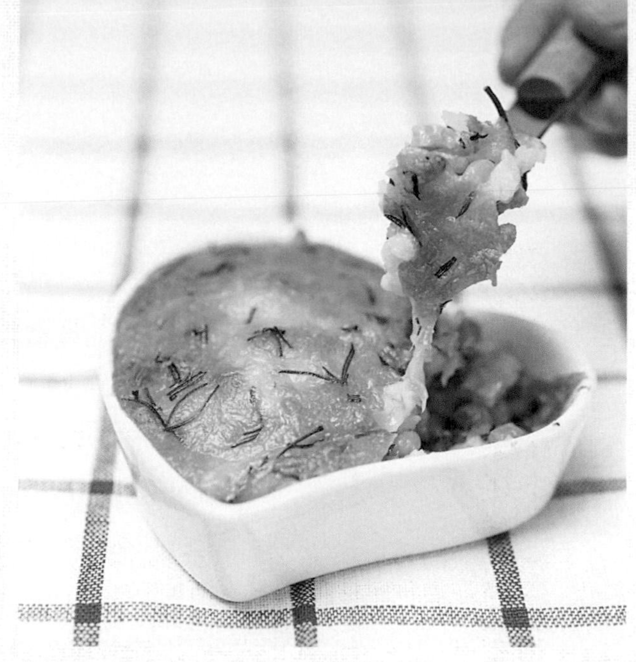

材料

- 迷迭香10公分x1支
- 馬鈴薯1個
- 黑胡椒火腿少許
- 起士條適量

作法A

1. 將馬鈴薯洗淨，連皮蒸熟（以筷子穿入馬鈴薯，可穿透就表示熟了）。
2. 熟的馬鈴薯切對半，各自挖出約1/2 的馬鈴薯泥（剩下的連皮馬鈴薯留著備用）倒入心形烤盤，加入切成丁的黑胡椒火腿拌勻。
3. 鋪上一層起士條，放入預熱好的烤箱，以200～220℃烤至起士融化，表面呈金黃色即可食用。

作法B

1. 作法一中剩餘的連皮馬鈴薯，將其內餡扒鬆，但不要破損馬鈴薯皮。加入火腿丁攪拌後，鋪上一層起士條。
2. 放入預熱好的烤箱，以200～250℃烤至起士融化，表面呈金黃色即可食用。連皮吃，多了脆脆的口感。

巴格誕鼠尾草胡椒捲餅

只要有新鮮的香草可用，製作食品材料很居家，輕鬆上菜下午茶點心。

教案說明

在香草花園中，修剪下的植物枝葉，清洗後可以立即進行入料享用，是很受歡迎的活動。除了規畫短時間的單一課程，也可設計花園整理活動後，進入室內製作捲餅和香草茶，休息享用，勞動後犒賞自己是很棒的！可提升戶外農務活動的參與意願。

主感知

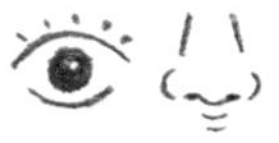
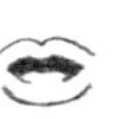
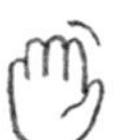

提升感知

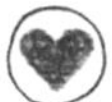

身體機能活化目標

☑上下肢肌耐力訓練
☑手腕部活化
☑雙手協調
☑眼手協調
☑手指間活化
☑指尖神經末梢刺激
☑精細動作
☑時間覺察力
☑用火生活能力活化
☑事物變化觀察力提升

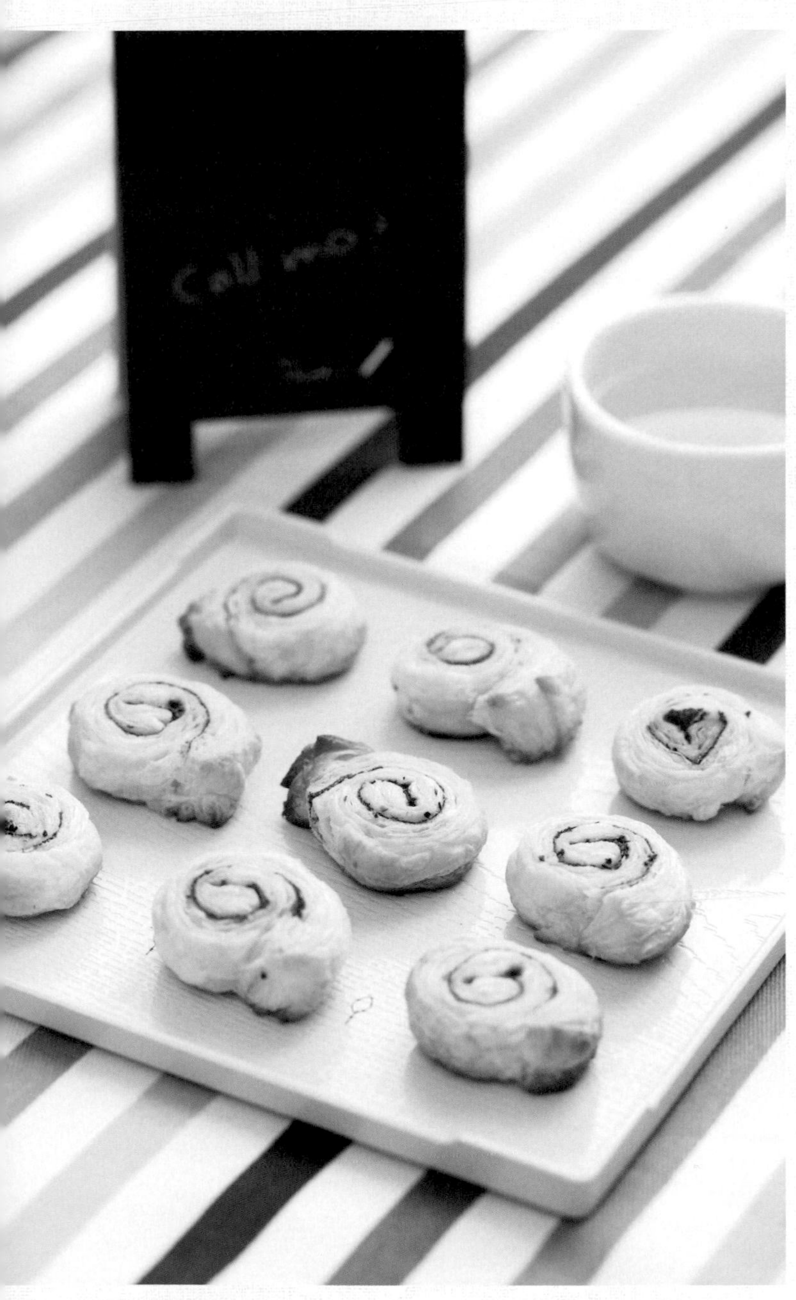

材料

- 新鮮巴格誕鼠尾草葉數片
- 蛋1個
- 冷凍起士派皮1盒
- 黑胡椒顆粒
- 刷子

作法

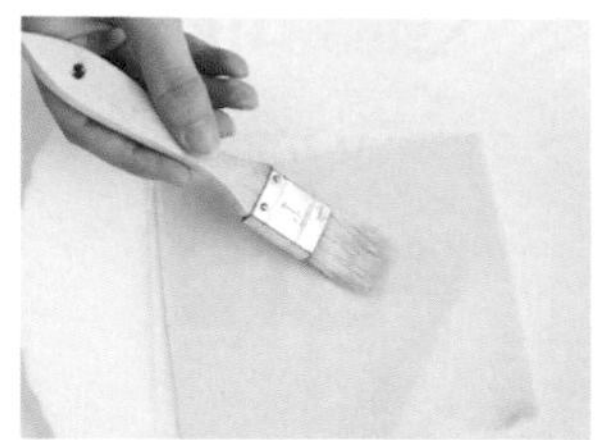

1.先取蛋黃打至略發；在略解凍（可捲不裂或不黏手的狀態）的冷凍起士派皮上，刷一層薄薄的蛋黃液。

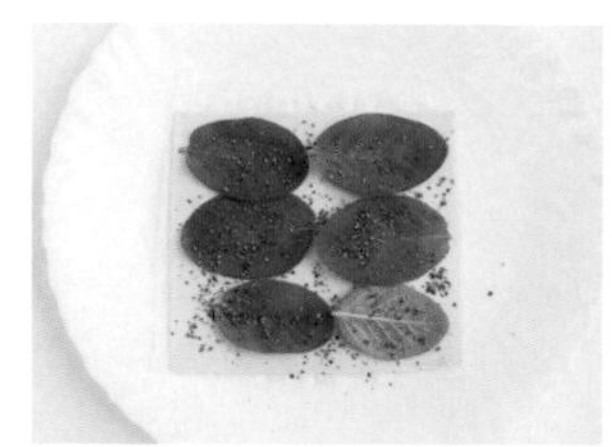

2.再鋪上洗淨並風乾表面水分的巴格誕鼠尾草葉、灑上少許的黑胡椒顆粒。

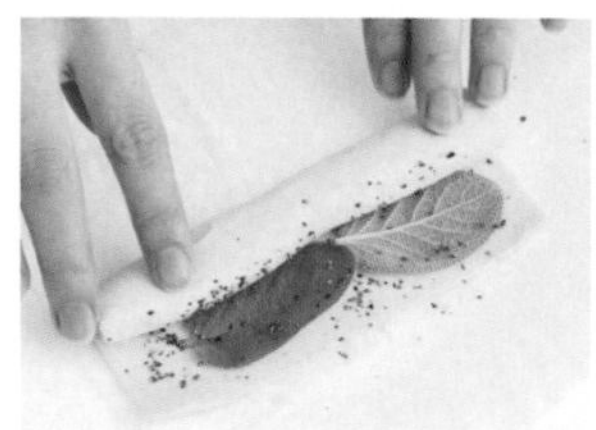

3.派皮捲起如蛋捲狀。

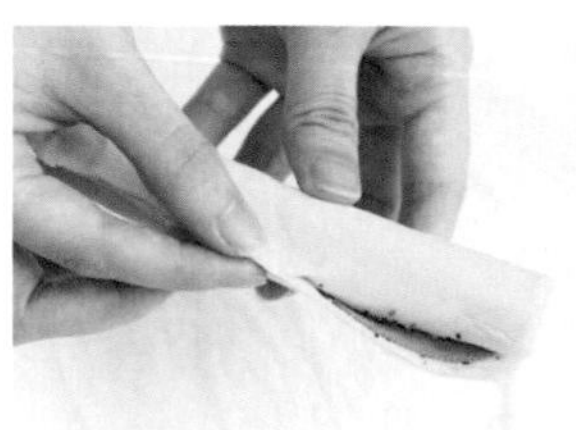

4.並將派皮接縫處用蛋液黏起來。

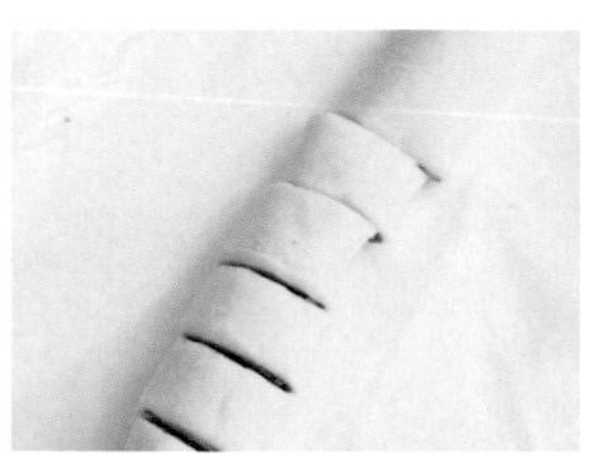

5.切成約1～1.2 公分的小段。

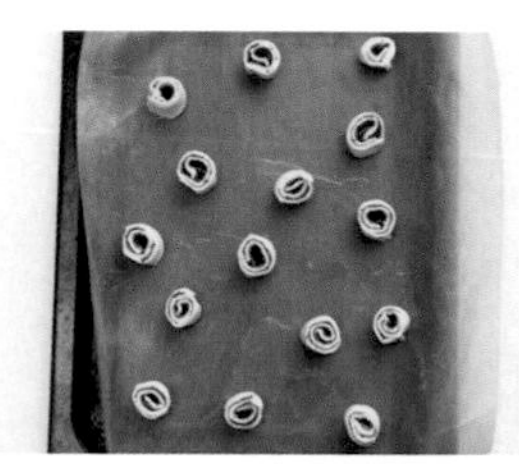

6.將烤箱預熱至180～200℃，間隔一個的空間排好捲餅皮，進入烤箱烤至捲餅膨脹後，表面金黃著色即可食用。

tip！ 以同樣作法，將香草換成玫瑰天竺葵、三色鼠尾草、黃金鼠尾草、荷蘭薄荷的嫩葉，香味不同，一樣好吃喔！

吃在嘴裡心好甜

用愛，讓我們融在一起

甜點是很多人幸福能量的來源，加入一點天然香草的元素，提升不同的美味層次，融合的搭配，成就一道擄獲人心的甜點。只要用愛與包容，很多看似困難、阻礙都不再存在，就像新鮮香草走進了甜品世界一樣自然不違和。

薰衣草巧克力

巧克力很容易製作簡單，加入香草與堅果，
選個節日搭配主題，肯定玩得不亦樂乎！

教案說明

這個教案沒有季節限制，想做就可以做，只是夏季要在冷氣房內製作。園藝治療師口袋中，必須準備一些沒季節限制的教案，搭配在青黃不接的產季，或是氣候條件不佳、不適合戶外活動時，或者臨時參訪團體的接待等，以便靈活搭配的教案主題。

如果沒有食用巧克力的疑慮，可以搭配節日的伴手禮，肯定是製作者和收禮者都歡喜的教案活動。

主感知

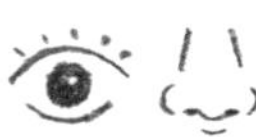

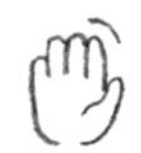

提升感知

身體機能活化目標

- ☑上下肢肌耐力訓練
- ☑手腕部活化
- ☑雙手協調
- ☑眼手協調
- ☑質量概念提升
- ☑數學計算能力活化應用

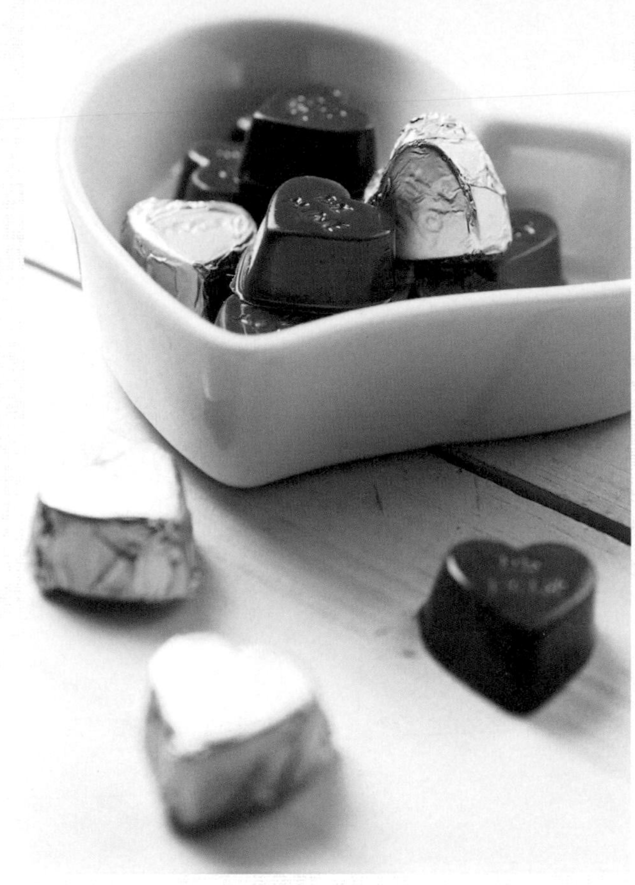

材料

- 薰衣草乾燥花（食品級）
- 巧克力磚
- 杏仁角
- 巧克力模型

作法

1. 烤箱先預熱至100～150℃後，將杏仁角平鋪在烤盤中，放入烤箱烘焙至金黃色備用。
2. 巧克力磚切小塊，以隔水加熱的方式慢慢溶解，加入少許乾燥薰衣草花，輕輕攪拌至完全溶化。
3. 再加入烤過的杏仁角拌均勻後，倒入巧克力模型，待冷卻固化後取出即可。

薰衣草蜂蜜

香甜的蜂蜜原來就隱含著清淡花香，
加入了天然薰衣草花讓自然甜味更有層次。

教案說明

透過蜂蜜醬，除了豐富味蕾的饗宴，其實是要帶入環境教育的概念，這些年蜂蜜產量銳減，單價上揚，讓大家注意到蜜蜂大量減少的議題。因為環境中大量使用藥劑，不利蜜蜂存活，這小小蜜蜂是生命尖兵，提醒著人類環境保育的重要。

主感知

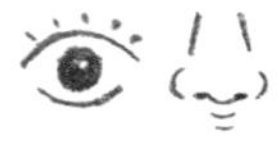
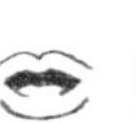
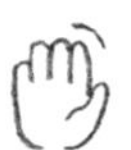

提升感知

身體機能活化目標

- ☑上下肢肌耐力訓練
- ☑手腕部活化
- ☑雙手協調
- ☑眼手協調
- ☑質量概念提升
- ☑數學計算能力活化應用

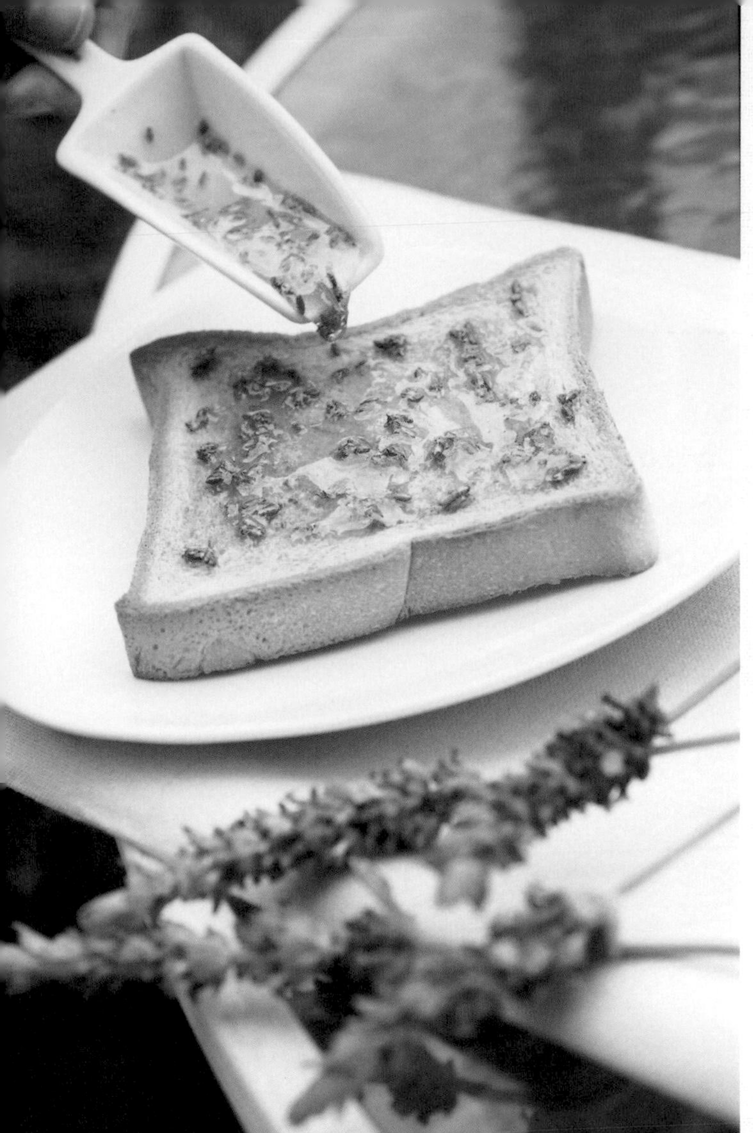

材料

· 天然食品級薰衣草乾燥花少許
· 蜂蜜少許
· 玻璃瓶一只

作法

將蜂蜜以低溫隔水加熱的方式溶成較稀的液狀後關火，再放入薰衣草乾燥花攪拌，待蜂蜜降至常溫後倒入玻璃瓶，放進冰箱儲存，約**2**～**3**天完全入味後即可使用。

tips！ 裝瓶時要確認容器是完全乾燥的，如有殘留水分，蜂蜜容易腐壞。

玫瑰天竺葵焦糖

焦糖的甜脆口感，平衡玫瑰天竺葵片的酸溜。

教案說明

由於焦糖高溫有100 多度，所以必須等固化後的焦糖降至常溫方可食用，以免燙口。建議在活動前，先讓參與者試吃新鮮玫瑰天竺葵葉味體驗，酸與甜是很好的味蕾覺醒。是什麼滋味呀？對啦！就是酸甘甜的童年味，記得小時候碰到廟會，一片熱鬧吵雜中唯一掩蓋不了的是陣陣叫賣聲：「賣糖葫蘆喔！」好似這個滋味。

主感知

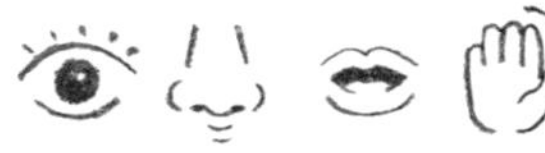

提升感知

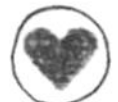

身體機能活化目標

☑上下肢肌耐力訓練
☑手腕部活化
☑雙手協調
☑眼手協調
☑質量概念提升
☑數學計算能力活化應用
☑時間覺察力
☑用火生活能力活化

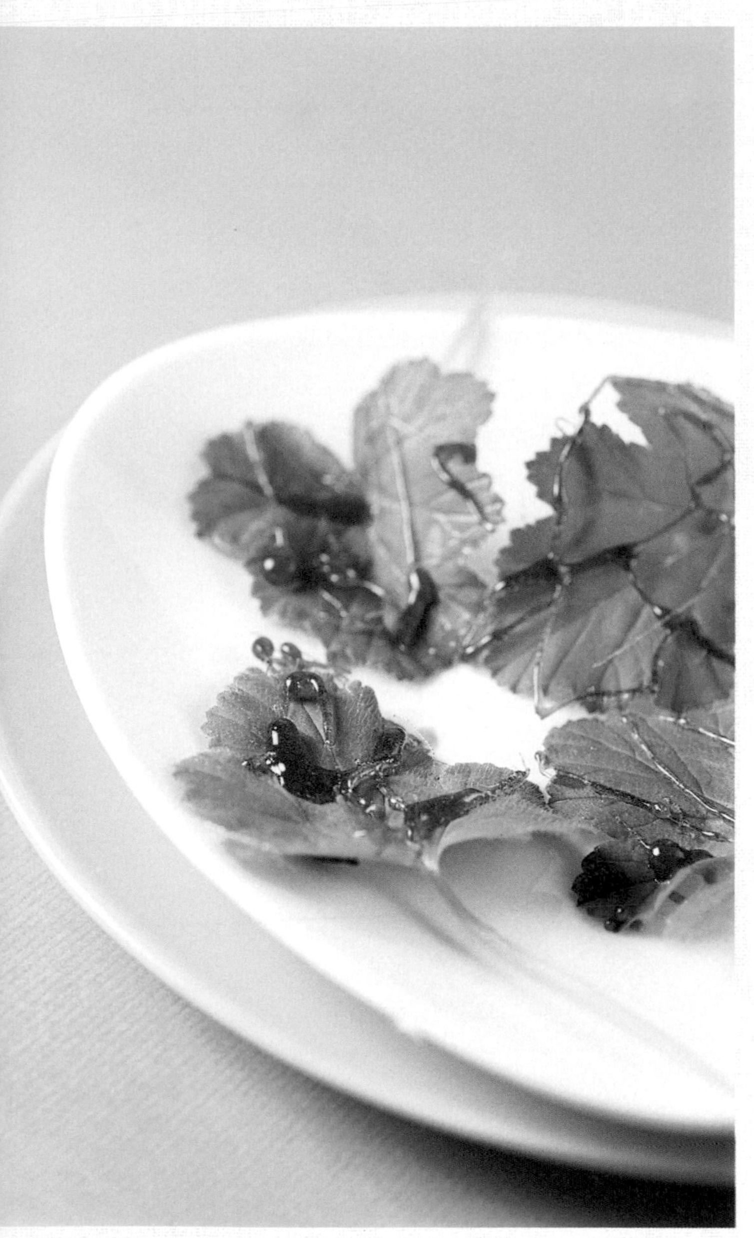

材料

- 新鮮玫瑰天竺葵葉（含柄）
- 白細砂糖

作法

1. 將白細砂糖放入鐵鍋中直接加熱，待糖慢慢融化，過程中需不時攪拌，當糖轉成茶色至咖啡色澤，並呈現如麥芽膏狀時即可關火。
2. 帶柄的新鮮玫瑰天竺葵葉（含柄可方便拿取）清洗乾淨並拭乾水分，將煮好的焦糖以湯匙舀出淋在每片葉上，待降溫呈硬脆感即可。

薰衣草奶茶蒟蒻凍飲

蒟蒻凍粉，可以在不同基底中融合，躍身多元口感。

教案說明

「蒟蒻」在台灣多稱為「魔芋」，它的花是又大、又臭，植株型態類似常見的姑婆芋，再大個好幾號，花型則似海芋。我們食用的部分是地下塊根，將其去皮、切片、乾燥、磨碎並過篩後即成市面上的蒟蒻粉。蒟蒻中含聚葡甘露醣、水分、粗纖維、蛋白質、鈣、鐵、磷等，可增加腸胃道蠕動，促進腸內廢棄物及有害細菌排泄，因此又稱腸胃道的清道夫。

主感知

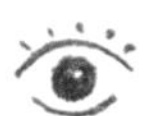 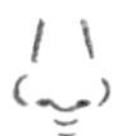 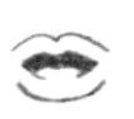 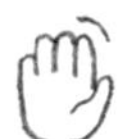

提升感知

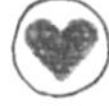

身體機能活化目標

☑上下肢肌耐力訓練
☑手腕部活化
☑雙手協調
☑眼手協調
☑質量概念提升
☑數學計算能力活化應用

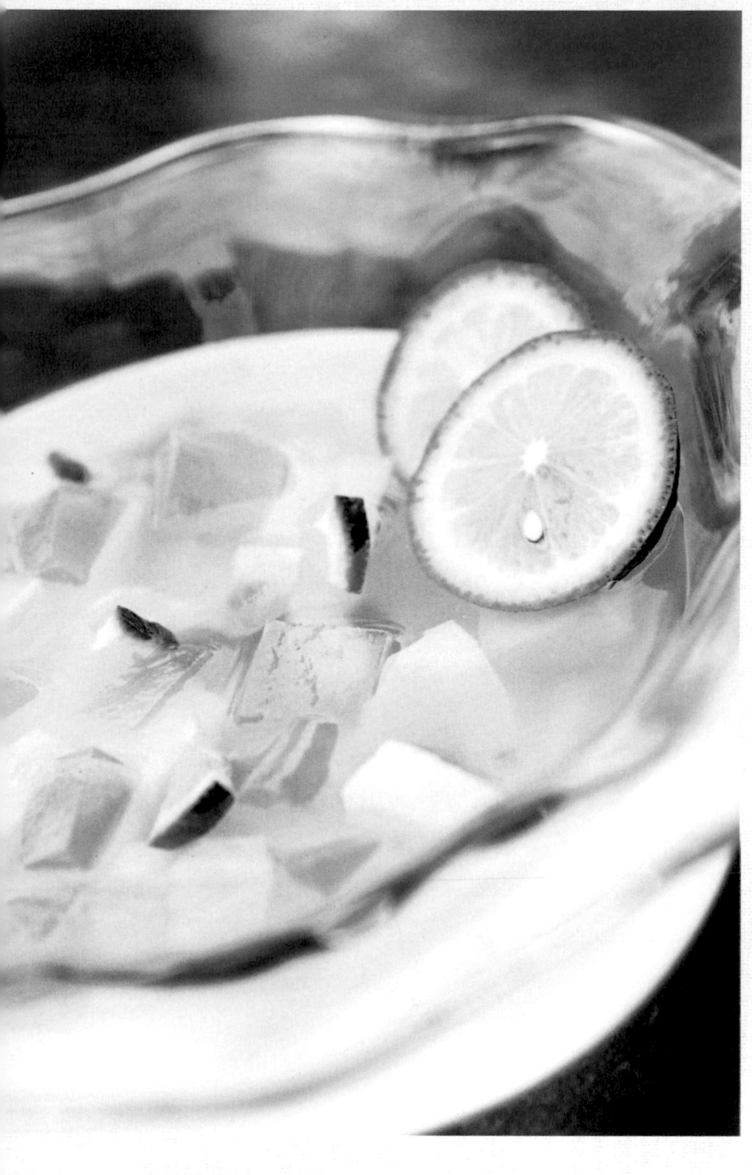

材料

- 薰衣草奶茶蒟蒻凍
- 薰衣草奶茶**500** cc
- 蒟蒻凍粉**20g**
- 薰衣草奶茶
- 冰塊

作法

將製好的薰衣草果凍、蒟蒻凍粉加入，調製的薰衣草奶茶中即可。但不可加入熱飲中，因為蒟蒻凍遇熱會還原。

檸檬香茅蒟蒻、玫瑰天竺葵蒟蒻

讓腸胃來點高纖食品吧！

健康純蒟蒻凍粉製作的果凍，老少閒宜的Q彈口感。

延伸教案

材料

- 水1000 cc
- 蒟蒻凍粉40g
- 新鮮檸檬香茅40g
- 甜菊10g
- 荷蘭薄荷各少許（可依個人喜好調整香草比例，但份量要比一般泡茶時濃）

作法

1. 水滾後放入清洗乾淨的檸檬香茅，熬煮約2 分鐘後溢出香氣，且水色也有點轉綠後，丟入甜菊繼續熬煮約1 分鐘，最後加入薄荷即關火，將全數葉子瀝出，並過濾。
2. 緩緩將蒟蒻凍粉加入煮好的香草茶中均勻攪拌也可舀出一些香草茶在器皿中，先將蒟蒻粉攪拌均勻後，再加入鍋中），均勻攪拌至溶解，再倒入玉露模中待降溫或放入冰箱，凝固成蒟蒻凍即可。

tips！ 將材料中的「新鮮香茅」改為「新鮮玫瑰天竺葵30g、玫瑰花瓣5g，即可做成玫瑰天竺葵蒟蒻。

入料醃製好味道

生命是值得等待

「入料醃製」大概是最沒文化差異的一種飲食習慣，只是用什麼當香料調味、比例差異、主材料不同。這個飲食文化，從遠古的食物保存目的，到提升味蕾幸福的需求，香料植物一直扮演很重要的角色。時間讓天然防腐劑成了溫潤的佐料。

原來等待是讓生命更加美好。

迷迭香奶油抹醬

餐桌上一碟自製的迷迭香奶油，不但新鮮還有多層次的香氣，搭配麵包嚐起來即是幸福滿足。

教案說明

在時間、設備空間、經費等諸多限制時，這一道香草抹醬，無論在戶外或室內皆可進行。這是道簡單又快速的香草初體驗教案。建議有癲癇病史者、飲食性過敏者，避開含迷迭香的味覺體驗。

主感知

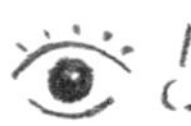 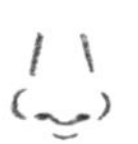 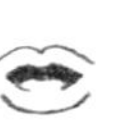 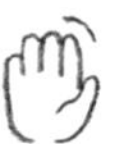

提升感知

身體機能活化目標

- ☑上下肢肌耐力訓練
- ☑手腕部活化
- ☑雙手協調
- ☑眼手協調
- ☑手指間活化
- ☑指尖神經末梢刺激
- ☑數學計算能力活化應用

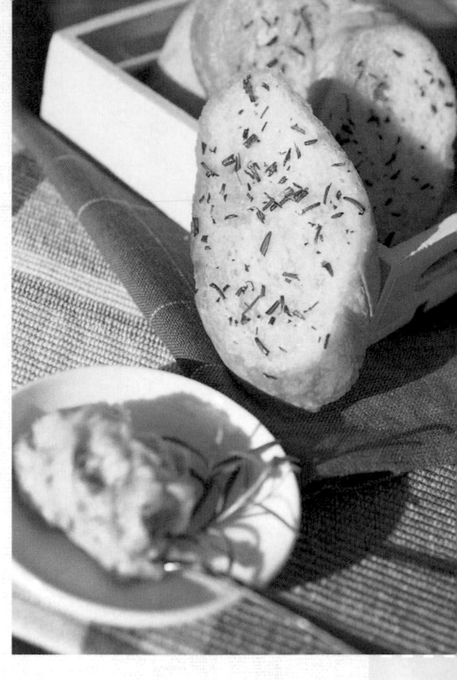

材料

- 新鮮迷迭香葉15公分×4支
- 無水奶油（或稱脫水奶油，放室溫下軟化）1塊

作法

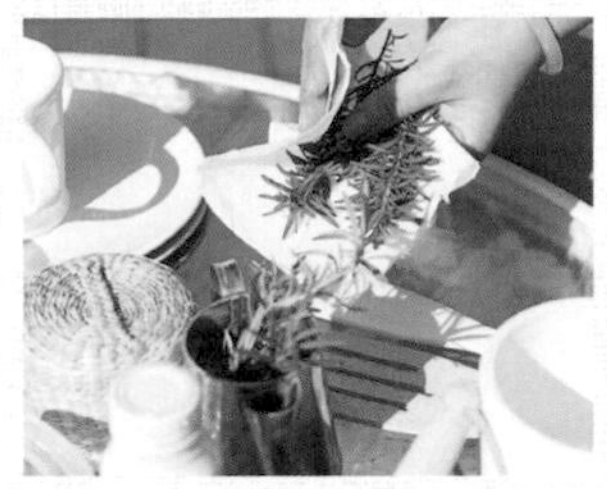

1.將新鮮迷迭香清洗乾淨並瀝乾水分。

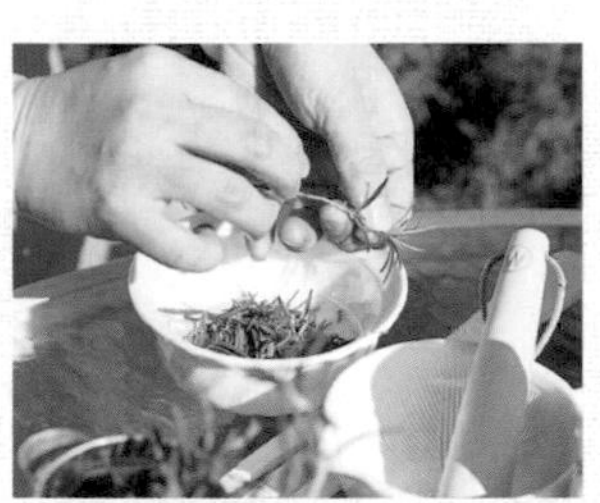

2.取下葉子。

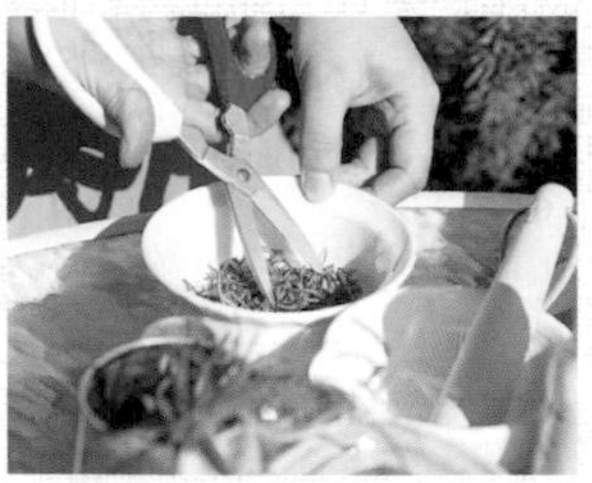

3.放入碗中，用剪刀剪成小段。

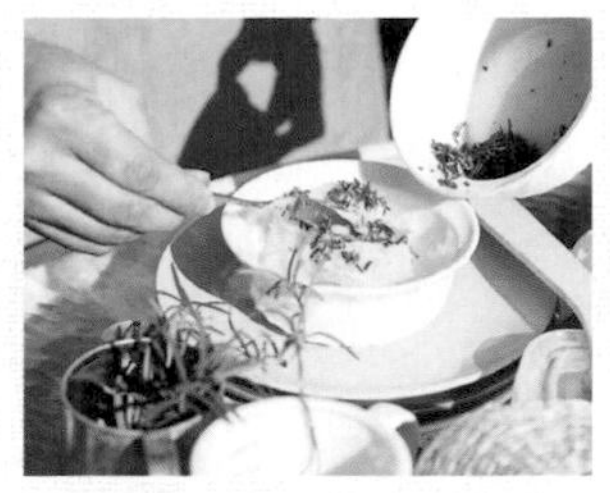

4.與無水奶油攪拌均匀即可。調好的「迷迭香奶油抹醬」可放置冰箱儲存約5～8天。

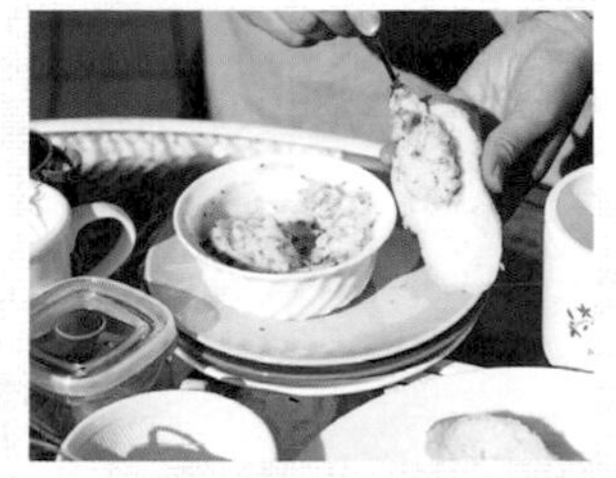

5.欲烤的麵包先在正反面噴一點開水後，再塗上奶油抹醬送進烤箱，麵包不硬反而更香脆。

tips！

抹醬也可變化為羅勒口味，只要將材料換成新鮮羅勒葉即可。但做好的「羅勒奶油抹醬」需馬上使用，因為其含水量較高，儲存不易。

肉桂滷杏鮑菇（素食）

嚼勁十足的杏鮑菇，是菇類中的模範生，不只煮鍋讚，中西式香草合壁＋醬油，茶點就上桌囉！動作太慢就吃不到了。

教案說明

「滷」是家常料理的常見方式，所以加入清香的肉桂葉去腥及提香，讓味蕾越來越細膩領略天然香氣的感知，自然而然遠離人工香料，喜愛天然香氣與清淡食物的美好，香草料理是很好的飲食健康教育。

主感知

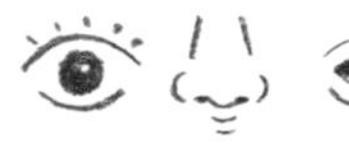

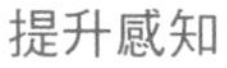

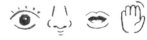

提升感知

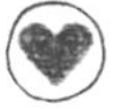

身體機能活化目標

- ☑上下肢肌耐力訓練
- ☑手腕部活化
- ☑雙手協調
- ☑眼手協調
- ☑手指間活化
- ☑指尖神經末梢刺激
- ☑數學計算能力活化應用
- ☑時間覺察力
- ☑用火生活能力活化
- ☑事物變化觀察力提升

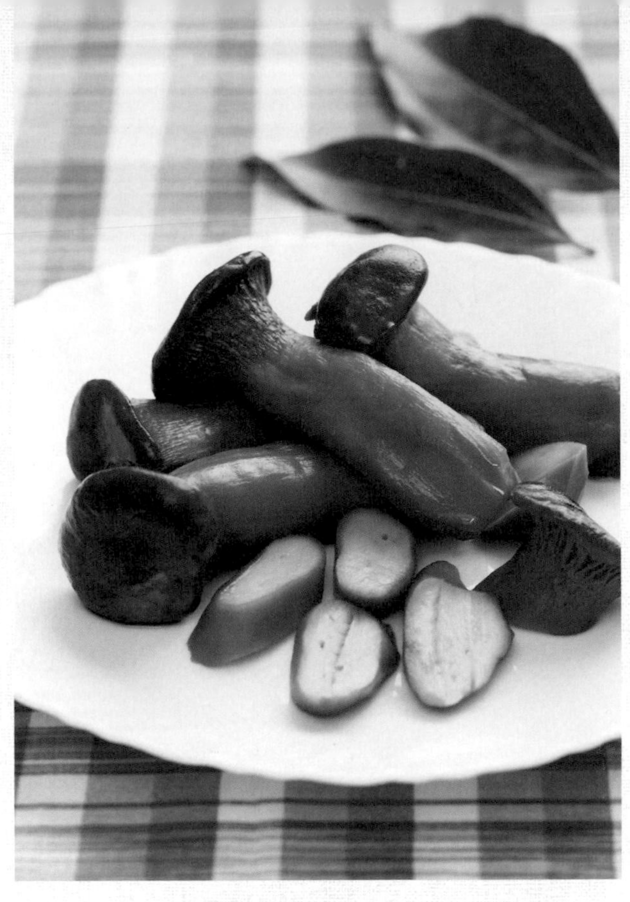

材料

· 新鮮肉桂葉5片
· 杏鮑菇5個
· 醬油1杯
· 水3杯
· 冰糖1/2杯

作法

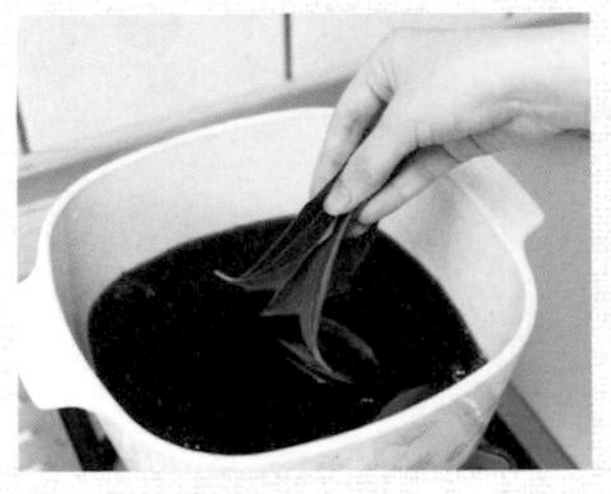

1.將醬油放入鍋中煮出香氣後，加入飲用水，煮滾後加入新鮮肉桂葉。

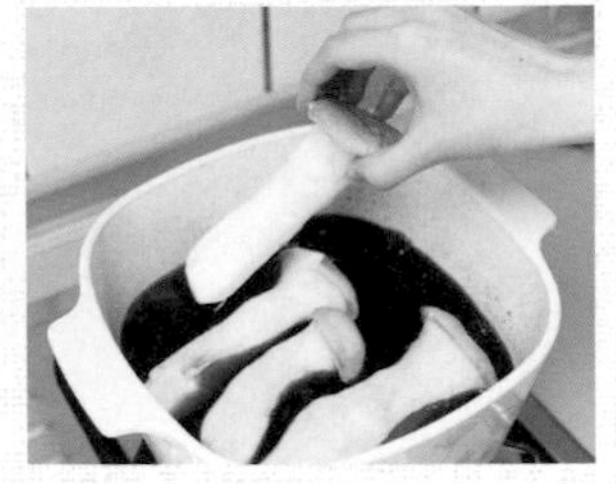

2.再次煮出香氣後，將杏鮑菇加入鍋中滷煮後即可食用。

迷迭香貴妃蛋

入口即化的口感是其迷人之處，有了迷迭香等調味入料，讓人忍不住一口接一口。

教案說明

這個教案工序較為精細，需要膽大心細與耐心操作，以精準的時間掌握，才能成就剛剛好的口感。完成後的幸福滋味，只要一入口，就令人覺得一切是值得的。享受小小的短期成就感，不一定需要料理基礎，只要按部就班操作即可。尤其是暑熱期，清爽冰涼的口感很是消暑。

主感知

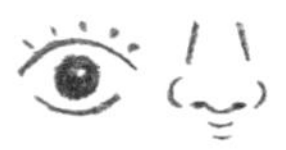

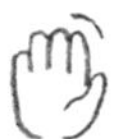

提升感知

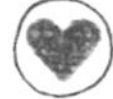

身體機能活化目標

- ☑上下肢肌耐力訓練
- ☑手腕部活化
- ☑雙手協調
- ☑眼手協調
- ☑手指間活化
- ☑指尖神經末梢刺激
- ☑數學計算能力活化應用
- ☑精細動作
- ☑時間覺察力
- ☑用火生活能力活化

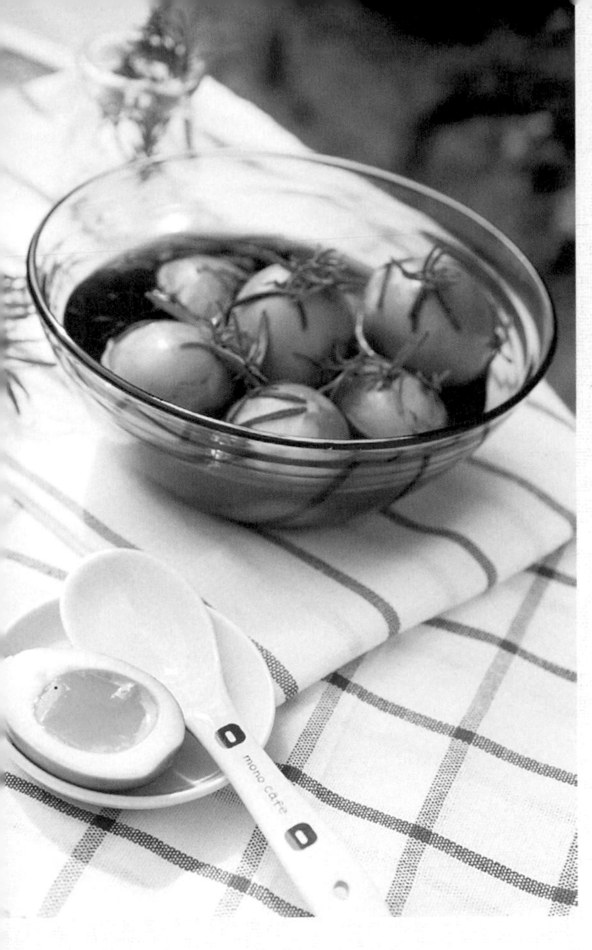

材料

- 新鮮迷迭香葉
  15公分×8段
- 雞蛋12顆
- 綠茶包1包
- 八角3個
- 水約4碗
- 米酒少許
- 醬油1碗
- 密封盒1個

作法

[醬油醬汁]

1. 將八角放入鍋中以乾鍋爆香加入醬油，煮到香氣溢出，倒入米酒、水、迷迭香6段、茶包繼續加熱，滾沸後再煮1～1.5分鐘等香氣溢出即關火，並取出茶包後，醬汁放涼備用。

[煮蛋技巧]

2. 將蛋的氣室（即較鈍圓的那頭）以刀或開瓶器敲一個小洞，放入盛有冷水的鍋中，加水蓋過蛋的高度即可。
3. 開火加熱，並不斷輕輕攪動蛋（目的在於利用離心力原理讓蛋黃居中，才能煮出黃金蛋），等水滾沸後計時約2～2.5分鐘後關火，立即將蛋放入冷水中降溫，若水溫因熱蛋而升高則要不斷換水；等蛋完全冷卻後，剝去蛋殼備用。

[醃漬方法]

4. 將煮好並剝除蛋殼的蛋，放入醬汁中冷藏醃漬，約8～12小時入味即可食用。

迷迭香酒蛋

酒漬黃金蛋作法並不難，紹興酒加香草，令人驚呼連連的大膽嘗試，風味堪稱一絕。

教案說明

因為有酒入味，對於因個人因素（例如醫囑咐或用藥因素），不宜食用含酒精成分的對象或場域，要避免此教案，所以可食用對象有限制。

主感知

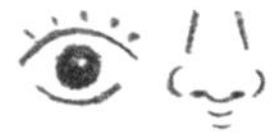
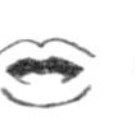
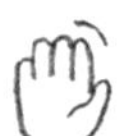

提升感知

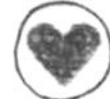

身體機能活化目標

☑上下肢肌耐力訓練
☑手腕部活化
☑雙手協調
☑眼手協調
☑手指間活化
☑指尖神經末梢刺激
☑數學計算能力活化應用
☑精細動作
☑時間覺察力
☑用火生活能力活化

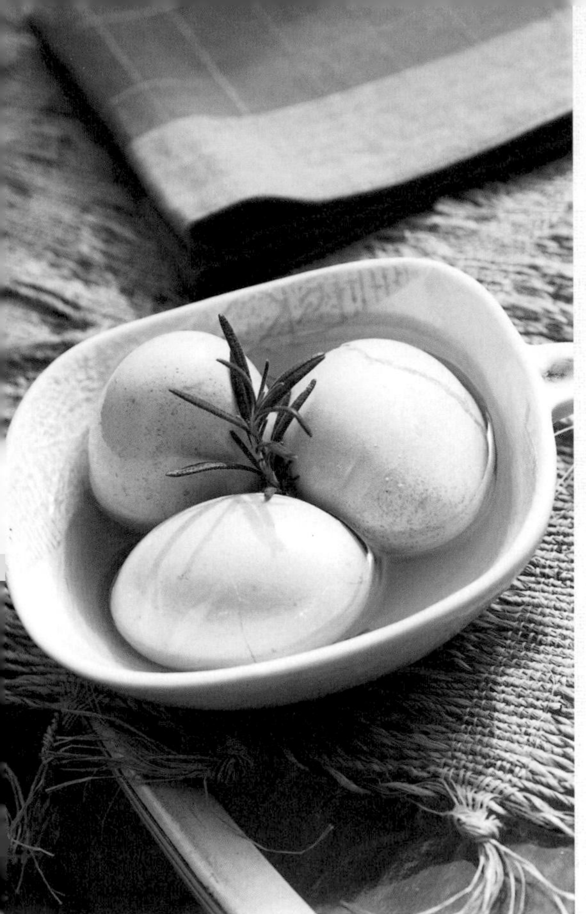

材料

- 新鮮迷迭香葉
  15 公分×8段
- 雞蛋12顆
- 八角3個
- 水約2碗
- 紹興酒2瓶
- 醬油1/3碗（或鹽2.5大匙，加鹽替代醬油比較不會壓過酒味）
- 密封盒1個

作法

[醬油醬汁]

1. 將八角放入鍋中以乾鍋爆香後，加入醬油（或鹽）、紹興酒、水繼續加熱，微滾後加入迷迭香6 段，滾至溢出迷迭香的香氣後關火，放涼備用。

[煮蛋技巧]

2. 將蛋的氣室（即較鈍圓的那頭）以刀或開瓶器敲一個小洞，放入盛有冷水的鍋中，加水蓋過蛋的高度即可。
3. 開火加熱，並不斷輕輕攪動蛋（目的在於利用離心力原理讓蛋黃居中，才能煮出黃金蛋），等水滾沸後計時約2 ～ 2.5 分鐘後關火，立即將蛋放入冷水中降溫，若水溫因熱蛋而升高則要不斷換水；等蛋完全冷卻後，輕敲蛋殼呈碎裂狀以方便入味。

[醃漬方法]

4. 將已降溫的醬汁倒入密封盒，放入煮好的蛋，並將材料中剩下的2段新鮮迷迭香分層放入一起醃漬，封蓋放入冰箱24小時後即可食用。
5. 如果醬汁未完全降溫就進行醃漬，會導致黃金蛋過熟，就失去QQ的口感囉！

迷迭香鹽鴨蛋

台灣鄉土名產鹽鴨蛋加歐風香味，作法不變，風味加分。

教案說明

鹹鴨蛋是台灣料理的古早味，也是屏東車城的名產之一，結合台灣味的香草入味料理增加土親。工具準備簡單，無需加熱設備，室內室外皆可進行。

如玩陶土般「捏泥巴」，是這個教案的一大重點，混土過程手部觸覺與嗅覺覺醒，能觸動憶起童年許多玩泥巴的記憶，就算是沒有鄉村童年者，也可來場玩泥巴的初體驗，最後為蛋敷上厚厚的面膜後，再來就是耐心的等待。

主感知

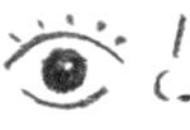
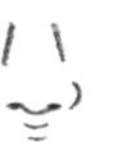

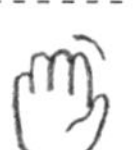

提升感知

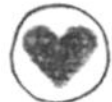

身體機能活化目標

- ☑上下肢肌耐力訓練
- ☑手腕部活化
- ☑雙手協調
- ☑眼手協調
- ☑手指間活化
- ☑指尖神經末梢刺激
- ☑數學計算能力活化應用
- ☑時間覺察力

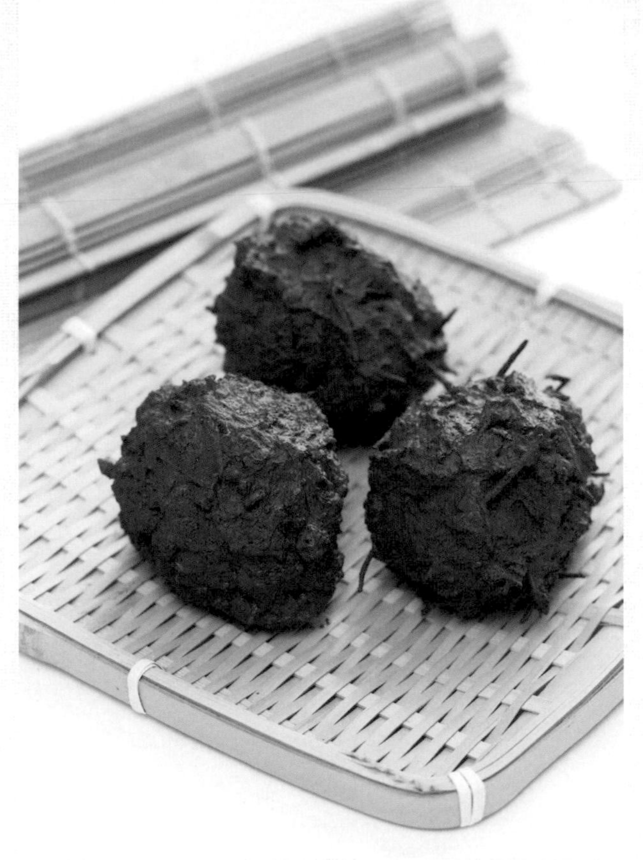

材料

- 紅土3杯
- 黑胡椒顆粒25g
- 粗鹽1杯
- 紅茶5g
- 醬油1/2杯
- 紹興酒200cc
- 迷迭香80g
- 鴨蛋20顆

作法

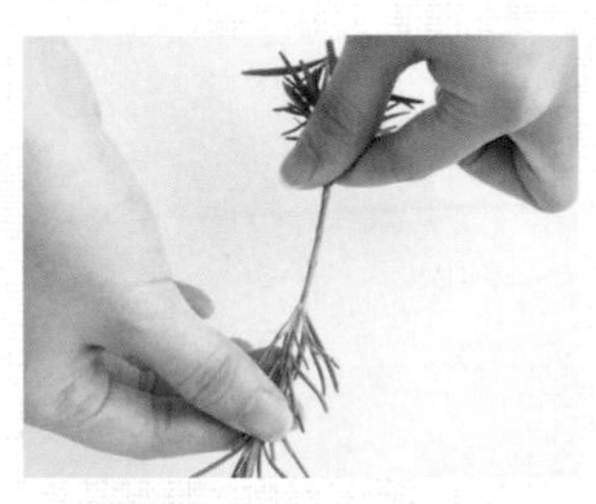

1.將迷迭香葉全數落下來備用。

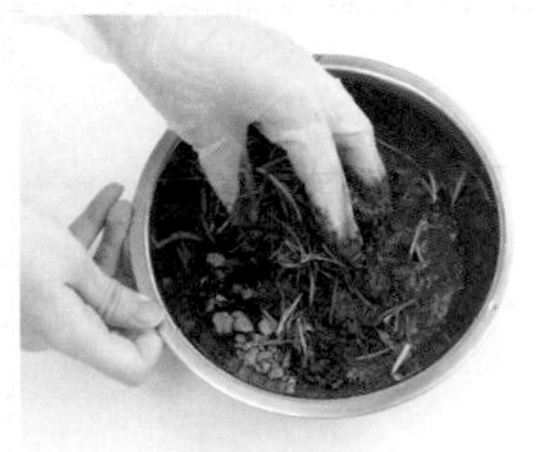

2.全數材料充分混合拌匀至黏糊狀。

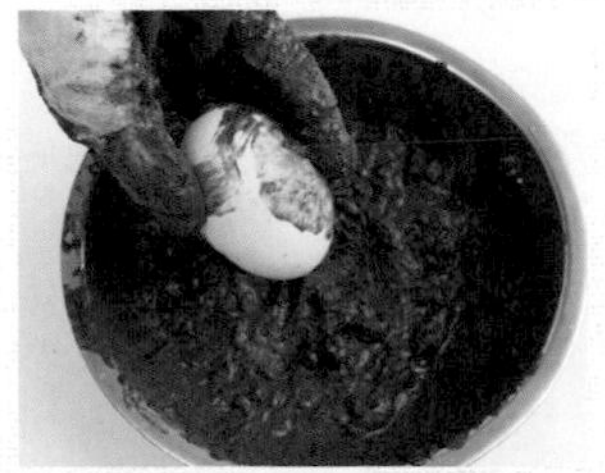

3.將鴨蛋表面均勻裹上**2**的調味紅土，之後放置在通風陰涼處，約20～25天後即可洗去紅土並蒸熟即可食用。

香草橄欖油

多用途新鮮香草調味橄欖油，料理加分祕方。

教案說明

從花園採摘到室內製作，工序優雅而不費體力，歷程中能感受到香料的香氣，以及視覺饗宴。完成後天天搖晃關照，讓當日的療癒歷程轉成「每天固定的習慣」，是延長療癒歷程的教案類別之一。橄欖油的選擇要視最終使用方式購買，例如沾醬用，請使用冷壓低溫橄欖油。會熱炒使用，請購買冷壓耐中高溫橄欖油。

主感知

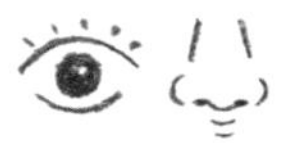

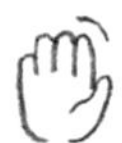

提升感知

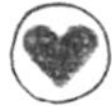

身體機能活化目標

- ☑上下肢肌耐力訓練
- ☑手腕部活化
- ☑雙手協調
- ☑眼手協調
- ☑手指間活化
- ☑指尖神經末梢刺激
- ☑數學計算能力活化應用
- ☑增加每天固定的觀察活動

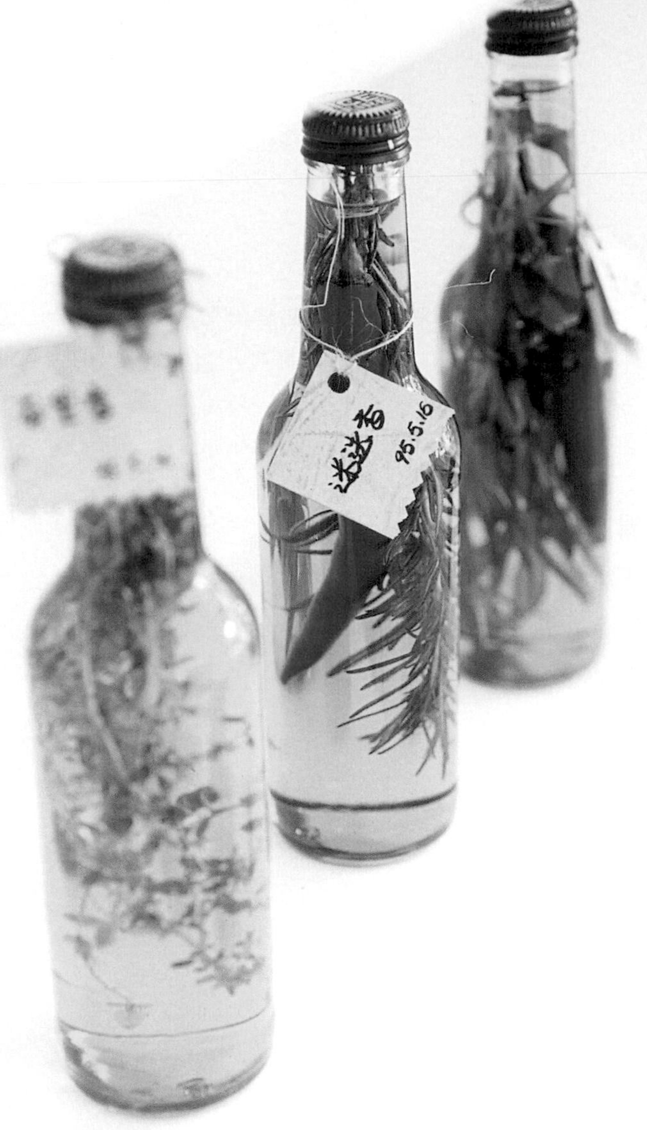

tips !

- 怕辣可使用長辣椒或不加；喜辣可用短辣椒。
- 另可製作香草橄欖油的種類：百里香、薰衣草。

材料

- 玻璃瓶500cc一個
- 新鮮迷迭香15～20公分×2支（長度視瓶身高度調整）
- 辣椒×1支
- 蒜頭（素食不加）
- 橄欖油500cc（製造日期在半年內的新鮮品為佳）

作法

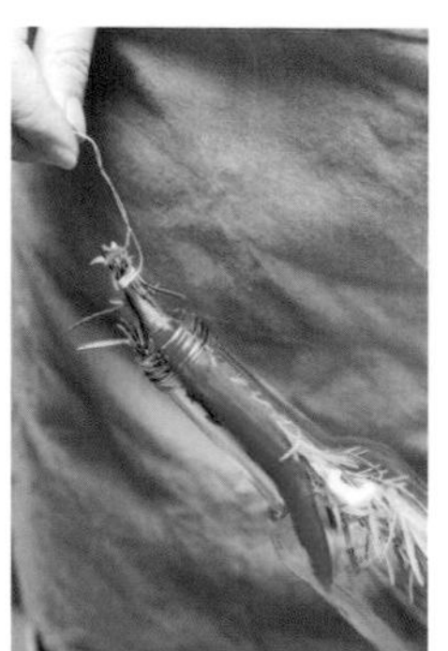

1.將新鮮香草洗淨，自然風乾備用，一定要讓表面水分完全乾掉，否則做好的成品有發霉之慮。玻璃瓶也先洗淨並風乾。

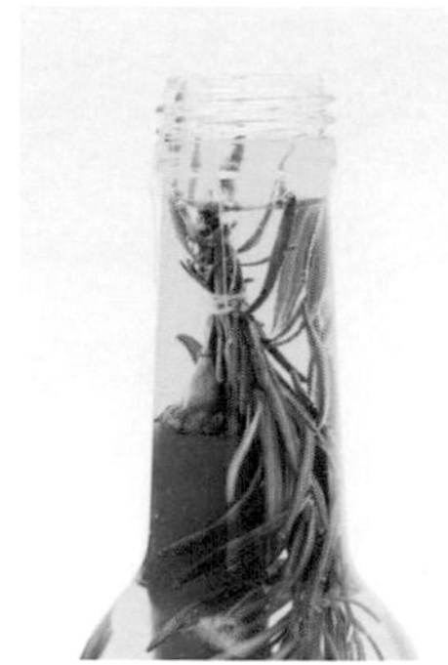

2.將剝皮蒜頭放入瓶中，之後再將香草、辣椒尾端以棉線綁好放入，再緩緩地倒入橄欖油，需醃過材料並將近滿瓶高度；待瓶中氣體排出後即可封蓋。

tips !

注意如有以下情形，容易導致香草油發霉或製作失敗：

- 香草水分未完全風乾；或玻璃瓶的水分乾燥不完全。
- 醃漬時，香草未完全浸泡在橄欖油中，導致材料與空氣接觸而發霉。
- 醃漬期間放置在高溫、日光直曬處。
- 醃漬完成後，務必將香草及蒜頭、辣椒取出，別因為美觀而留置在瓶中，否則隨著油量使用減少，材料接觸空氣也會發霉。
- 香草橄欖油若要作為沙拉醬或沾醬使用，建議製作時勿添加蒜頭。

調味油如何保存：

1. 放置室溫下，無高溫、無日光直射處約7~14天，每日定時搖晃，讓油均勻覆蓋醃漬香草。7天後可開瓶試聞香氣，如果覺得氣味濃度OK，即可將香草取出，做為調味油使用。
2. 使用期限：建議3 個月內盡快用完香草

調味油如何使用？

1. 炒菜：加了辣椒、蒜頭的香料配方油，炒菜時可不必再放肉絲或蒜頭提味，就能引出香氣，尤其適合拿來炒高麗菜喔！
2. 沾醬：製作各種沙拉醬或水餃醬、麵醬等都可添加香氣。
3. 替代傳統香油的各式用途。
4. 製作手工麵條使用（揉入麵團中使用或燙麵後的調味皆可，橄欖油加入麵團中會讓麵更香Q，而調味橄欖油更有提味作用）。

外來香草本土味
翻轉，多元融合心門開

當西洋香草遇到台灣本土料理，會激盪出什麼火花呢？翻轉熟悉香草的入料方式、翻轉味覺的固著，挑起味覺感知的每一條神經，可能是陌生的抗拒亦或是熟悉的理所當然。這種用味覺衝撞異文化的接納，很緩和但很有力，讓內心共鳴顛覆自己的固著意識。

薄荷煎蛋

薄荷與蛋會擦出什麼火花呢？材料作法很簡單，快煎來嚐一嚐吧！

教案說明

這是一道家常菜，以家常菜脯蛋、九層塔蛋作為基礎，衍生出來的做法，是清爽親民的口味。這道是一步步加入香草味覺體驗，漸進接納新味覺刺激的教案初體驗。

主感知

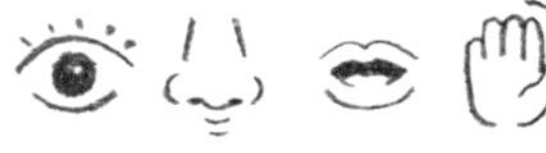

提升感知

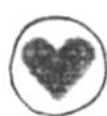

身體機能活化目標

- ☑上下肢肌耐力訓練
- ☑手腕部活化
- ☑雙手協調
- ☑眼手協調
- ☑時間覺察力
- ☑用火生活能力活化

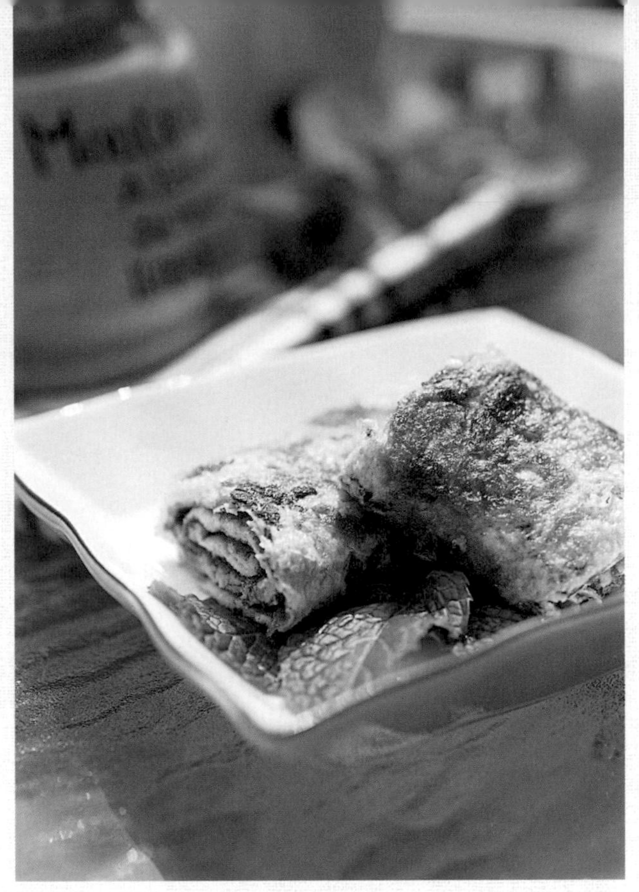

材料

- 新鮮荷蘭薄荷葉約5片
- 蛋1顆
- 蔥少許
- 醬油少許
- 橄欖油少許

作法

將蛋加入橄欖油打發至表面出現泡沫狀後，加入少許醬油提味，再加切碎的薄荷葉、少許蔥（素食不加）攪拌均勻。熱油鍋，倒入調好的蛋液煎熟即可食用。

迷迭香烤魚

料理不用花俏、無需複雜工法，
只要單純天然調味，即可烤出魚肉本身的鮮甜滋味。

教案說明

這是一個用口述即可自行回家體驗的簡易教案。當栽種香草植物得心應手後，最快速入門的家庭料理，除了沖泡茶外，還能用作魚類去腥調味，輕鬆上手，給了茂盛的香草花園，一個延展的舞台。

主感知

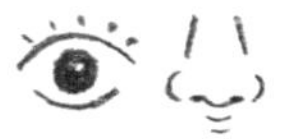
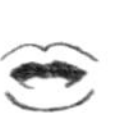
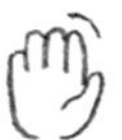

提升感知

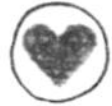

身體機能活化目標

- ☑上下肢肌耐力訓練
- ☑手腕部活化
- ☑雙手協調
- ☑眼手協調
- ☑手指間活化
- ☑指尖神經末梢刺激
- ☑時間覺察力
- ☑用火生活能力活化
- ☑生活知能提升（家電用品的使用）

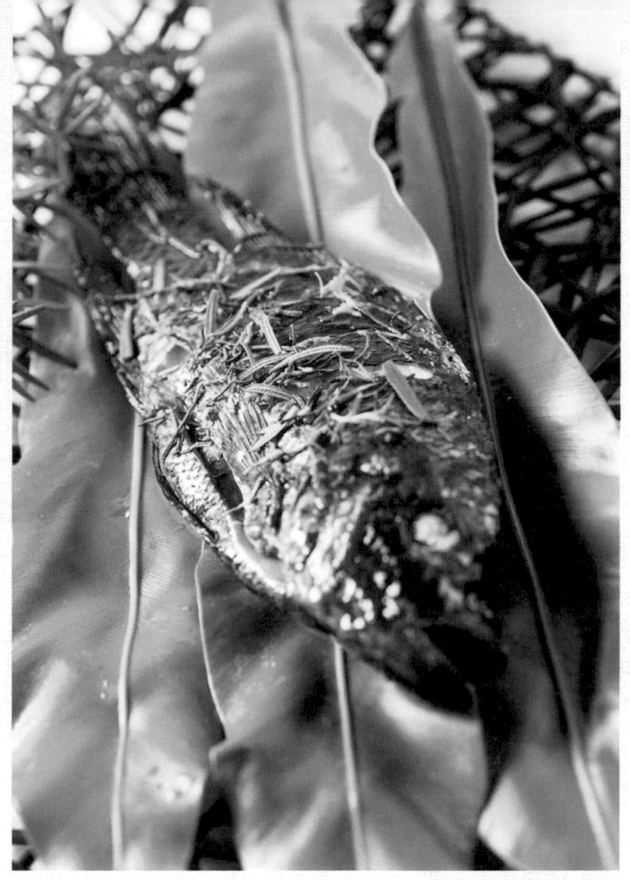

材料

- 新鮮迷迭香
  15公分×4支
- 鮮魚1條
- 山胡椒（或粗胡椒粒）
- 迷迭香粗鹽1/2茶匙

作法

1. 鮮魚洗淨後，兩面塗抹上薄薄的迷迭香粗鹽，約醃漬15 分鐘後洗去粗鹽。
2. 魚的兩面切斜刀痕，在魚肚及刀痕處塞入迷迭香，並撒上少許山胡椒，冰箱中保鮮醃漬約3小時。
3. 烤箱預熱至220～250 度，並在烤盤底部鋪上一些新鮮迷迭香，再放上醃好的魚，送入烤箱中烤熟，取出後去除迷迭香（因烘烤後帶有苦味，不好入口），即可上桌。

迷迭香鹹豬肉

客家風味招牌料理鹹豬肉，加了歐風香料一樣到味，輕鬆擄獲老饕的味蕾。

教案說明

這是一道台灣本土味的料理，遇見西洋香草的完美結合。簡單的入味方式，與操作過程中的雙手協調、剝蒜頭時指尖的精細動作、按摩肉品手指活化，都可是提升生活自理能力的訓練，焦點放在即將上桌的美食，不會感到復健的壓力與無趣，活動意欲大大提升。

主感知

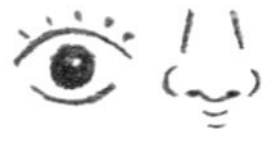

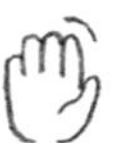

提升感知

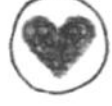

身體機能活化目標

- ☑上下肢肌耐力訓練
- ☑手腕部活化
- ☑雙手協調
- ☑眼手協調
- ☑手指間活化
- ☑指尖神經末梢刺激
- ☑時間覺察力
- ☑用火生活能力活化
- ☑生活知能提升（家電用品的使用）

材料

- 新鮮迷迭香 15公分×3段
- 黑豬肉一塊
- 迷迭香（或粗鹽）10g
- 粗黑胡椒粒1茶匙
- 山胡椒5粒
- 米酒一瓶蓋
- 醬油一瓶蓋
- 蒜頭5～10粒
- 密封盒醃好的豬肉取出後，以隔水加熱的方式蒸熟。

作法

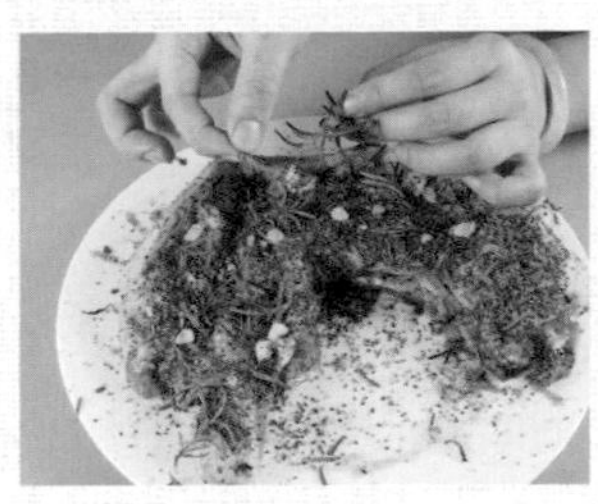

1. 豬肉塊上灑上迷迭香、粗鹽並揉按入味，接著撒上少許米酒、醬油，再次按摩豬肉（兩面），最後鋪一層蒜頭片，細灑粗黑胡椒、少許山胡椒後，放入密封盒置於冰箱醃漬8～10小時。

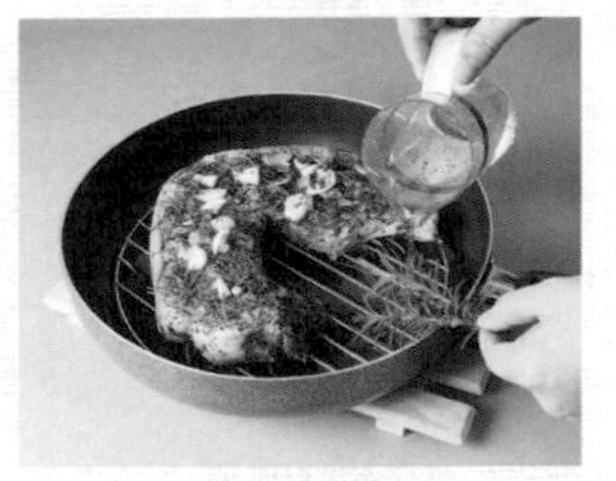

2. 醃好的豬肉取出後，以隔水加熱的方式蒸熟（或電鍋蒸熟）。

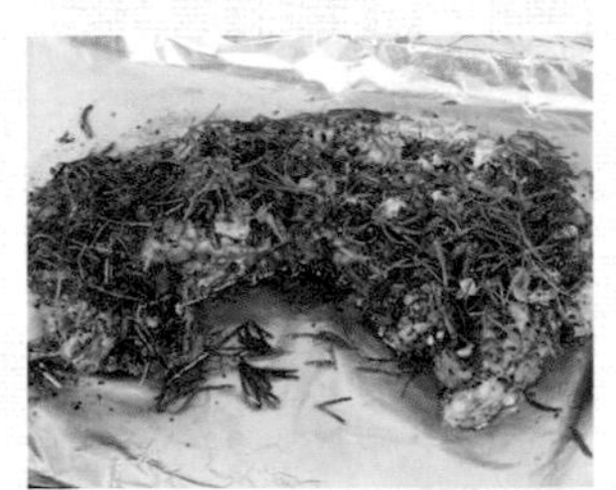

3. 再入烤箱200 度微烤至外皮金黃，去除迷迭香葉後，即可切片上桌。

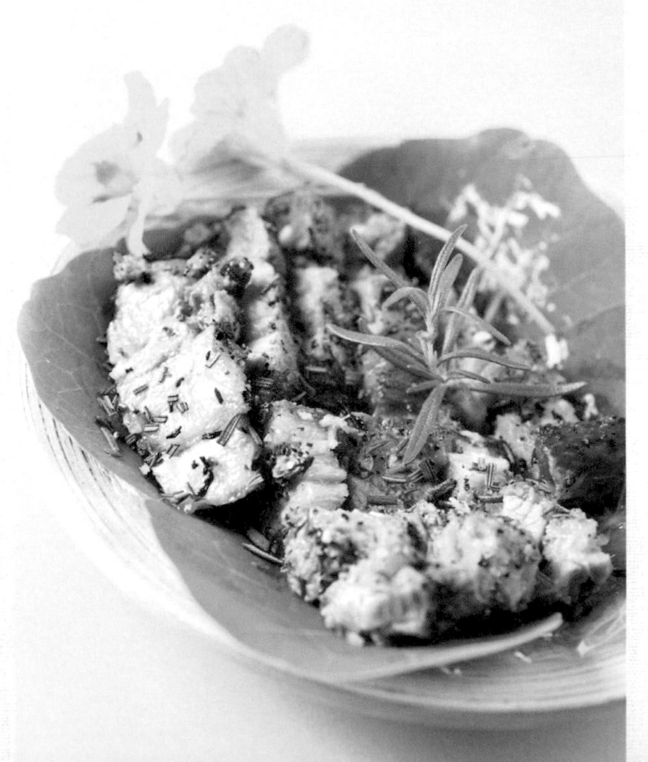

迷迭香&香料烤雞腿排

台式香料蒜頭，遇見歐風迷迭香，撞出讚讚讚火花。

教案說明

料理操作過程中，運用很多雙手協調以及指尖的精細動作，或按摩肉品讓手指活化，都是提升生活自理能力的訓練。此外，美味而簡易料理，最易引發人的活動意欲。這類以醬油為基底，加入香料植物，經過時間醃製，讓香氣大融合，無論當主菜、露營或巴比Q場合，都是可以大顯身手的拿手好菜，增加社交關係促進與話題，更是自我展演的機會舞台。開心香草入料趣囉！

主感知

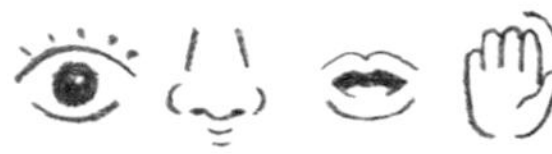

提升感知

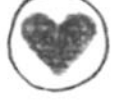

身體機能活化目標

- ☑上下肢肌耐力訓練
- ☑手腕部活化
- ☑雙手協調
- ☑眼手協調
- ☑手指間活化
- ☑指尖神經末梢刺激
- ☑時間覺察力
- ☑用火生活能力活化
- ☑生活知能提升（家電用品的使用）

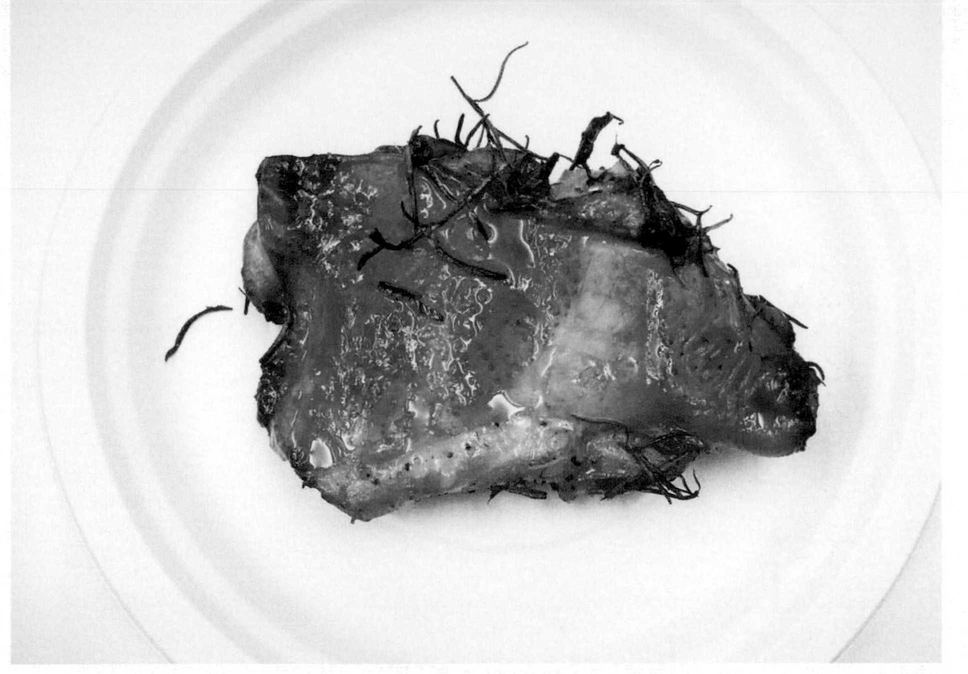

材料

- 雞腿6 隻
- 迷迭香葉15公分×5段
- 蒜頭10個
- 醬油1 杯
- 冰糖1/3
- 黑胡椒顆粒少許
- 煮沸過的冷水1/3 杯

作法

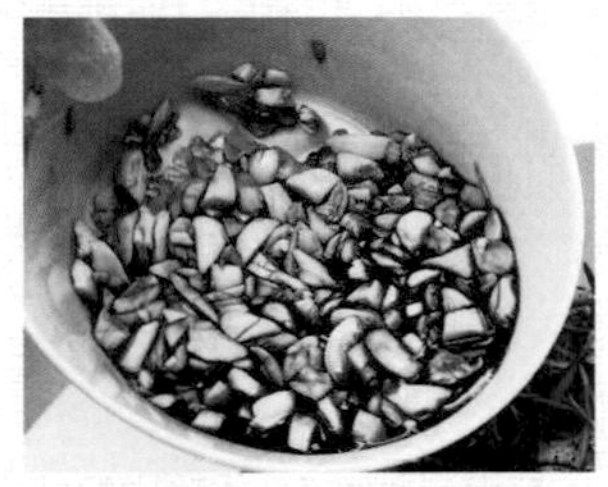

1.醬油、煮沸過的冷水、冰糖混和均勻，再加入切碎的蒜頭一起浸泡。

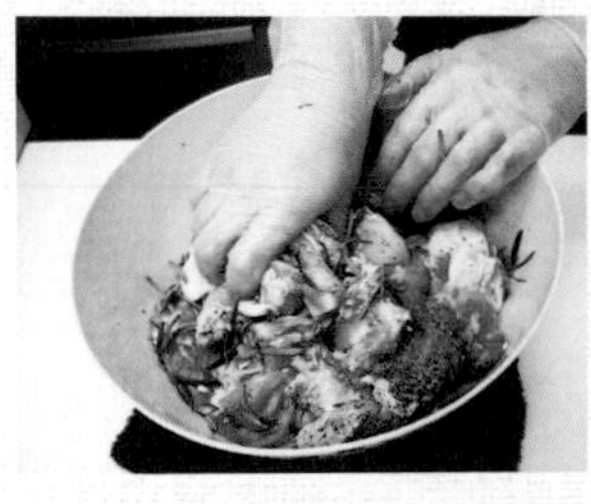

2.將洗淨雞腿加入迷迭香葉、黑胡椒顆粒及調製好的醬汁1後，一起按摩雞腿。

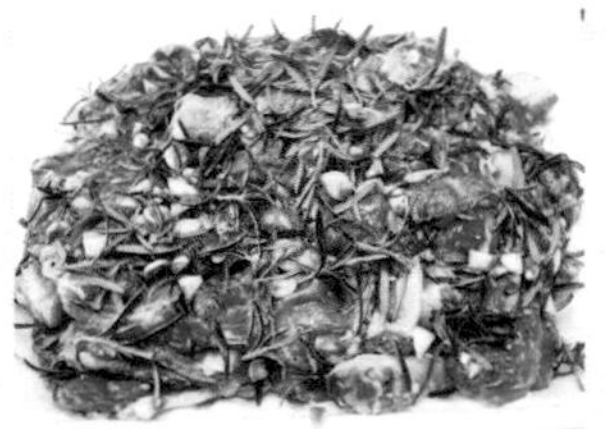

3.將按摩好的雞腿一隻隻鋪好，放入冰箱中醃漬並保鮮1～2 小時。

4.預熱烤箱至250 度，將雞腿烤熟即可食用。

迷迭香手工麵條

麵條自己做，酷吧！不僅成就感十足，還是適合親子互動的活動。

嚼起來麵香中還帶有香草香或野菜，與各種醬料都能完美融合。

教案說明

手工麵條很家常，許多家庭也習慣自己麵，尤其是外省家庭，對麵食特別專精。備妥材料後，大家分組進行記憶中的製麵方法，而非教授一致的製作方式，最後吃到各種麵條口感，也是一場充滿趣味的團體活動。園藝治療活動不一定場場都需要標準答案與模式，若是與生活連結的教案，可以透過分組，讓大家找回過去的生活記憶，教室成了回憶的舞台，也提供文化交流的機會。

主感知

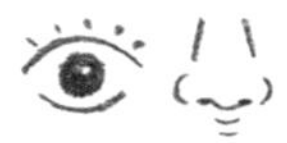

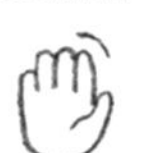

提升感知

身體機能活化目標

- ☑上下肢肌耐力訓練
- ☑手腕部活化
- ☑雙手協調
- ☑眼手協調
- ☑手指間活化
- ☑指尖神經末梢刺激
- ☑時間覺察力
- ☑用火生活能力活化
- ☑生活知能提升（家電用品的使用）

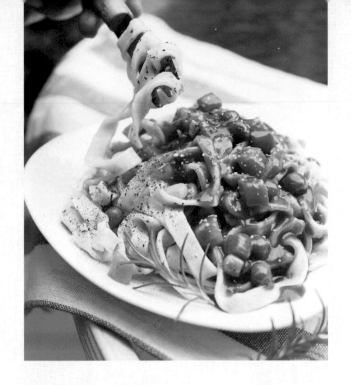

材料

- 新鮮迷迭香葉（未含梗）100g
- 中筋麵粉1000g
- 蛋4顆
- 橄欖油少許
- 水約250cc

tip！

用迷迭香手工麵條就可簡單做出義大利麵。將煮好的麵條與義大利麵醬攪拌後，加上青菜即可上桌，香氣十足！

作法

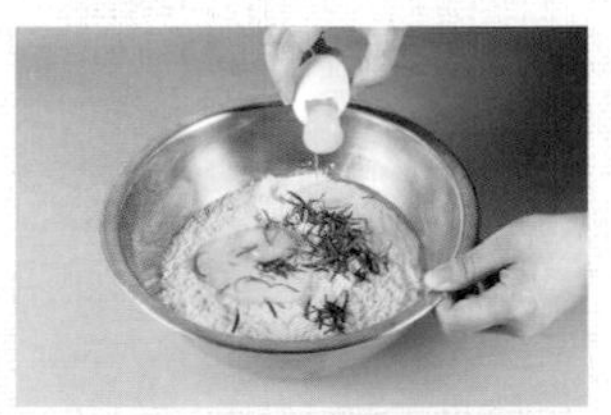

1.剝下新鮮迷迭香葉，與中筋麵粉、蛋、少許的橄欖油混合，再加水慢慢調成團狀，混合揉成麵團。

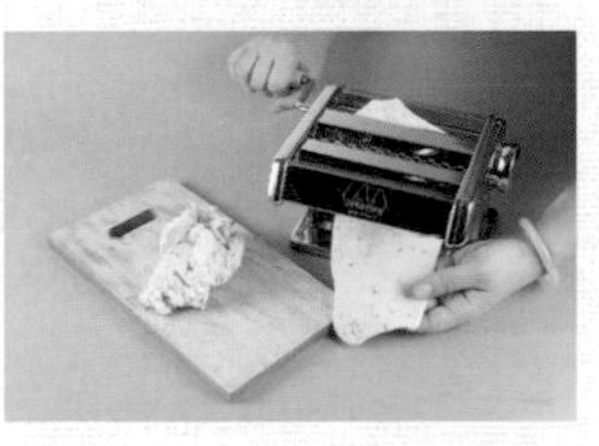

2.分成小團後，一一用手動製麵機來回，出筋後會有水氣須灑上麵粉再擀（無機器者，可用手揉）。

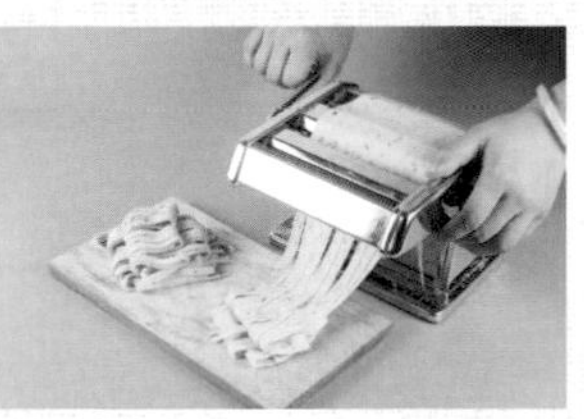

3.達到麵的Q 度時，製麵機轉至切麵層，即出現一條條的手工麵條（無機器者，可手工切出喜好的粗細麵條）。

薰衣草水餃

水餃除了餡料百變，水餃皮也可玩出新花樣，餃子皮透出細碎香草葉色點綴，好看又好玩。

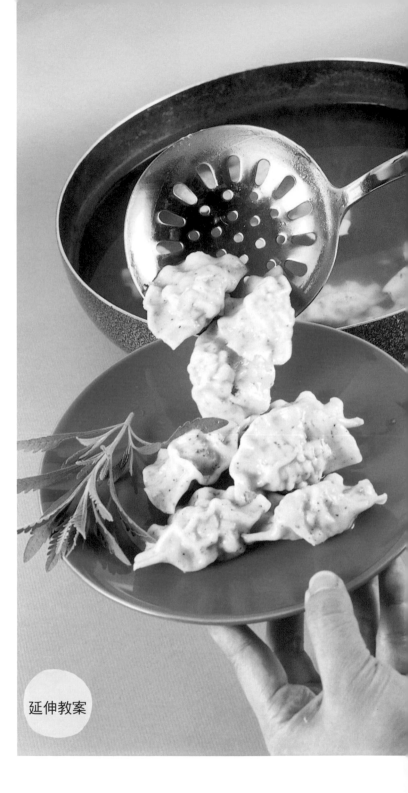

材料

A

- 新鮮薰衣草葉
  100～120g
- 中筋麵粉
  100g 適量
- 蛋**4** 顆
- 橄欖油少許
- 水約**250** cc

b

- 高麗菜
- 豬絞肉
- 鹽
- 蒜泥
- 醬油適量

作法

1. 水餃皮：取下新鮮薰衣草葉（不必切或剪短，因為透過機器數次的擠壓、揉麵，會自然變成細碎葉狀，融入麵團中。若是手揉，則要先將葉剪成碎片），和中筋麵粉、蛋、少許的橄欖油混合，再加水慢慢揉成麵團，將揉好的麵團分成小塊，分次用手動製麵機來回平，作為水餃皮備用。
2. 餡料：高麗菜切細絲，加少許鹽搓揉出多餘水分後擠乾，與豬絞肉、蒜泥、少許醬油均勻攪拌，酌量加鹽調整鹹度。
3. 包水餃：將餡料以水餃皮包起，可以馬上煮熟現吃，也可冷凍起來備用。沾醬不妨試試以醬油、薰衣草橄欖油（作法請參照本章橄欖油的製作方法）、少許醋、蒜頭調製成的香草風味。

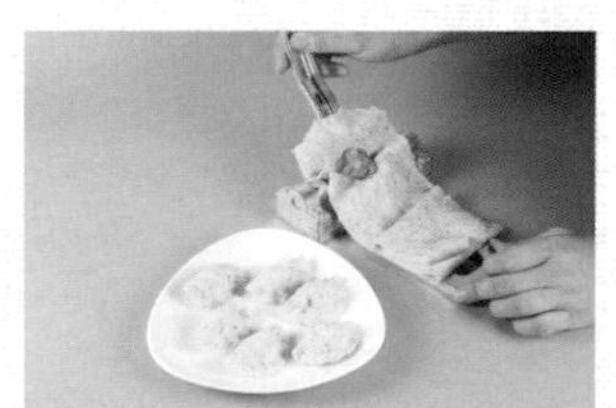

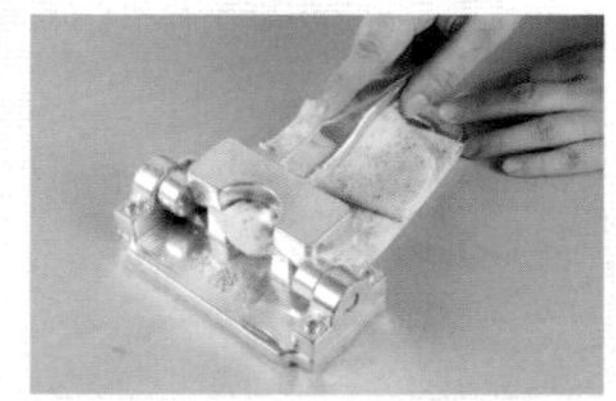

tip！

在家常菜中，加入一點小變化，生活就有了小改變。

檸檬香茅高纖飯（可素食）

這是日式+西式風味的香草菜飯，
還可變化做成焗烤飯，也可製成御飯糰，成了出遊的午餐。

教案說明

味覺的滿足，容易引發關注。在我過去合作的科學實證研究中發現，味覺體驗的教案，療癒效益顯著。在我的實務工作中，也呼應了研究數據的結果，學員參與過一系列的園藝療癒活動後，因為味覺的感動，對香草產生好奇與好感，想要自己栽種某品項的香草，開始了對園藝事務的熱情。但排斥度越高者，越需要給他時間慢慢接納，因為透過觀察，他感到安心信賴後，學習意願活動意欲才可能啟動，凡事勿強求。

主感知

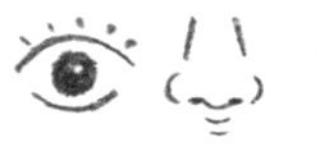
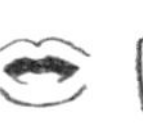
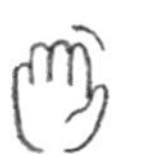

提升感知

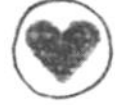

身體機能活化目標

- ☑上下肢肌耐力訓練
- ☑手腕部活化
- ☑雙手協調
- ☑眼手協調
- ☑生活知能提升（家電用品的使用）
- ☑事物變化觀察力提升

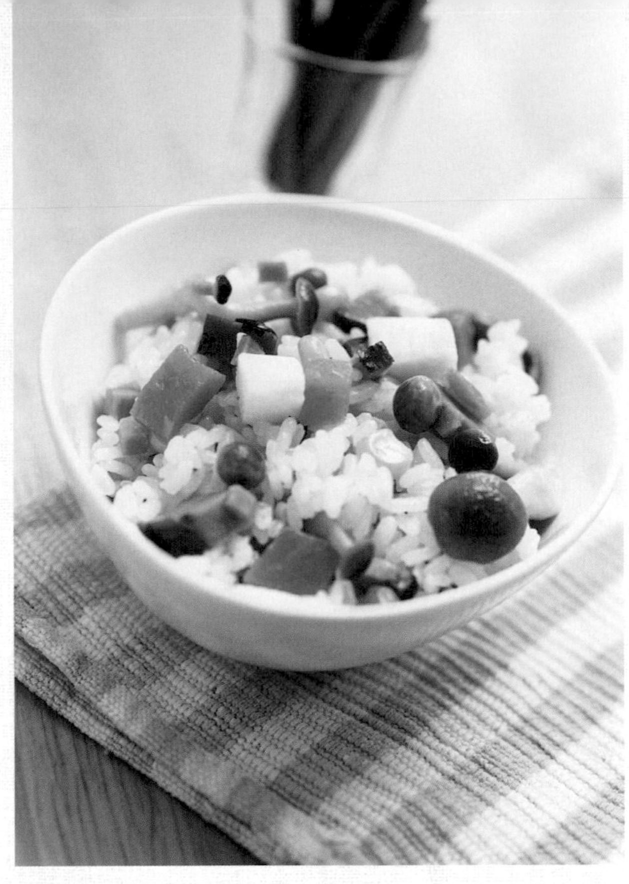

材料

- 新鮮檸檬香茅葉10 片
- 越光米
- 日本山藥
- 火腿（素食不加）
- 菇類
- 冷凍蔬菜適量

作法

1. 檸檬香茅水煮開後，放入一半的檸檬香茅，等水持續滾煮出香氣後， 關火備用。
2. 在洗好的米中，倒入檸檬香茅水（份量同一般煮飯時的水米比例），並將另外1/4 的檸檬香茅葉剪成約10 公分一段的長度，一起放進電鍋蒸煮，煮熟後再將成段的香茅葉取出。
2. 剩下1/4 檸檬香茅加水煮滾後，放入菇類及冷凍蔬菜燙熟備用。
4. 日本山藥、火腿（素食配方無此步驟）切小丁，加入煮好米飯中拌勻，再加入**3** 的材料一起攪拌即可食用。

檸檬香茅菇蕈養生湯（可素食）

在菇蕈、蔬菜的清甜中，融入檸檬香茅的清新香氣，不僅湯頭爽口，還喝下滿滿的營養！

延伸教案

材料

- 排骨（素食不加）
- 新鮮檸檬香茅束15片
- 各類菇蕈
- 日本山藥
- 綠花椰菜
- 紅蘿蔔
- 鹽適量

作法

1. 排骨放入滾水汆燙備用。（素食配方無此步驟）
2. 另起一鍋，加入適量水先煮至滾後，加入排骨（素食無）及檸檬香茅束。
3. 等鍋中再次滾沸，依序加入各類菇蕈、紅蘿蔔，煮滾約3 分鐘後加入日本山藥、綠花椰菜，稍煮一會加鹽酌量調味，關火即可食用。

香氛生活好優雅

改變，帶來生活質量的提升

一成不變的生活，會讓人失去熱情與創意，香氛生活能讓心雀躍起來～到陽台中或花園中，修剪下一段段新鮮香草，就可以享受香氛療癒。

只要多一點點用心，無需高額的費用，在家也能享受高品質的優雅生活。幸福來自於簡單生活的感動。

迷迭香沐浴鹽（食品醃漬亦可）

從花園到入鍋，製作過程香味四溢，香氛浴、入料理都OK！

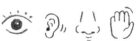

教案說明

將花園中的迷迭香進行計畫性管理修剪，修下來的迷迭香大大小小不均，大約修剪成10公分左右，方便入鍋，但因為鍋子大小可能略有差異，操作者即可進行長度調整。這個教案，從香草園區管理到入鍋前的準備，都是很好的認知與規畫能力培養機會，判斷與決策能力是由生活化的邏輯開始。

從花園到入鍋，整個製作過程香味四溢，並且能看見香草從新鮮到乾燥的變化，以及聽到粗鹽撞擊鍋身的聲音，是啟動感官知覺很棒的歷程。

主感知

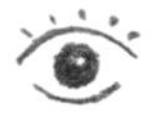
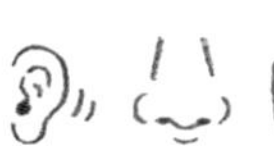

提升感知

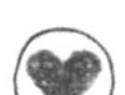

身體機能活化目標

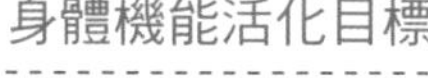

☑上下肢肌耐力訓練

☑手腕部活化

☑雙手協調

☑眼手協調

☑手指間活化

☑指尖神經末梢刺激

☑身體循環機能活化

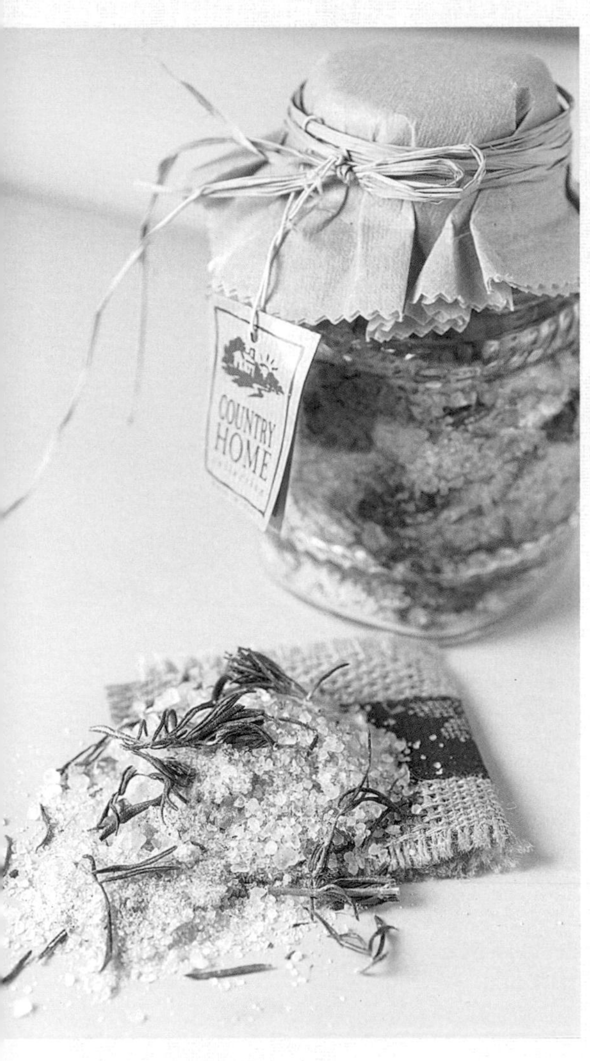

材料

· 有機栽種新鮮迷迭香葉200g

· 粗鹽1000g

· 容器瓶罐1個

作法

1. 將洗淨的新鮮迷迭香葉及梗剪成約10cm的小段。
2. 乾鍋加熱後，加入粗鹽乾炒1分鐘後，立即加入1一起炒。
3. 炒至葉片變乾，或鑷子觸壓脆脆的即可起鍋。
4. 炒好的迷迭香鹽攤平在淺盤中，放在室溫中降溫。
5. 待降至室溫後，立即裝罐封存。並可立即使用。常溫儲存，使用期限約半年。

如何使用

1. 若用在「香氛沐浴」，可將香草鹽裝入紗布袋或不用的絲襪中，掛於熱水出口處，讓熱水直接沖泡，更可重現原味，香氣四溢，淨身後直接泡澡，再加一些粗鹽做角質磨砂。是一個可以闔家分享的教案後續使用，居家生活小確幸。
2. 若是「食品應用」主要還是用在醃製食品，如製作鹹豬肉時使用迷迭香鹽效果極佳，除了能嚐出肉質的鮮甜，更多了淡淡的清香，且具有防腐保存的功能。

薰衣草沐浴鹽（食品醃漬亦可）

薰衣草版的沐浴鹽，
也很適合用來醃製李子、梅子等水果。

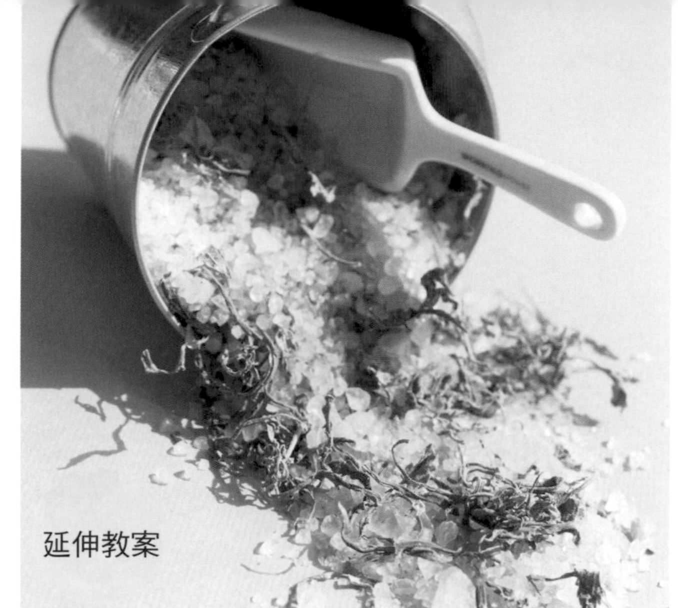

延伸教案

作法

1. 洗淨的新鮮薰衣草葉剝下，與莖分開處理，將莖剪成約5cm的小段。
2. 將乾鍋加熱後，加入1乾炒至葉的色澤微軟化後，再加入粗鹽一起炒。
3. 持續拌炒，炒至葉片呈現乾黃（或灰色），或鏟子觸壓脆脆的感覺即可起鍋。
4. 將炒香的薰衣草鹽攤平在淺盤中，放在室溫中降溫。
5. 待降至室溫後立即裝罐封存。並可立即使用，常溫儲存，使用期限約半年

材料

· 有機栽種新鮮薰衣草葉與梗200g
· 粗鹽1000g
· 容器瓶罐1個

tips！ 若用在「香氛沐浴」時，同迷迭香沐浴鹽。若是「食品應用」，可將香草鹽用來醃製李子、梅子等水果，也是新鮮嘗試。以薰衣草鹽替代原本的粗鹽去除果實澀味後，醃製時除了加入糖或甘草等調味外，可再放一點乾燥薰衣草花，吃起來酸甜中並帶有淡淡花香。

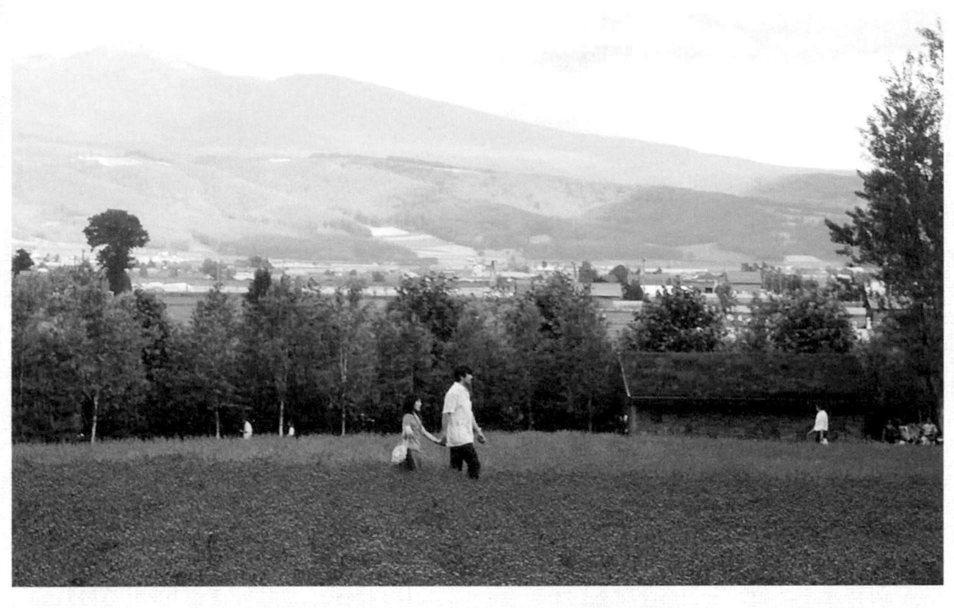

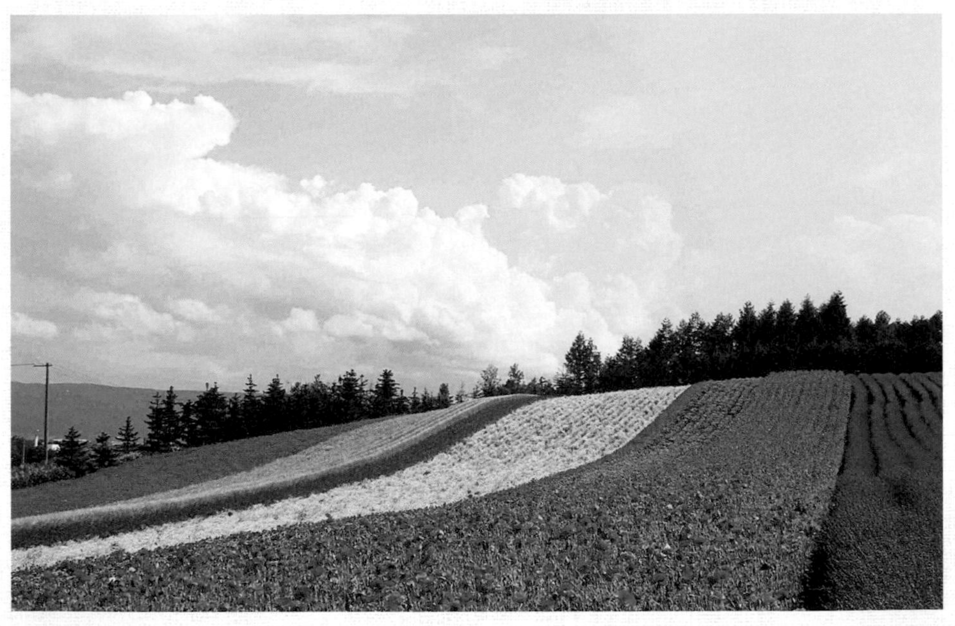

澳洲茶樹足浴

在天然的植物香氣中放鬆地泡腳，緩解一日的疲倦。

教案說明

澳洲茶樹在花園中，屬大型喬木，進行修剪後枝葉量體很大，有效並妥善運用，可以提升花園的經濟價值，與參與管理者的成就感。其具有精油成分但不可食用的香草，除了室內芳香外，還能作為泡腳或泡澡用途，緩解一天的疲憊。若是安排在農園活動後的舒活療癒，肯定室效益加值，並減緩勞動後乳酸堆積所致的勞累感。

主感知

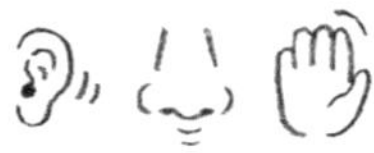

提升感知

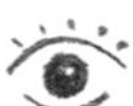 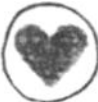

身體機能活化目標

☑上下肢肌耐力訓練
☑手腕部活化
☑雙手協調
☑眼手協調
☑手指間活化
☑指尖神經末梢刺激
☑身體循環機能活化

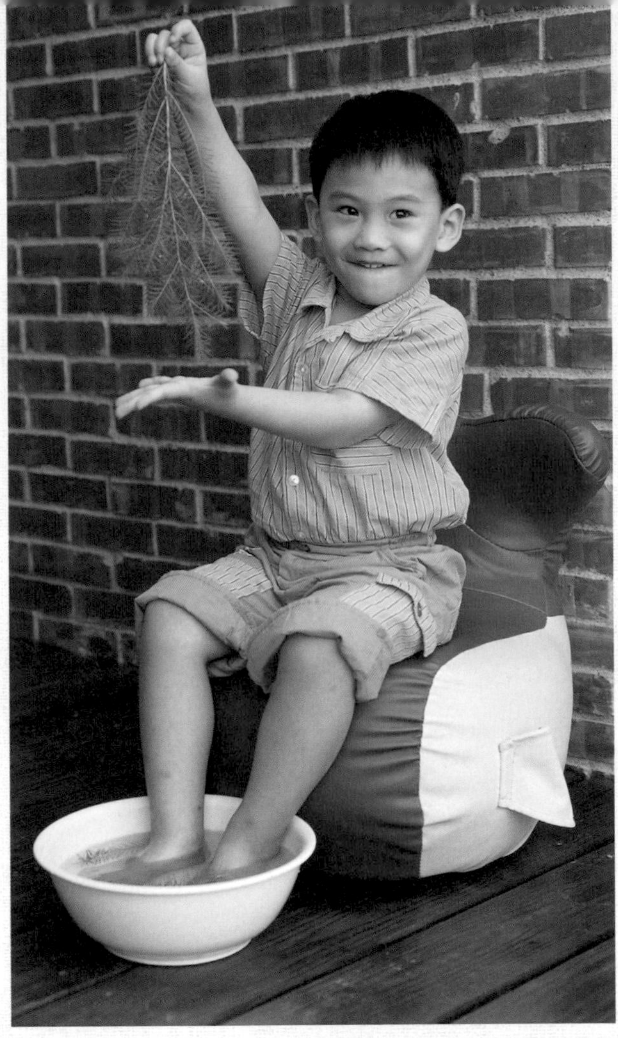

材料

· 新鮮的澳洲茶樹葉及莖

· 水

作法

先將鍋中的水煮滾，加入洗淨的澳洲茶樹，再燜煮1～2分鐘後，倒入浴缸（或腳盆）加冷水調配至適溫，雙腳浸泡至少約10分鐘。

效用

每日使用，可改善小孩的輕微香港腳狀況；或呼吸道不適者以茶樹浴泡澡，也可減緩不適。

薰衣草泡湯

居家芳香療癒，從泡澡開始

教案說明

取自花園的新鮮香草鮮品，或是天然萃取提煉後的精油泡澡浴，是居家芳香療癒的一步。增加家人（或是機構、社區）對栽種的支持，讓花園不只是照顧者的個人喜好，而是守護一家人（或是機構、社區）幸福的共同花園。泡澡的最適溫度約37～42℃，「越燙越好」是錯誤觀念。

主感知

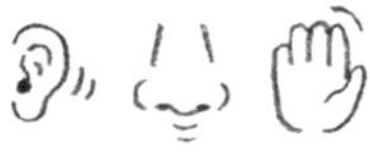

提升感知

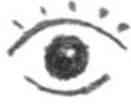
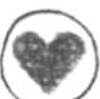

身體機能活化目標

- ☑上下肢肌耐力訓練
- ☑手腕部活化
- ☑雙手協調
- ☑眼手協調
- ☑手指間活化
- ☑指尖神經末梢刺激
- ☑身體循環機能活化

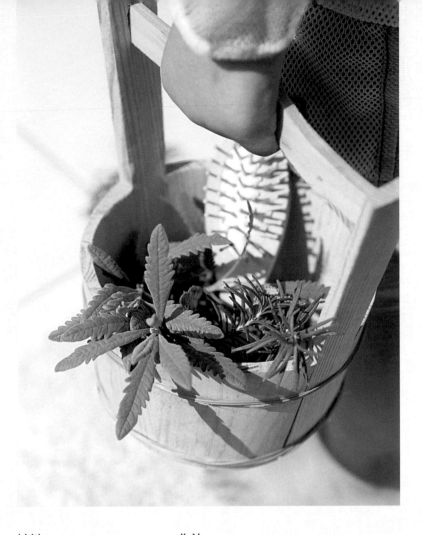

材料

· 新鮮薰衣草葉（栽種的薰衣草產量不足時，可改用薰衣草精油10滴替代）

· 水

作法

1. 將新鮮薰衣草葉洗淨後放入紗布袋，掛於浴缸出水處，讓熱水直接沖泡出其精油，待浴缸水量放足且淨身後即可直接泡澡；如果想達到瘦身效果，或是依民間傳統驅除穢氣時，可再加入粗鹽一併使用。
2. 若使用精油替代新鮮香草，則須先將浴缸水準備好後，再滴入精油並用手攪拌，淨身後即可入浴泡澡。

馬郁蘭、百里香退燒浴

歐洲人居家常使用的退燒方法。

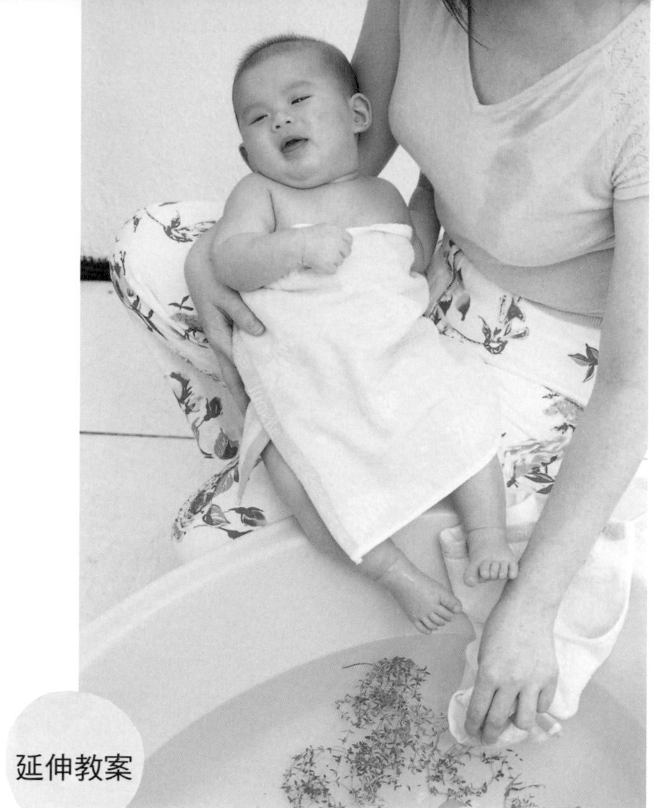

延伸教案

材料

- 新鮮馬郁蘭
- 百里香
- 水

作法

先將鍋中的水煮滾，加入洗淨的馬郁蘭、百里香，燜1分鐘待香氣釋出後，倒入浴缸加冷水調配至適溫，讓寶寶入浴泡約10分鐘，即可舒緩不適幫助退燒。

tips！ 在氣候變化大或是低溫的季節，用香草泡澡或浸泡手腳，既能安定心靈又可促進血液循環，是健康又受歡迎的教案。過程中要注意水溫的掌握，約38～42℃間較佳，尤其是皮膚知覺較弱的使用者，一定要先確認水溫是舒適、安全再進行。期間要隨時注意水溫下降，持續補水，以維持15分鐘的恆溫舒適。

美學賞析好生活

創意，多一點自信與自然

人是視覺動物，視覺的美很容易引發動機，而將戶外的綠意香氛引入室內，除了視覺，同時也款待了其他知覺，不用出門去花店，家裡就是香草植物的展演舞台，讓我們當它們最忠實的粉絲，靜靜地欣賞享受片刻的心靈寧靜。靜心～是能量湧現的開始。

芳香名片架

名片架也可以DIY，而且芳香四溢。

取材自花園的樹枝及迷迭香即可手作個性名片架。

教案說明

花園中木質化的樹枝，大大小小形形色色，可以作為骨架主軸或外框。除了名片架外，還能以延展至畫框、相框、門牌等設計運用。取自花園中多餘或無用的素材，手作後的成就感很高。尤其是運用在生活公共空間中，供人欣賞與讚嘆，無形中提供了作者自我展演的舞台，

也可與欣賞的民眾產生共鳴，帶出「生命無限可能與延展」的正向思維。

主感知

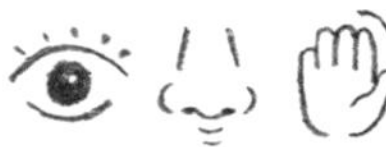

提升感知

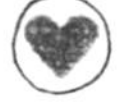

身體機能活化目標

☑上下肢肌耐力訓練
☑手腕部活化
☑雙手協調
☑眼手協調
☑手指間活化
☑指尖神經末梢刺激
☑設計搭配過程增加腦部活化
☑精細動作
☑行為規劃能力
☑物理平衡結構概念提升
☑創造力

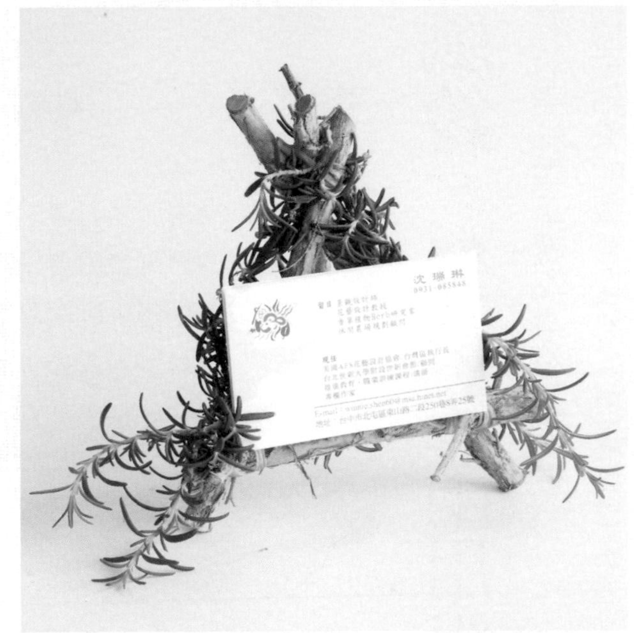

材料

· 澳洲茶樹枝4枝
（花園中修剪下來）
· 新鮮迷迭香數段
· 造型藤1段

作法

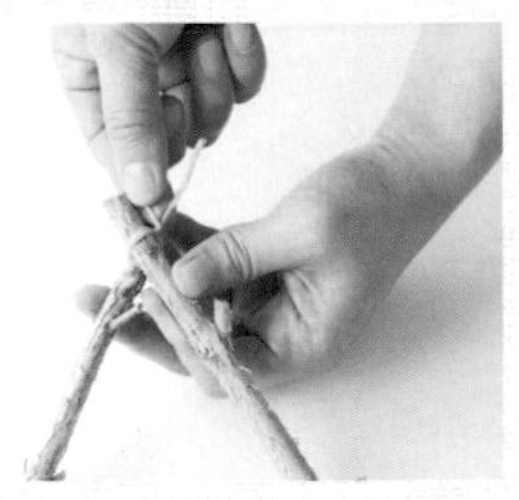

1.依名片尺寸裁切四段澳洲茶樹枝，先取其中兩支交叉並固定。

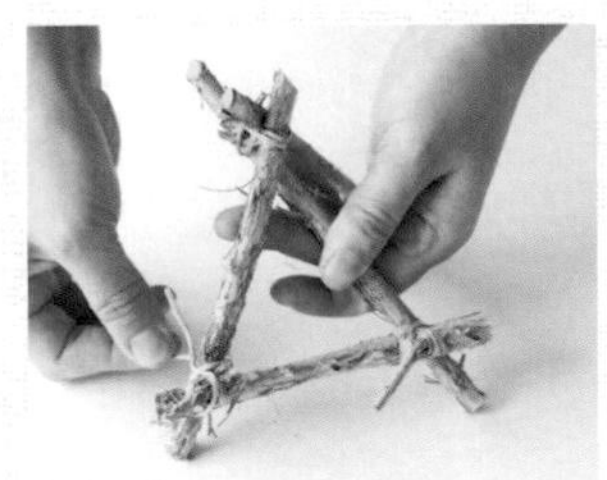

2.再加上橫桿即形成三角形，並在後方加上一個固定枝。

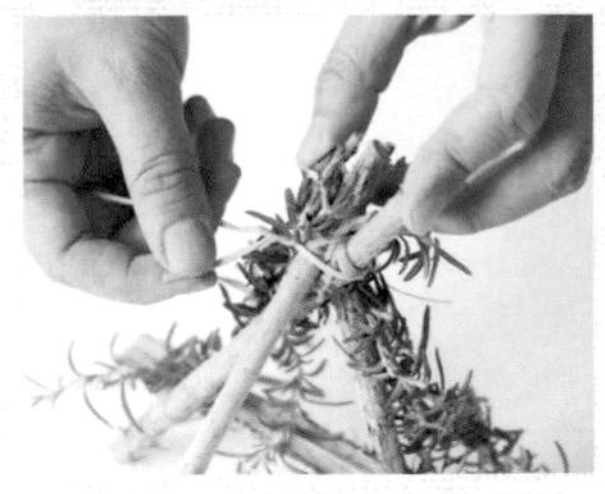

3.最後，用造型藤或銅線將新鮮迷迭香固定即可。

風鈴、餐桌花兩用組

只有美味香草餐點還不夠喔！

信手拈來的香草花飾，可是香草生活家餐桌上不可缺的配件。

教案說明

巧妙運用市售現成的藤球作為花器，改變物品的原來使用方式，就像是翻轉自己對事情的固著，玩創意同時也共鳴出生命意涵，翻轉主觀意識，原來學習用不同角度看世界，世界變得更有趣。

主感知

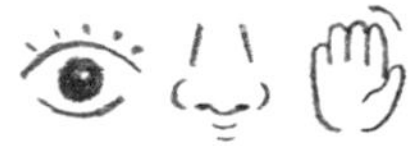

提升感知

身體機能活化目標

- ☑上下肢肌耐力訓練
- ☑手腕部活化
- ☑雙手協調
- ☑眼手協調
- ☑手指間活化
- ☑指尖神經末梢刺激
- ☑設計搭配過程增加腦部活化
- ☑精細動作
- ☑行為規劃能力
- ☑增加空間概念
- ☑美學感提升
- ☑創造力

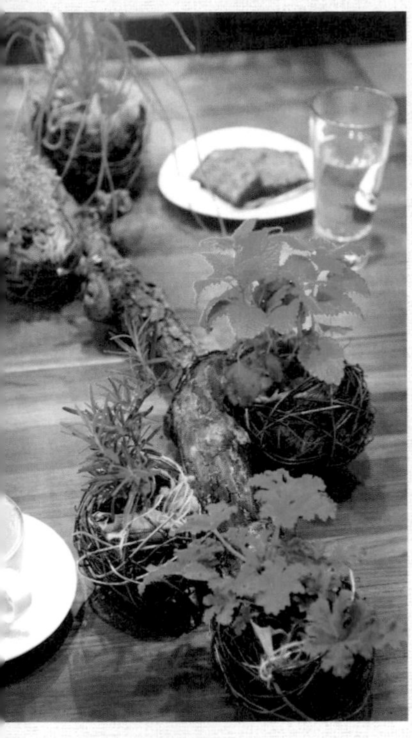

材料

- 檸檬百里香（3吋盆）
- 迷迭香（3吋盆）
- 檸檬香蜂草（3吋盆）
- 玫瑰天竺葵（3吋盆）
- 細香蔥（3吋盆）
- 梨木
- 細麻繩線
- 籐球5個
- 咖啡色不織布

作法

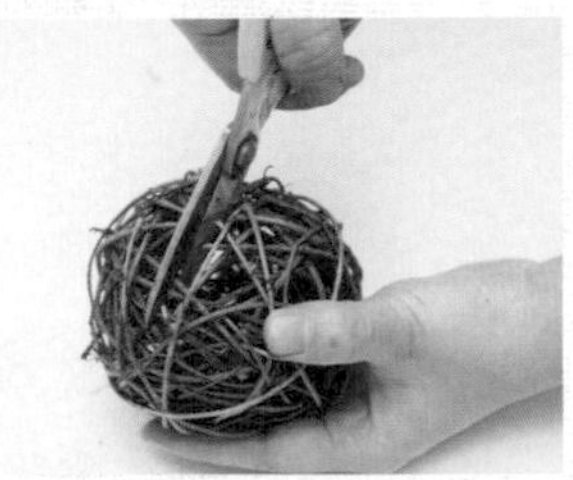

1.先將藤球剪出一條直線。

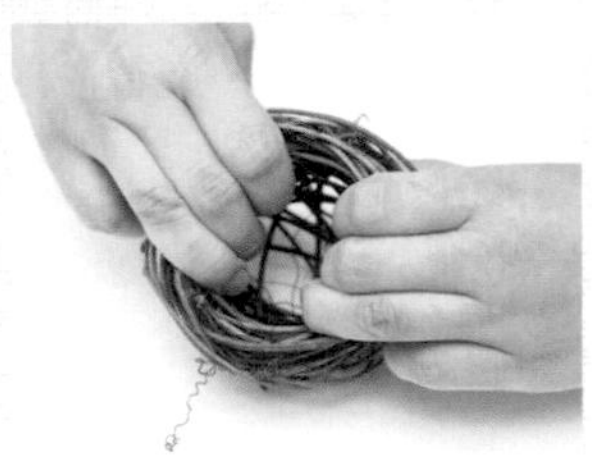

2.再扒出一個三吋盆土球，可塞入的缺口。

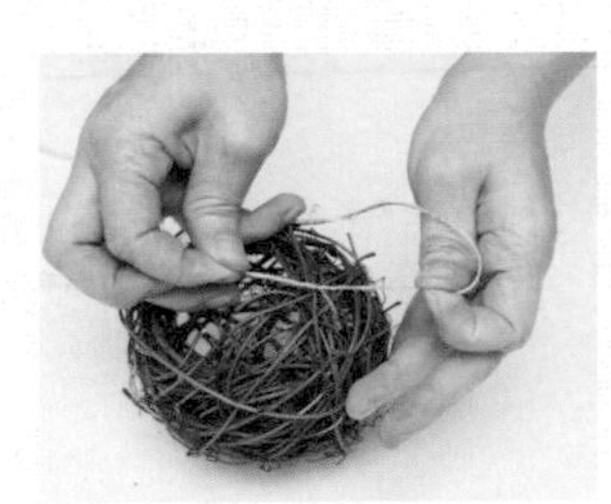

3.取得藤球的平衡位子，綁上勾掛用的細麻繩（風鈴設計時，才需要的步驟）。

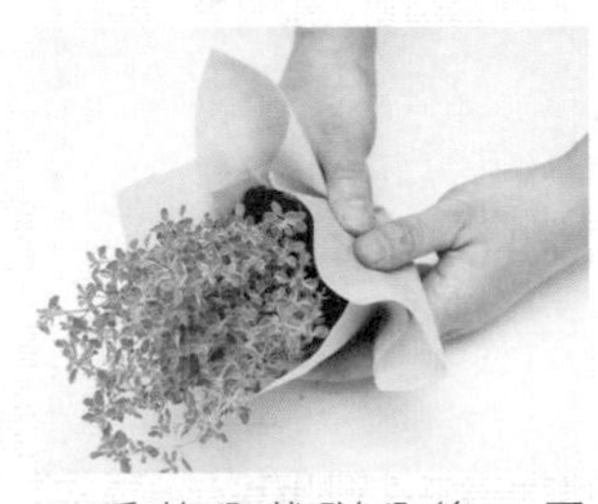

4.香草盆栽脫盆後，用不織布包覆好土球。

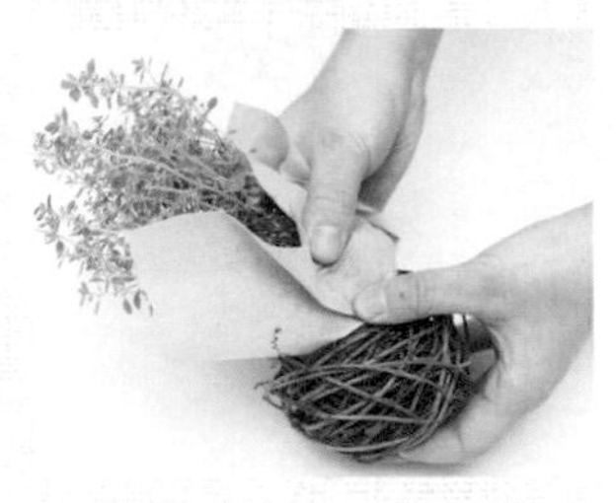

5.將包裹好不織布的香草塞入藤球中。

迷迭香芳香花環

你還在使用化學芳香劑嗎？自製新鮮迷迭香芬芳的花圈，自然香氣令人通體舒暢，又可去除環境中的有毒物質，美觀又實用。

教案說明

生活中充斥著化學芳香劑，舉凡汽車、衣櫃、廁所等，雖然標示花香名，但其實都是化學調製而成的，透過鼻黏膜吸收進入體內，宛如天天在慢性自殺般地危害健康。讓花園中的新鮮香草植物鮮品移入室內生活空間，除了美化空間還帶來滿室芳香，是生活健康化的第一步。但香草植物全屬於戶外植物，不可在室內栽培喔！修剪枝葉後再擺放室內作切花，或是自然乾燥。

主感知

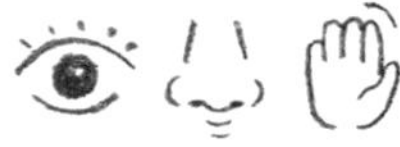

提升感知

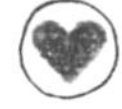

身體機能活化目標

☑上下肢肌耐力訓練
☑手腕部活化
☑雙手協調
☑眼手協調
☑手指間活化
☑指尖神經末梢刺激
☑設計搭配過程增加腦部活化
☑精細動作
☑行為規劃能力
☑增加空間概念
☑美學感提升
☑創造力

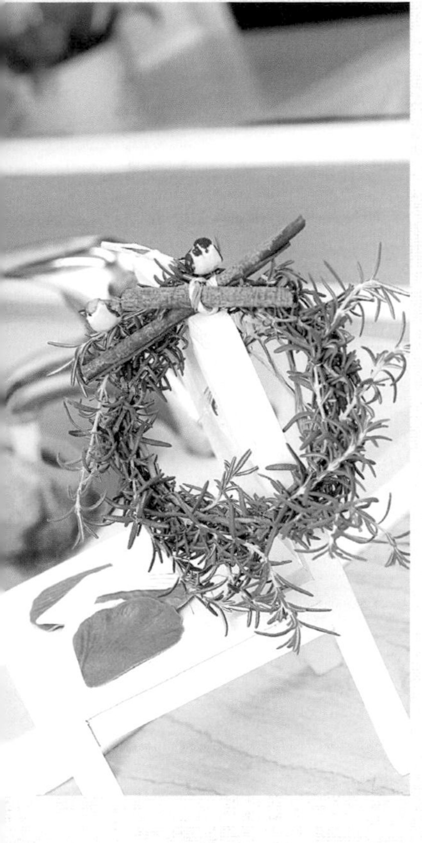

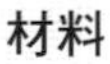

材料

- 藍小孩迷迭香（各類迷迭香皆可）數段
- 拉菲草
- 裝飾小鳥
- 裸線20 號鐵絲2 根
- 細銅線
- 綠膠帶
- 肉桂棒×2支

作法

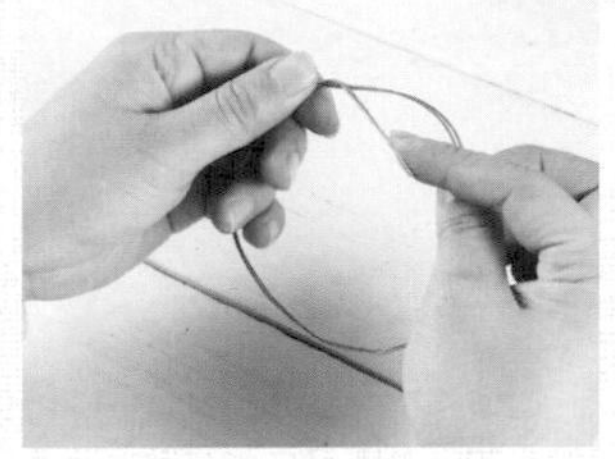

1.將兩根鐵絲重疊折成圓形。

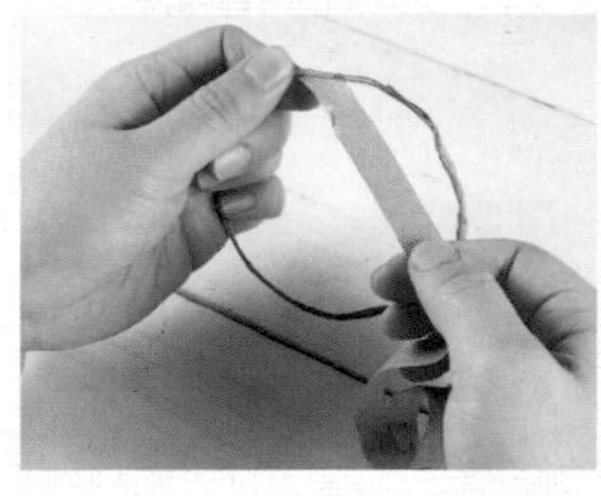

2.在重疊處稍微纏繞，再纏上綠色膠帶止滑。

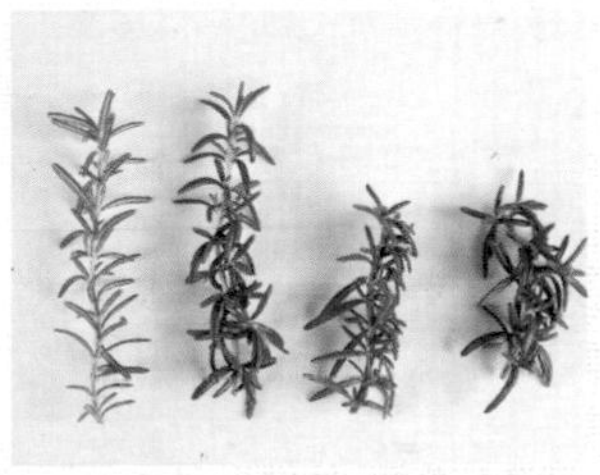

3.先將泡過水的藍小孩迷迭香分成長、中、短。

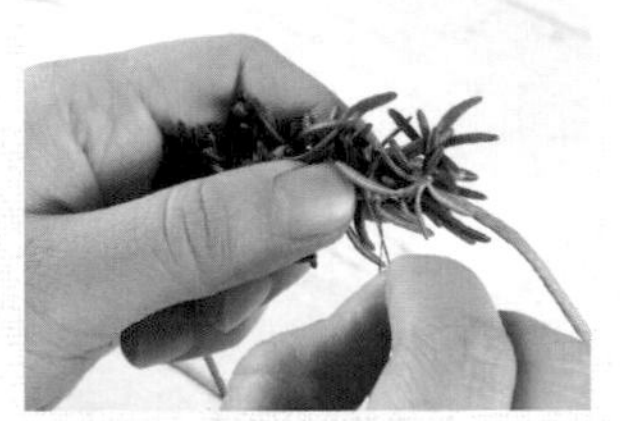

4.迷迭香一束束包裹鐵圈後，用細銅線固定綁好。

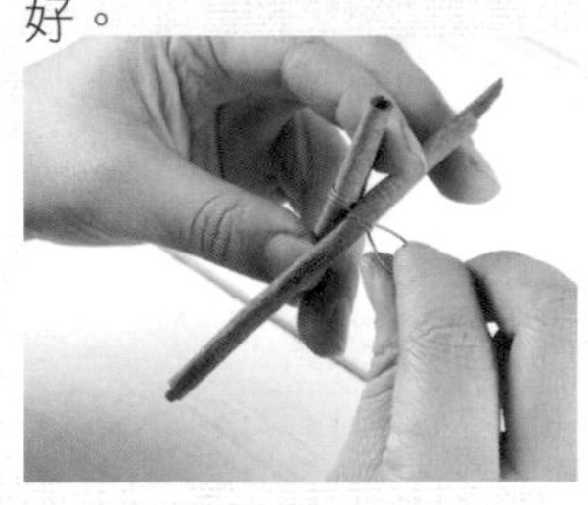

5.肉桂棒也先以鐵絲固定成形。

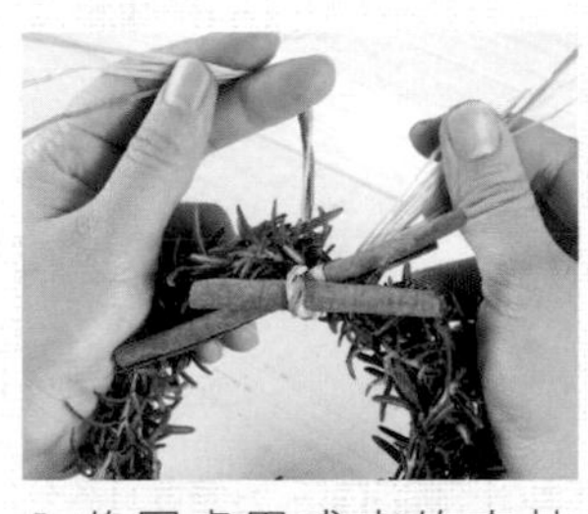

6.收尾處用成束的肉桂棒裝飾，露出鐵絲則以拉菲草綑綁，保留適當長度做掛繩，再加入小鳥增加趣味。

迷迭香心型綠雛

充滿溫潤美感的原石花器，配上木本植物，就是架勢十足。

教案說明

一枝一芽的修剪或固定，包含生命的成長與期待、對未來的規畫與形塑，心型綠籬隨著時間更加扎實緊密，是可以與人分享、說故事的歷程。

主感知

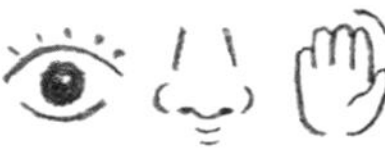

提升感知

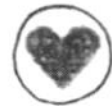

身體機能活化目標

☑手腕部活化
☑雙手協調
☑眼手協調
☑指尖神經末梢刺激
☑設計搭配過程增加腦部活化
☑精細動作
☑行為規劃能力
☑增加空間概念
☑美學感提升
☑立體創造力

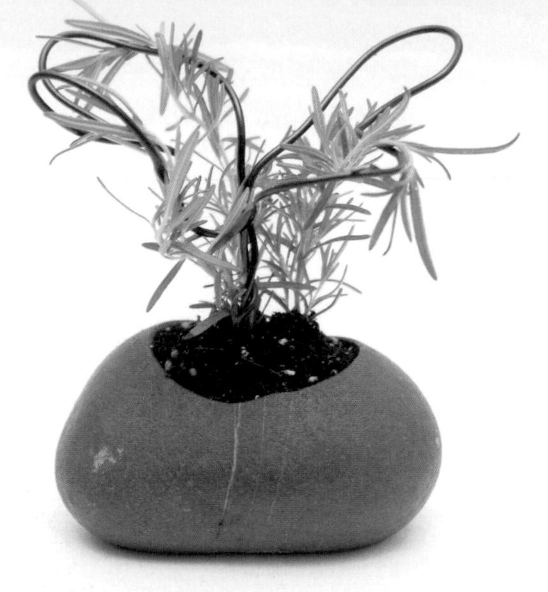

材料

- 3吋盆匍匐迷迭香
- 綜合培養土
- 鋁線
- 不織布
- 西瓜石盆器

作法

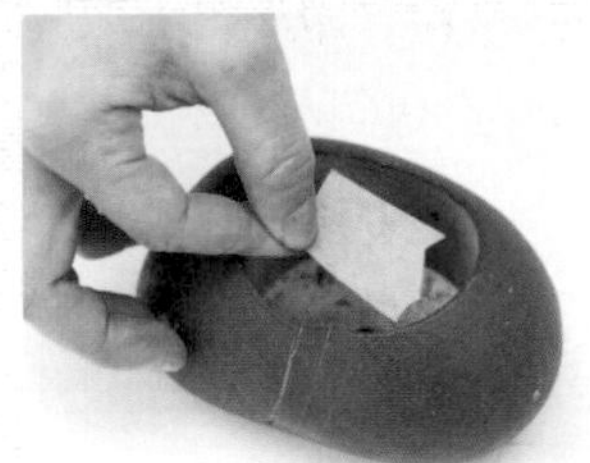

1.以不織布蓋住盆底排水孔，可避免土壤流失。

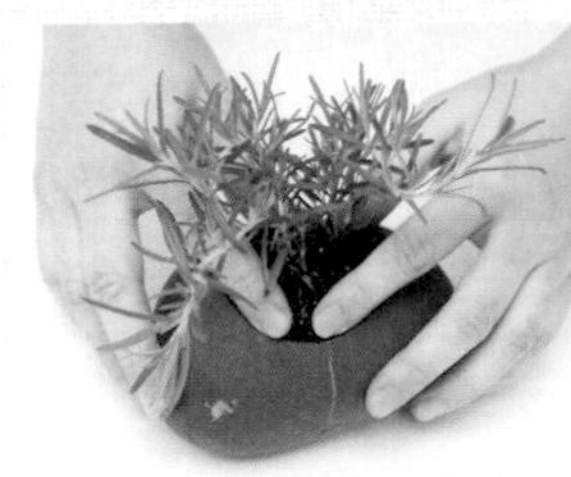

2.將迷迭香脫盆種入西瓜石盆器中。

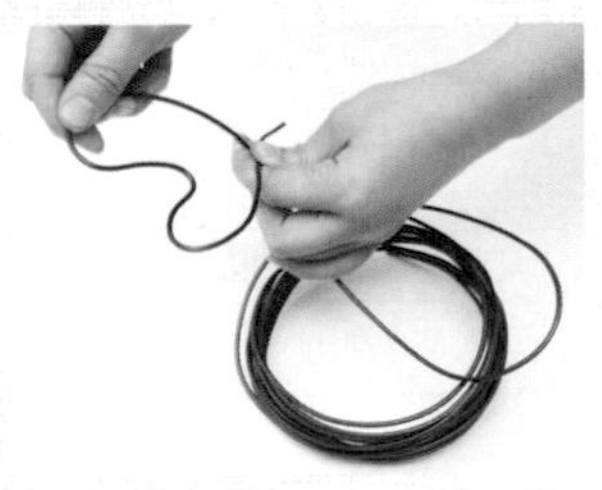

3.運用鋁線折出兩個心型支架固定成一組，當架構用。

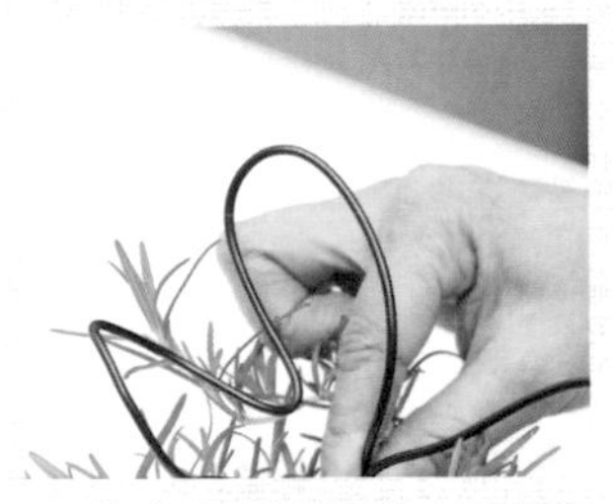

4.將步驟**3**插入靠近迷迭香主幹的周邊並固定，將心型鋁線往兩側壓下。

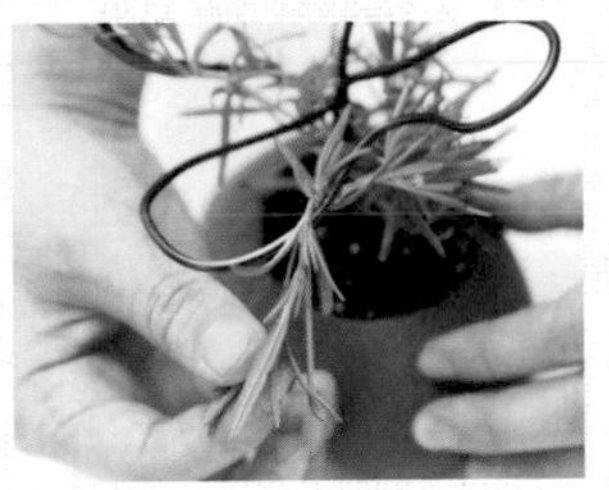

5.將迷迭香細枝繞在鋁線上，日後可以沿線生長成心型綠籬。

香草風鈴串

風鈴～一個不分國界，窗邊或花園中會搭配的發聲物，隨著風聲發出美妙的音符，既浪漫又可愛。這回在香草花園中，風鈴展現不一樣的樣貌囉！

教案說明

生活中常常出現許多裝盛物，如寶特瓶、塑膠瓶、玻璃瓶等，其中玻璃瓶的清透度高，加上再利用的安全性高，所以常常被清洗後留存，有時一留就成了空間負載，不如來場斷捨離，清出瓶罐，讓它循環利用，又可美化空間。

這類從自己家中或生活空間中，尋找創意點子的教案，低成本又變化無窮，但帶領者需要有一定的帶領能力，否則較無創作經驗的參與者，可能無法進入創作樂趣中，反而造成參與壓力與挫敗感。

主感知

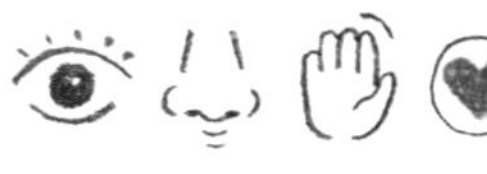

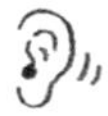

身體機能活化目標

- ☑上下肢肌耐力訓練
- ☑手腕部活化
- ☑雙手協調
- ☑眼手協調
- ☑指尖神經末梢刺激
- ☑設計搭配過程增加腦部活化
- ☑精細動作
- ☑行為規劃能力
- ☑增加空間概念
- ☑美學感提升
- ☑創造力

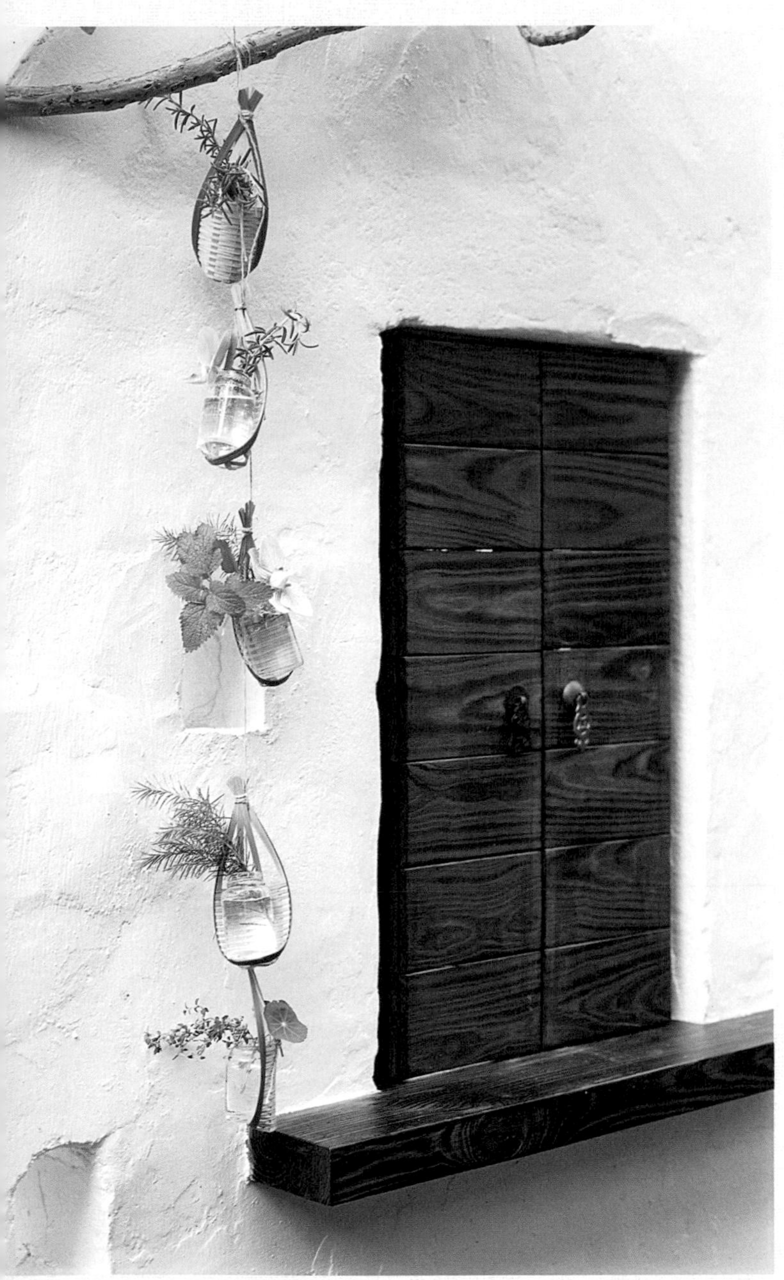

材料

· 黃金蝴蝶蘭
· 匍匐迷迭香
· 德克斯特薰衣草
· 澳洲茶樹
· 金蓮花
· 蘋果薄荷
· 麻繩
· 竹編畚箕
· 小玻璃瓶

作法

1. 將麻繩綁在瓶口後，再與竹編畚箕固定備用。
2. 取一條長繩貫穿竹編畚箕固定，長短不等距是壁飾的趣味所在。
3. 然後將花園中修剪下來的香草（泡過水），插入已裝水的瓶中即可。

玻璃試管好好玩

小巧晶亮的玻璃試管，裝飾效果十足，與各式花草、彩石交錯組合，簡單就能佈置多彩多樣的趣味角落。

教案說明

這個桌上花的難度，屬於通用型教案，對於手部功能、眼手協調有阻礙的對象，一樣可以輕鬆上手，享受插花樂趣。無論是平日或是聚會，都能準備一盆桌花營造氣氛，同時也提供作者自我展演舞台，提升自信心、有用感、成就感。在抓放彩色琉璃石進入試管時，清脆的聲音和繽紛色彩的視覺刺激，都是感官覺醒很好的方式。

主感知

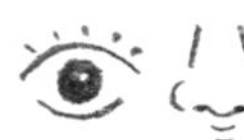

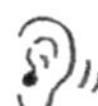

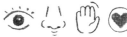

身體機能活化目標

- ☑上下肢肌耐力訓練
- ☑手腕部活化
- ☑雙手協調
- ☑眼手協調
- ☑手指間活化
- ☑指尖神經末梢刺激
- ☑設計搭配過程增加腦部活化
- ☑精細動作
- ☑行為規劃能力
- ☑增加空間概念
- ☑美學感提升
- ☑立體創造力

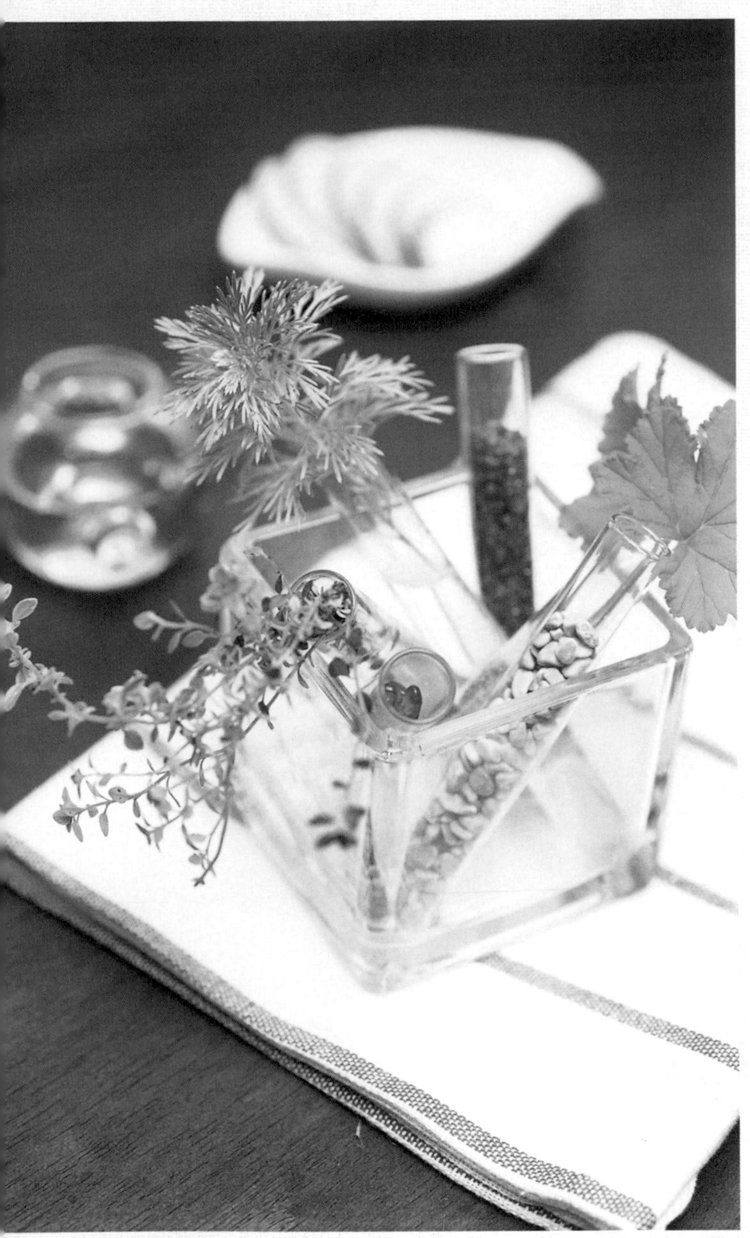

材料

- 朝霧
- 百里香
- 薰衣草天竺葵
- 試管
- 彩色琉璃石
- 珊瑚石

作法

將**3**支試管內可先放點彩色石子和水，另外**3**支試管分別插入一枝朝霧、百里香和天竺葵；再將試管擺入方型玻璃器即可。

杓出生活花藝趣

壁掛式的花藝作品，作品輕巧，隨處可以擺設裝飾，增添立面空間層次，猶如一幅立體壁畫。

教案說明

切花材料大約都是3～5天的壽命，凋謝速度不一，所以課後若發現哪枝花材不新鮮美麗了，便可一早到花園關照植物，順便進行園區管理，修下一些長短不一的香草，搭配花園中開花的植物，或是室內即將凋謝、零星高掛的蘭花1～2朵，搭配其中，即是生活花藝美學化的實踐。可以說是起床後自發性的療癒活動。

主感知

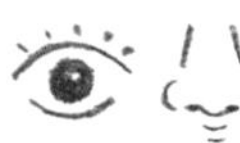
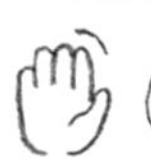
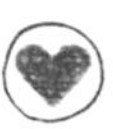

提升感知

身體機能活化目標

- ☑上下肢肌耐力訓練
- ☑手腕部活化
- ☑雙手協調
- ☑眼手協調
- ☑手指間活化
- ☑指尖神經末梢刺激
- ☑設計搭配過程增加腦部活化
- ☑精細動作
- ☑行為規劃能力
- ☑增加空間概念
- ☑美學感提升
- ☑立體創造力

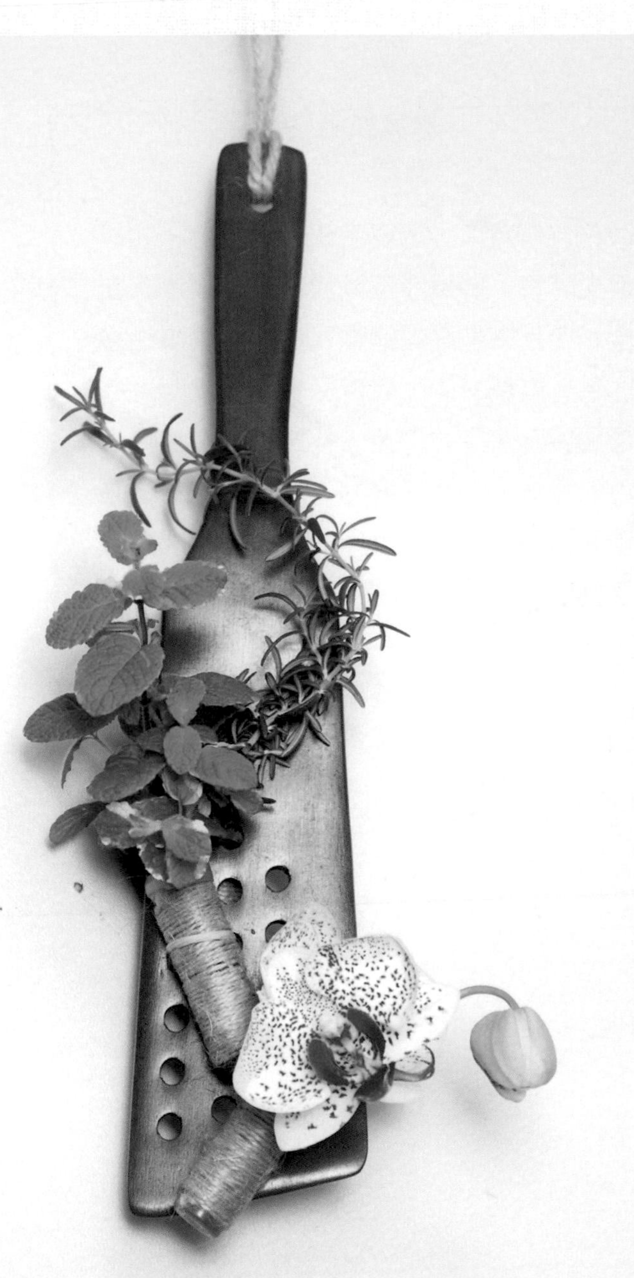

材料

- 迷迭香1段
- 蘋果薄荷1段
- 蘭花1朵
- 授筒3個
- 造型線
- 麻繩
- 孔洞木鏟

作法

1. 以麻繩包裹裝飾授筒。
2. 用一段造型線繫住授筒，做為固定在木鏟之用，將授筒固定在木鏟後方，再將迷迭香穿過木鏟洞口並插入授筒中吸水。
3. 植株一一固定上來，創意水耕香草壁面作品完成！

烤肉網變身香草包包

生活中充滿創意點子，無論是再利用還是逛五金行，都可能湧現創意泉源。

教案說明

製作包包過程，需要手腕部的力道（或透過尖嘴鉗、榔頭等工具協助），要注意安全，尤其市售烤肉網款式多，選購時注意一下有無鋭利處，以確保製作的安全。這類破壞再建設的作品，很適合作為情緒出口的教案，之後美好的作品，共鳴出情緒需要，以及情緒出口後的統整，即成了人生歷程中重要養分。

主感知

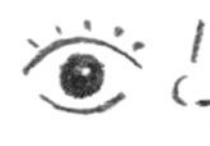 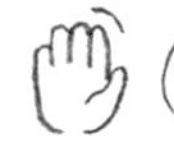 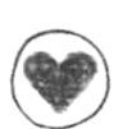

提升感知

身體機能活化目標

- ☑上下肢肌耐力訓練
- ☑手腕部活化
- ☑雙手協調
- ☑眼手協調
- ☑手指間活化
- ☑指尖神經末梢刺激
- ☑設計搭配過程增加腦部活化
- ☑精細動作
- ☑行為規劃能力
- ☑增加空間概念
- ☑美學感提升
- ☑立體創造力

材料

- 薰衣草盆栽（3吋盆）
- 玫瑰天竺葵（3吋盆）
- 百里香（3吋盆）
- 粗麻繩
- 細麻繩
- 3M紫色條狀菜瓜布
- 烤肉網一個

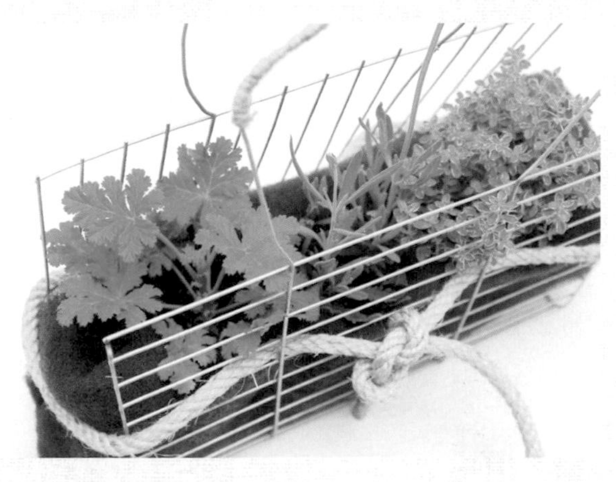

作法

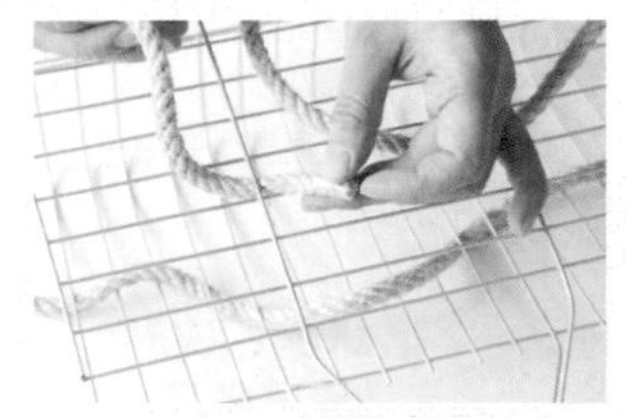

1.將烤肉網兩面對折，再用粗麻繩穿纏，初步固定出皮包形狀。

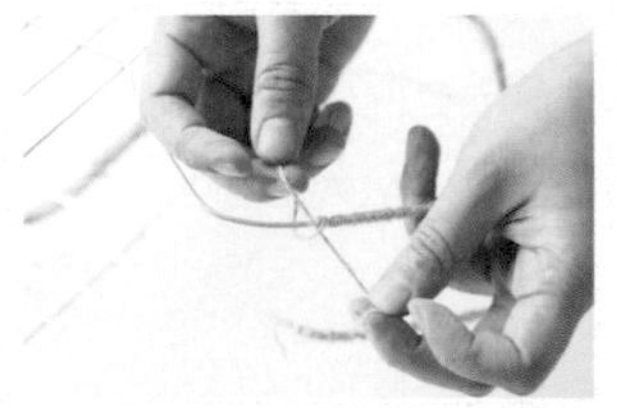

2.再用細麻繩以纏繞手法修飾把手。

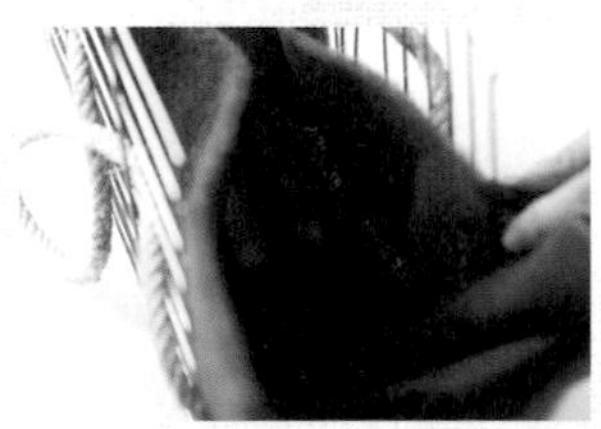

3.鋪上符合作品長度的條狀菜瓜布。

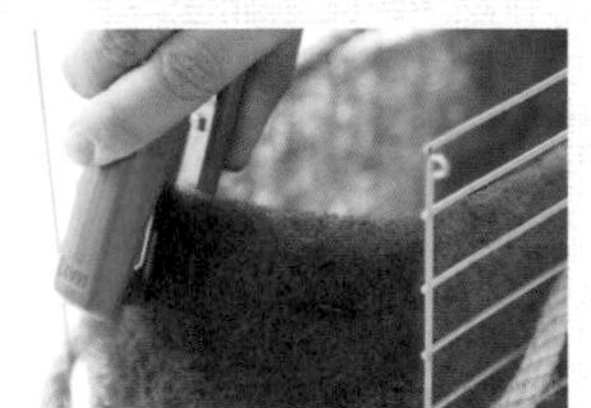

4.將菜瓜布左右兩側內折，與烤肉網同寬，並以釘書機固定。

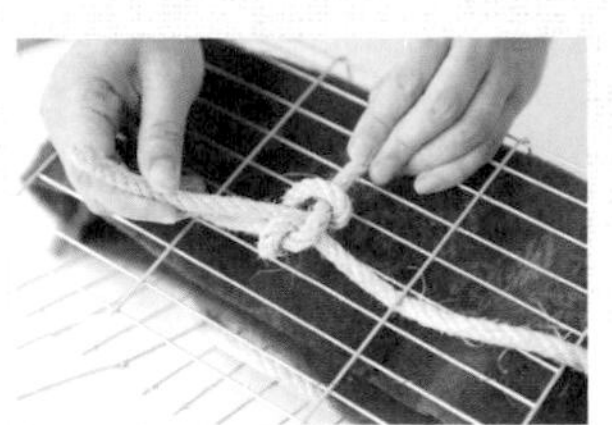

5.將1的粗麻繩固定出內縮的包包腰身型態，並打上平結。

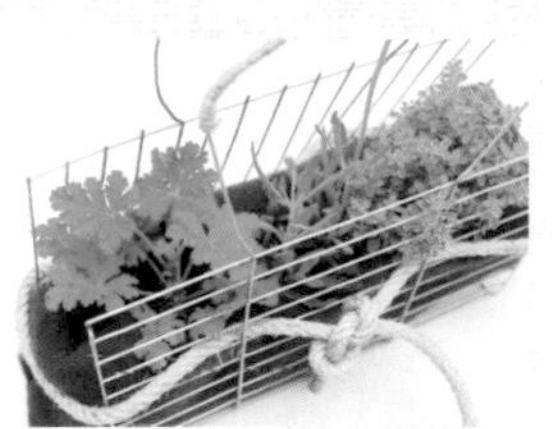

6.壓平底部烤肉網及菜瓜布，直接放入香草盆栽即可。

東方味的禪風設計

花草表現富有意喻的人文情致，東洋花藝就是這般有味的「生活禪」。

教案說明

「人」的花材，以當季花園中開花的植物而定，在花園巡禮中遇見，是個美好的緣分。為求材料使用安全，請勿採購市售切花花材，有農藥等殘留疑慮。鋁線揉球可用劍山代替，但要小心沒經驗可能會刺到手，自揉鋁球變化性大，又能感到駕馭的自主感。讓廢棄或瑕疵的家用品，有了生命另一個展演舞台，亦是個很具生命意涵的創作。

主感知

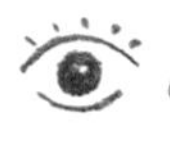
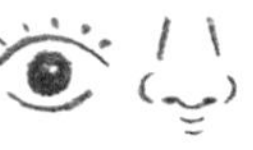
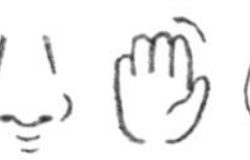
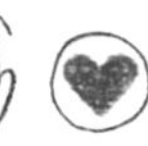

提升感知

身體機能活化目標

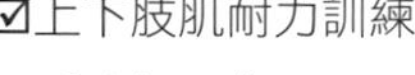

- ☑上下肢肌耐力訓練
- ☑手腕部活化
- ☑雙手協調
- ☑眼手協調
- ☑手指間活化
- ☑指尖神經末梢刺激
- ☑設計搭配過程增加腦部活化
- ☑精細動作
- ☑行為規劃能力
- ☑增加空間概念
- ☑美學感提升
- ☑創造力

材料

- 齒葉薰衣草
- 薄荷
- 玫瑰天竺葵
- 美女櫻
- 鋁線
- 無蓋陶壺

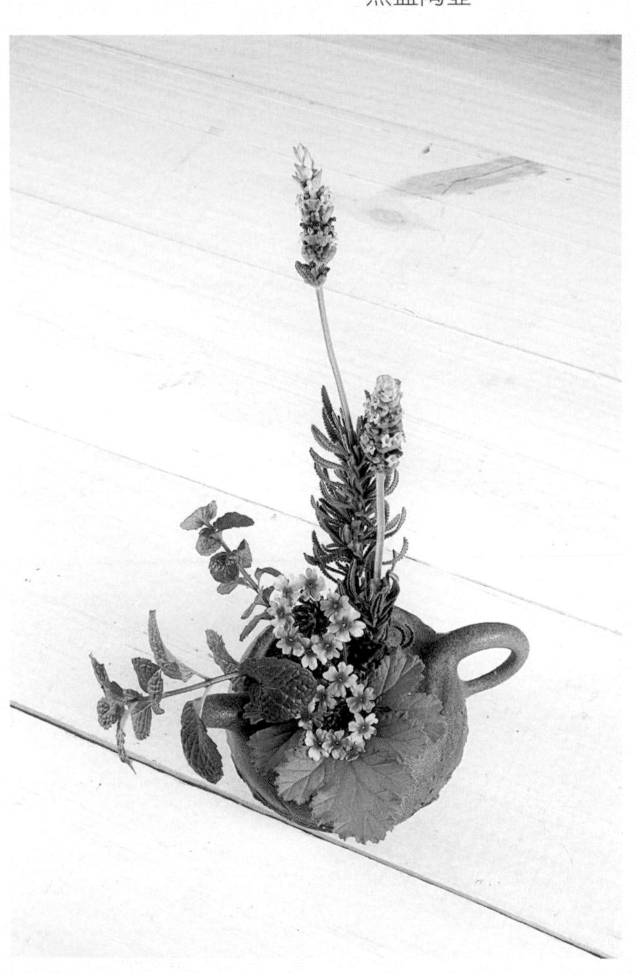

作法

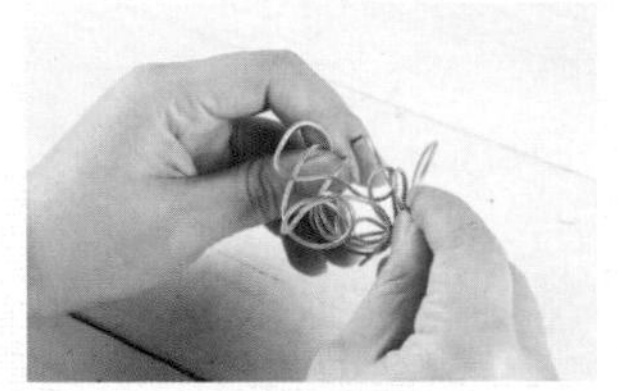

1.將鋁線揉成圓形狀當花泉。

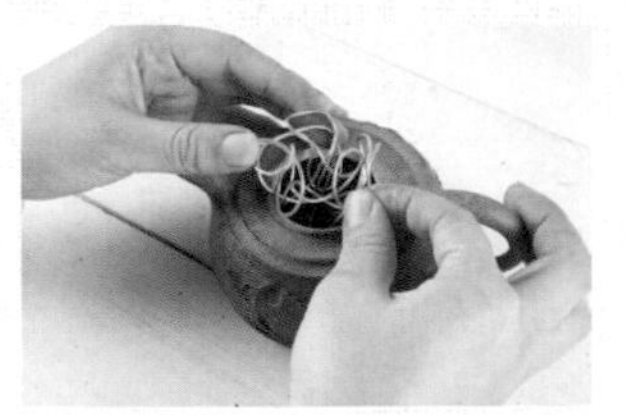

2.利用其大小縫隙來固定花材。

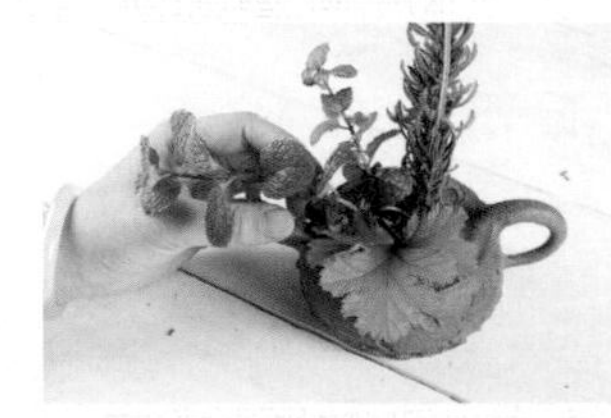

3.以「天、地、人」的概念配置，最高的齒葉薰衣草為「天」，下方面狀葉材的玫瑰天竺葵為「地」，中間花朵的美女櫻為「人」，而薄荷則是配角，搭配在落差較大的銜接處，屬可有可無的花材。

捲出禪風小花園

捲出不同高度的盆栽形式，
可以不必再為香草盆栽的身高不足而跑遍花市窮著急了。

教案說明

可及度很高的設計，就算是一片桌墊搭配花園中的塑膠盆，即可馬上變身餐桌花，為高靈活度的創意作品。

主感知

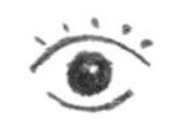
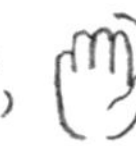
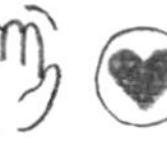
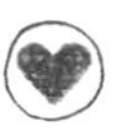

提升感知

身體機能活化目標

- ☑上下肢肌耐力訓練
- ☑手腕部活化
- ☑雙手協調
- ☑眼手協調
- ☑手指間活化
- ☑指尖神經末梢刺激
- ☑設計搭配過程增加腦部活化
- ☑精細動作
- ☑行為規劃能力
- ☑增加空間概念
- ☑美學感提升
- ☑立體創造力

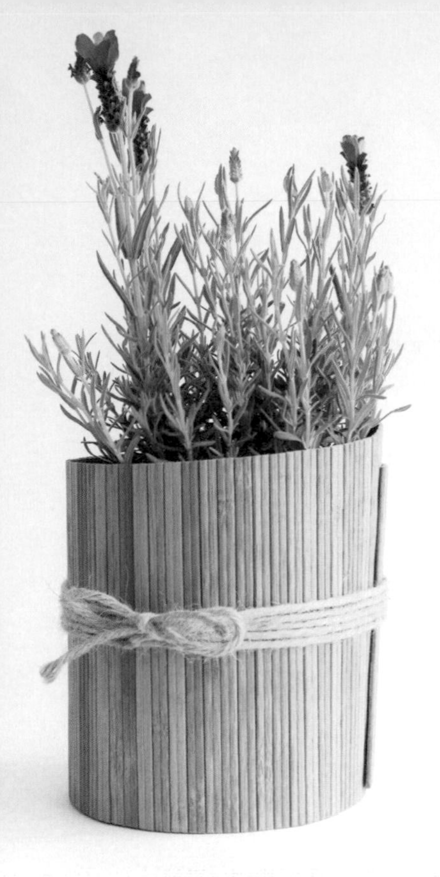
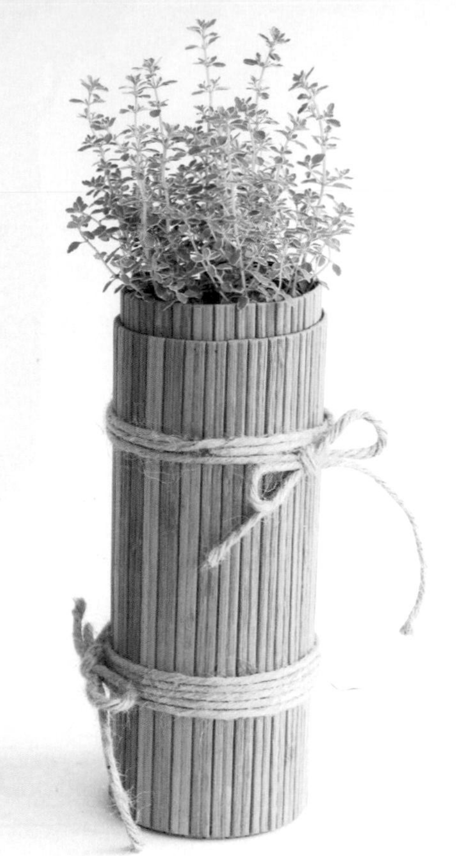

材料

- 5吋盆西班牙薰衣草（或檸檬百里香）
- 竹簾
- 麻繩

作法

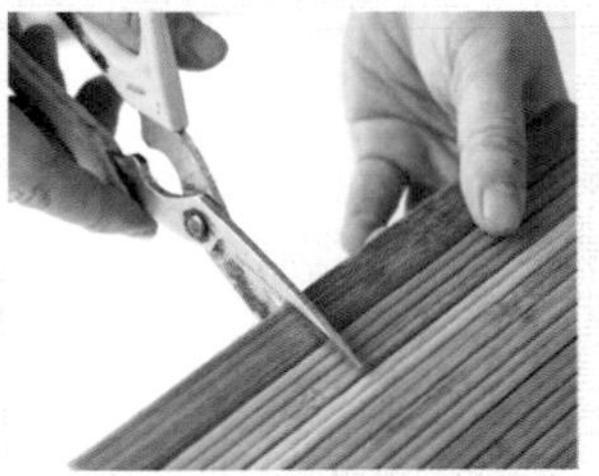

1.先裁剪竹簾，實際尺寸需超過原植栽塑膠盆的高度，高出多少可依個人空間需求搭配。

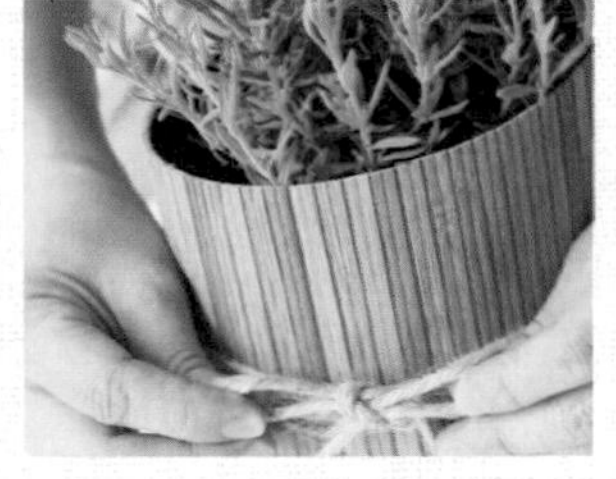

2.直接用竹簾包覆薰衣草盆栽，再用麻線纏繞束固定即可。

淡淡揚志的養壺花園

活化家中倉庫的物資再利用，也活化我們的創意神經。

教案說明

缺了蓋或缺了杯的壺，顯得形單影隻，搭上簡單的香草植物，立刻變得精神抖擻。其實許多失去，是為了迎接不一樣的未來，接納，是敞開心扉的仙丹。有時透過作品的參與歷程，很容易引發內心的共鳴，提供自我反觀的機會。

主感知

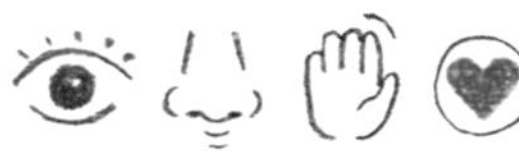

提升感知

身體機能活化目標

☑上下肢肌耐力訓練
☑手腕部活化
☑雙手協調
☑眼手協調
☑手指間活化
☑指尖神經末梢刺激
☑設計搭配過程增加腦部活化
☑精細動作
☑行為規劃能力
☑增加空間概念
☑美學感提升
☑創造力

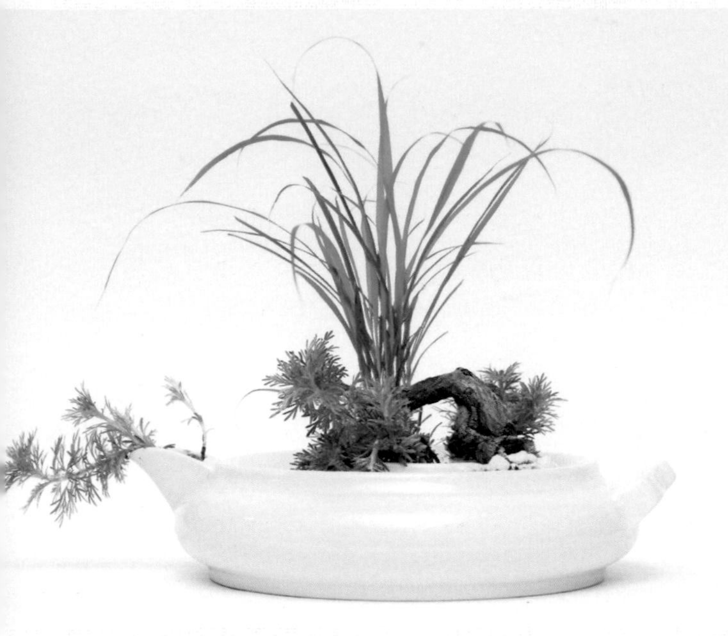

材料

- 3吋盆檸檬香茅
- 朝霧
- 綜合培養土
- 日本石
- 養壺
- 枯枝

作法

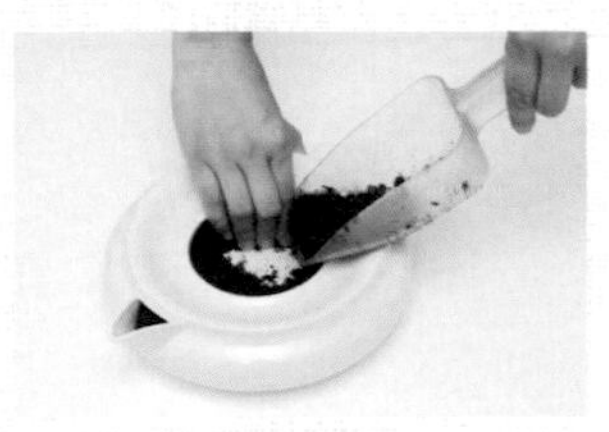

1. 將培養土倒入養壺中，尤其將土壤撥入且填實凹角的地方。

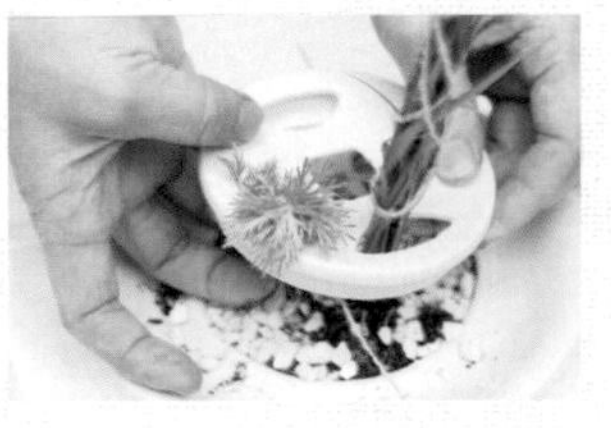

2. 依序植入檸檬香茅與朝霧，用細線將植株輕輕束起來，穿入養壺蓋的孔洞後蓋上。

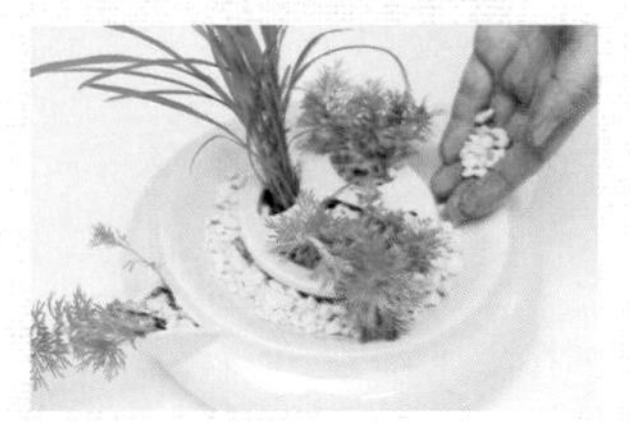

3. 再將束線取下。最後，以日本青石裝飾表面，養壺變裝就完成囉！

Part 4

療癒花園

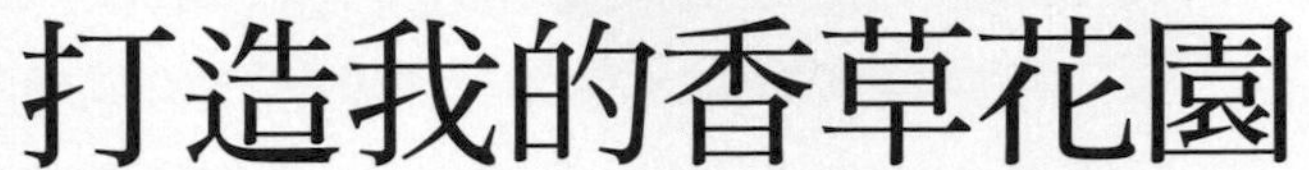

打造我的香草花園

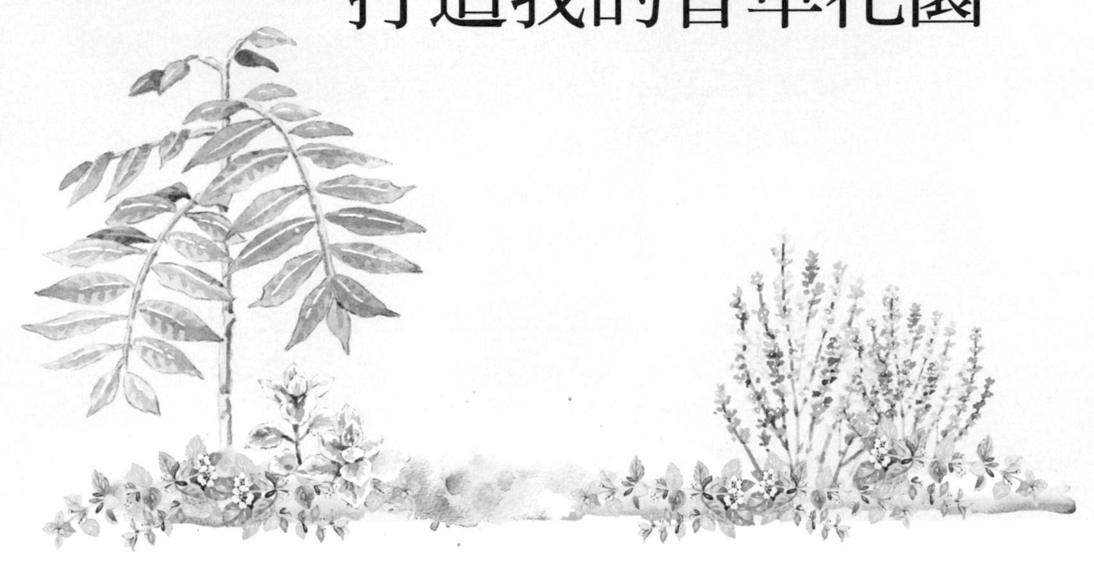

香草植物的療癒魅力即是款待五官六感，細膩地喚醒全身的細胞與神經，遇見香草～有了擁有香草廚房花園的起心動念，有了香草花園，時不時就走進陽光、踏入廚房，在生活與工作空間裡，細細品味香草，不單是怡情養性，更是啟動健康療癒的開始，激活內在潛藏的美感及未發覺的本能，香草療癒讓生活家們這般慢活、樂活、品味生活。

香草療癒系的廚房花園

我在園藝治療發展中，特別開出一條「香草療癒系的園藝治療教案」，在每一次療癒的場域中，香草植物總是為生命帶來喜悅、歡樂、幸福，起心動念開始捻花惹草。也常聽到自擁有一棵自栽的香草盆栽、一個香草陽台、一座香草花園，幸福分享香草生活的療癒史。香草植物家族因其具有五官六感啟發的效益，每每藉由「香草植物」總是喚醒參與者的六感覺醒，延展了更多生命故事。

香草植物，過去是在廚房花園中的一類植物，因為被廣泛的使用於生活中，強大的療癒力，讓他成了花園的主角，許多香草療癒花園孕育而生，可以入菜入料使用當然是很符合廚房花園的概念。

何謂「廚房花園」Kitchen garden呢？

即是指栽種使用於廚房料理、泡茶、烹調、烘焙等入菜入料之用的植物於花園中。在植物家族中，香草植物是最具代表性的類別，另外蔬菜、果樹、無毒可作為餐桌花使用的花材，亦在廚房花園植物的範疇內，因以食用為主，這類的花園栽培方法較為嚴謹皆採有機栽培或自然農法。以往「廚房庭園」多數被設定在單純僅種菜需求，因較不具觀賞價值，所以多隱匿配置在廚房邊或生活工作室旁，如今廚房花園的需求更為廣泛，植物屬性也多元，經過細心配置，「廚房庭園」除了結合廚房空間設計外，也常常現身於主庭園或陽台庭園，成為一個「實用」與「美觀」兼具的人氣花園。

「廚房花園」並非指花園的形式，而是針對使用目的孕育而生的主題花園。

「花園」也不再指擁有一片露地栽種，才稱為花園。

「廚房」也不單單針對只栽種蔬菜水果，基本所需的栽種選項。

翻轉的年代，「花園」和「農園」用途重新定義

「花園」不再只是欣賞之用，「農園」也不在只是生產之用，是這些年我推動的療癒花園概念，翻轉的年代「花園」&「農園」也該整合「觀賞」與「生產」的合併價值，來面對栽種綠地面積少（小），以及現今投入栽種的目的和對象不同，無論是自家療癒、退休務農族、健康樂活體驗族、長照2.0、高齡健康活化、身心障礙族群活化及QOL生活質量提升、校園生命教育、機構型的社福機構…甚至是建築現代宅的新趨勢，翻轉「種菜」，也不再只能出現在一畦畦田中，瓜豆類棚架也可以是綠籬景觀、季節地景，「蔬菜景觀化」。

如何打造一座我的香草療癒花園呢？

我總是聽到許多人這麼說香草植物：「香草植物很難花園化，因為型態多屬於草本、花期少或短、觀葉居多、枝葉稍顯凌亂、植株高度相近…等，很難在景觀效果上呈現，似乎只在一整片花海時，效果碩大很美。」這麼認為的人中不乏景觀設計專業人士。所以如何提升香草的觀賞價值或將香草做為「景觀植物」？總是被討論，這也是多年來，景觀師欲使用香草植物入園卻望而卻步的原因。所以如何讓功能性強的香草植物，也可以躋身「景觀植物」的行列呢？這章我將一一分享各形式空間的香草療癒花園。讓「香草廚房花園」美觀又實用，這應該是多數人的期待吧！

在規劃設計前，須先理解各類香草植物的成長型態，以檸檬香茅為例，就是屬於觀賞價值（美觀）不高，以「實用度」取勝的類型，不論是泡茶、泡澡、燉湯、煮飯使用度極高，但生長的型態如芒草，體型有點大並略帶凌亂，單就景觀效果而言雖然減分，但依香草廚房運用而言，好用又常用，會入選庭園植栽，所以如何讓檸檬香茅優雅配置在花園中呢？它可以配植於花園角落牆邊，作為邊景陪襯或圍砌花台獨立種植。香草療癒花園不同於一般花園，以「美觀性」為優先，需要考慮「實用性」，至於如何在兩者間取得平衡，即是設計的重點。依植物生長特性作巧妙安排，會更增花園的創意及趣味感。

打造我的香草療癒花園，不敗的七項事前功課

以香草植物作為療癒花園主題，即是一座啟動五官六感的體驗型療癒花園，在基本的基地條件調查後，未來花園使用目的、管理照顧者、使用花園對象、有無特定風格喜好…等，必須先確認，再來是香草植物品種與尺寸數量選定，所以有關香草植物的栽培及應用等相關知識也是事前的準備功課。避免總是得打掉重練，這六項事前功課，您得先完成喔！

Step 1 用有機栽培

打造我的療癒花園第一步，得先認識何謂「有機栽培法」？ 10 字真言就是「不使用農藥及化學肥料」，意即當植物發生菌害或蟲害時，不使用農藥進行噴灑，而是以剪除患部、大量清水沖。

施肥時，依植物成長適期需要，施灑有機肥料（若短期採收的作物如蔬菜、香草等需使用不含禽獸糞便的肥料，藉以避免人畜共同傳染病）。

以「自然農法」的觀點，是一個高標的環境有善栽培方式，這個農法認為土壤及植物可以藉由生態自然的機轉，產生土壤的有效肥份含養量，例如休耕、栽種綠肥植物（例

如栽種豆科植物可以增加土壤中的氮含量、稻田採收後栽種油菜等）、間作（每期更換不同植物或作物，以平衡土壤養分使用）等，都是有效的耕作法。

若是製作肥料，也是採用現地產出的植物為肥料基底，進行完全發酵後使用，而非使用工廠生產的有機肥料，一方面不確定成分，另一方面也是考量「食物哩程」碳排放量的觀點，減少物品的運送可以減低環境的傷害。

對於「雜草」的存在，則是視為土壤淺層保水或生物多樣性的平衡，不如景觀界將雜草視為需根除的物種；這其中的平衡點需要個別考量。但確定的是在蔬菜、作物、香草植物的生產上，採用無毒的大地友善栽種方式肯定是健康選擇。

總之，在與環境自然共存的基準上，農業栽種方法勢必修正，這是愛護自然的一道防線，有健康的土地，才能孕育出健康豐富營養的蔬果五穀雜糧，人們也才會有健康幸福的生活。

Step 2
了解種植環境

調查療癒花園所在空間之現況與環境條件，例如日照條件、土壤條件（酸鹼度、排水性、保肥力）、現況植物調查、風向與風力、各季節的氣候概況、周邊環境條件與因素、現況結構狀態、水路、電路、排水設施等，越仔細越好。

Step 3
確認栽種目的

確認花園管理照顧者人力數、專業程度、可付出的時間量、使用者的目的。例如觀賞、食用（泡茶、烘焙）、泡澡、藥用、生產銷售、教學、休閒觀光、身體機能活化…等。

Step 4
規劃土地分區

進行初步的地割規劃（土地使用及目的分區）。例如：入口迎賓區、季節性植物區、多年生植物配置、休憩空間及設施、多目的使用空間、休憩區、放空區、冥想區、聆聽區（聲音的庭園）、觀賞區與生產區空間分配、主步道動線與寬幅等。

Step 5
依季節或功能分類植物

將香草療癒花園中計畫栽種的植物，一一分類並進行初步認識，例如各季節的蔬菜、香草植物家族、主樹或果樹的種類等的照顧特性、功效、使用部位、用途、成長樣貌與尺度等。之後以平面圖示方式，分列出植物在花園分區及配置初稿。配置時，除了考慮植株未來成長尺度外，對於需光源多寡條件，搭配出植物層次，例如：建築對栽種空間的遮蔽率、主樹喬木作為下方植栽光源遮蔽設計等，因應光源條件搭配出，微光源、半日照、全日照各區間的植栽配置規劃。

Step 6
日常維護管理人力與計畫

打造一座五官六感體驗的療癒花園後，如何管理好一座療癒花園？將攸關這座花園的生命長度，在設計之初就得確認未來管理者的人選，他過去農務相關經驗與知識狀況，以及未來可以提供花園管理時間多少？這些都會牽動療癒花園的設計，以及植物品種配置和數量。再來是一份療癒花園照顧管理計畫書，作為照顧管理者的管理基準與後續管理費用估算（或參考），日後隨著花園成長，陸續紀錄或修正管理計畫，即成為療癒花園的專屬傳家寶。療癒花園管理照顧手冊中，大致需要包含，園中植栽平面配置圖（含植物名稱），栽培照顧特性認識與瞭解（若是委由設計師規劃，設計師需提供一份照顧手冊資料給業主），例如如何採收？如何修剪？以及如何加工、料理、烘焙、沐浴等生活應用，都是療癒花園的育兒寶典。

Step 7
土壤改良計畫

確認栽培空間及植物計畫後，針對植物需求與現況基地土壤條件，進行整體評估，土壤改良計劃內容包含PH 質、基地表面排水與地下排水條件狀態、風力狀態、日照條件等，統一進行植栽需求的土壤改良及空間改善，有了良好的土層條件，想要種好植物就大躍進一步了。

以上七項事前確認事宜都ＯＫ後，您可以揮灑創意囉！開始設計療癒香草花園去～

可以擁有一座自己的療癒花園或與他人共同使用的療癒花園，是幸福的，不僅賞心悅目，在綠地中體驗栽種的田園樂，享受植物們的真情回饋與產物...，點點滴滴都是療癒元素，趕快跟著我行動吧！

業餘者打造療癒花園設計步驟

學習初體驗～「學習從模仿開始」

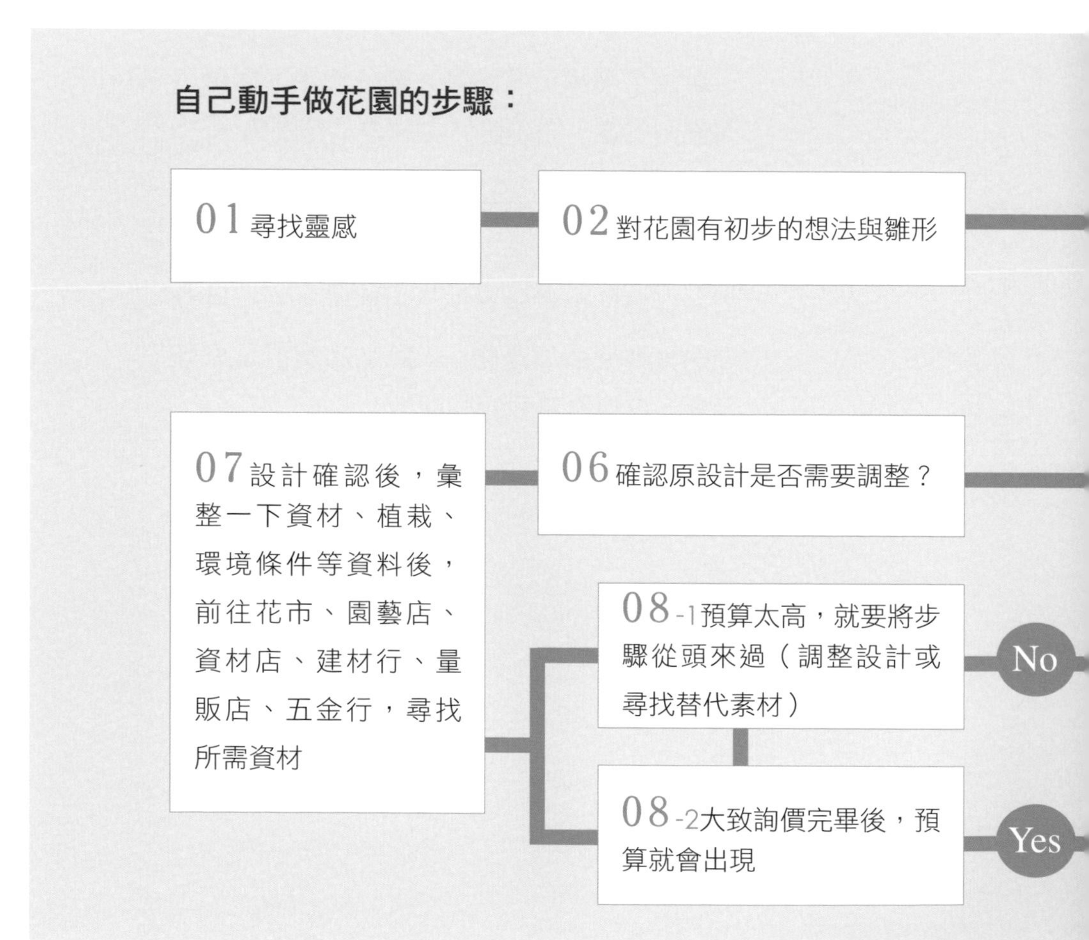
自己動手做花園的步驟：
01 尋找靈感
02 對花園有初步的想法與雛形
06 確認原設計是否需要調整？
07 設計確認後，彙整一下資材、植栽、環境條件等資料後，前往花市、園藝店、資材店、建材行、量販店、五金行，尋找所需資材
08-1 預算太高，就要將步驟從頭來過（調整設計或尋找替代素材）
No
08-2 大致詢價完畢後，預算就會出現
Yes

初學者有一個方法您可以試試看，就是將偏好的風格、喜好的景致、植物的姿態拍照下來，接下來，如拼圖般將拍攝的相片拼整出花園藍圖，您的花園出現了具體的影像後，距離實現實體就更近了。實現設計的方法有兩種，一是請造園公司按圖施做，另則是自己（或家人、同事、團體一同）親自動手DIY。

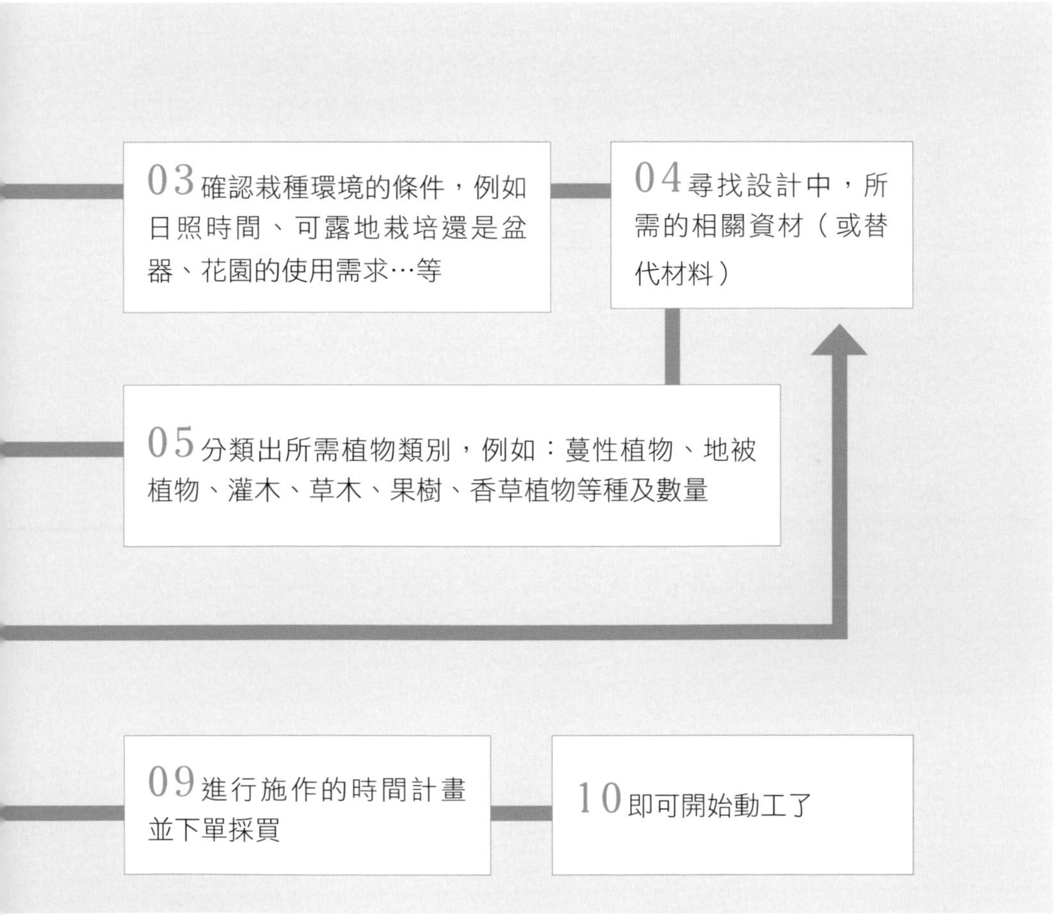

03 確認栽種環境的條件，例如日照時間、可露地栽培還是盆器、花園的使用需求…等

04 尋找設計中，所需的相關資材（或替代材料）

05 分類出所需植物類別，例如：蔓性植物、地被植物、灌木、草木、果樹、香草植物等種及數量

09 進行施作的時間計畫並下單採買

10 即可開始動工了

如何定義「成功的好設計」？

只要是符合使用者需求、管理能力與期待，就是成功的好設計。

美學字典裡「沒有最好的，只有最適合的」

在美學字典裡「沒有最好的，只有最適合的」，這是我想和大家分享的一個觀念，所以無須一味追求流行，最重要的是符合自己的需求及使用習慣。美麗或奇特的植栽固然非常吸引人，但使用者可以照顧植物的時間及專業能力也要列入考量（如果日後植栽管理將委託專業人士，即無此慮），有時因為照顧難度高，造成管理照顧者或使用者日後負擔，植物成長因此停滯，也是導致花園漸漸荒廢的原因之一。請您先詳閱「打造我的香草療癒花園，不敗的七項事前功課」後，通盤考量方能輕鬆享受療癒花園綠意，並與它一同成長。

何謂「花園誕生日」？

花園完成之日為「花園誕生日」，花園之美是隨著園中植物的成長、季節不同來展現其不同樣貌，提供照顧者驚奇、期待、生命感動與回饋等，美好感受，這就是植栽、花園綠意的效益，提供人們環境美學提升及心靈優質化。所以花園日後的成長改變，猶如孕育一個生命般，充滿趣味、期待與成就感。

尋找～
我的療癒香草花園空間
在哪裡？

一般我們生活環境中，可能有的栽種空間大致有幾種可能的花園形式，「露地花園」、「中庭花園」、「陽台花園」、「壁面花園」、「花台」、「桌上盆栽小花園」，根據空間特性及限制，在設計及植物選擇上均有不同。其中，機動度高，且所需空間小，可及度最高的就屬「桌上盆栽小花園」，這種一般稱為盆栽組合，是療癒花園的最小尺度，擁有機會最高。

桌上小花園設計

桌上花園即是指放在桌上的盆栽組合，是最迷你、移動度最高的的花園，也可是一種花園縮景的形式。想要擁有一點綠意，但沒有整片露地或是全陽台的花園空間，可以在室內桌面或櫃上擺上一座盆栽組合，也是花園形式的一種。要注意的是，欲栽種香草植物，需有日照的戶外空間，若偶爾移入室內暫時擺放一～兩天也可。

在寸土寸金的現代空間中，桌上小花園滿足了很多族群，例如辦公室、租屋空間、商業空間綠意營造等。所以就算沒有綠地，僅只是在空間中帶入一個小盆栽，即是自garden 提升綠意療癒生活的開始。

設計必知

植栽選取依個人「使用目的」及「栽種空間條件」來配搭，設計風格則是依空間風格選購花器，因為香草植物至少需要半日照～全日照的光源，因此栽種盆器需是可以耐日曬雨淋並有排水孔的花器。

植栽選取

選購香草品系和一般盆栽設計一樣，須先考慮種植環境的光源及空間氣候條件。合植時，要注意植物品系對於光源需求及需水條件的相容性，以及未來植株成長速度快慢，並且在配置時，注意植栽將來成長型態（含高度）來配置，以香草植物為例，蔓性、匍匐走莖類的百里香、薄荷、馬郁蘭類就適合配植在盆器邊。針對排水性的問題，可以進行介質的土壤改良，香草植物的土壤介質著重排水性、壤土乾淨度、ＰＨ偏鹼性。

桌上花園

隨手隨摘的組合盆栽

如果家中可栽植的空間不大、剛入門栽種香草植物，或是暫時記不住香草名稱而感到焦慮，不妨先依「空間條件」和「使用目的」來搭配吧！直接混植幾款香草搭配成「盆栽組合」，一盆盆慢慢增加香草花園版圖！

空　間　戶外空間之桌面、陽台

日照條件　半日照～全日照

花園風格　搭配空間的「風格」其實不是香草植物，而是盆器，因此在栽種前選購適合風格的花器與搭配植栽的尺寸即可，若沒特別風格考量，素燒盆這類會呼吸的花器很適合香草植物，同時具有提醒澆水的功能（因為盆器含水與不含水時色澤不同）。

idea

香草入浴去風邪

檸檬百里香、馬郁蘭適合做料理、烘製糕點、沖泡茶品。在歐洲更常用在孩童感冒發燒時，直接用來泡澡去寒，減緩身體的不適症狀。

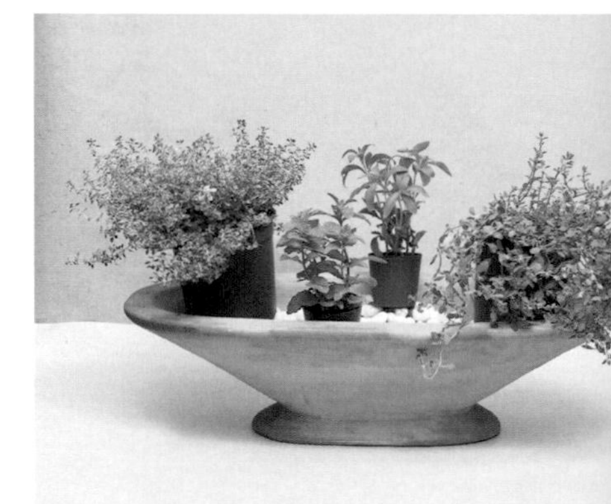

▶香草組合：檸檬百里香、荷蘭薄荷、甜菊、馬郁蘭

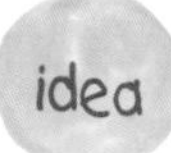

肉類速配，也適用足湯

多款香草植物可除腥並增加食物風味，或者做為食品的天然防腐劑，好處多多。用來醃漬、調製醬料也很速配，醃製香草的油品可替代傳統提味油來入味。新鮮枝葉泡澡，更是幸福香氛享受，例如澳洲茶樹足浴，還可減緩孩童的香港腳問題。

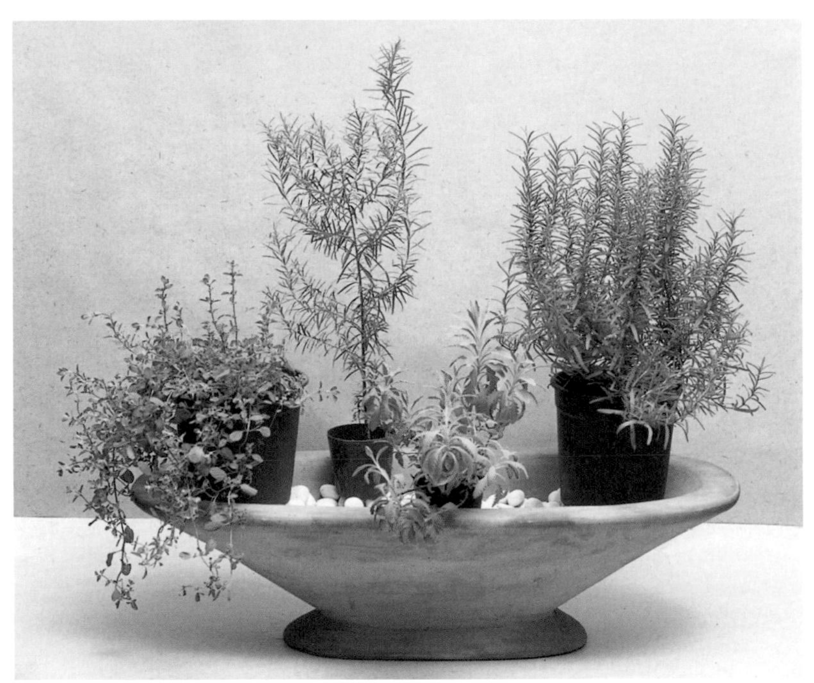

▲香草組合：百里香、澳洲茶樹、薰衣草、迷迭香

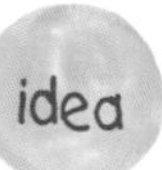

肉類＋海鮮最對味

直接加入新鮮香草植物去腥、自然調味，改善過量的調味的飲食習慣，不僅吃到肉類、菇類與海鮮的原味，料理也更美味，同時幫助延長保鮮時間喔！檸檬百里香、迷迭香、薰衣草，也可浸泡製成香草橄欖油，溫潤的橄欖油多了豐富的香草味，炒菜更有好滋味。

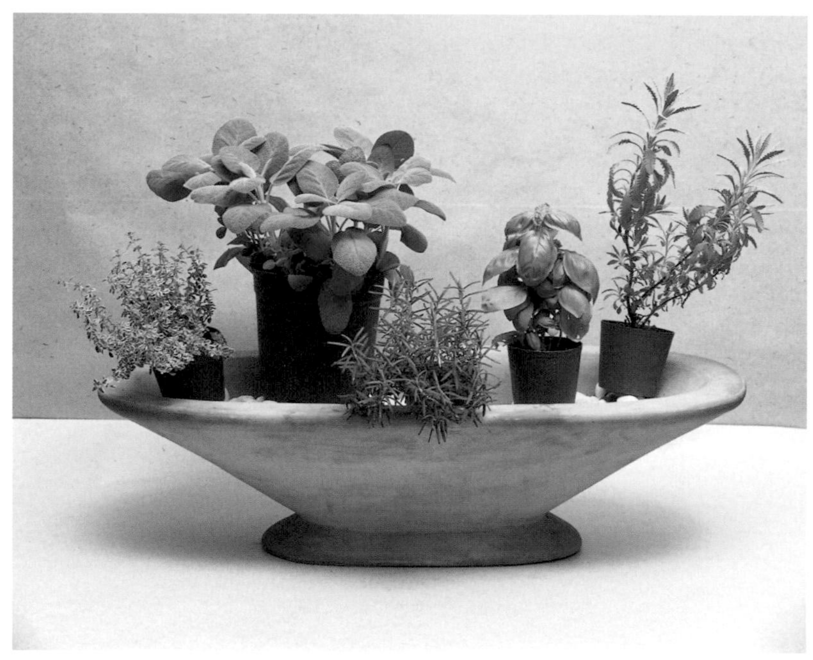

▲香草組合：巴格誕鼠尾草、甜羅勒檸檬、薰衣草、百里香、迷迭香

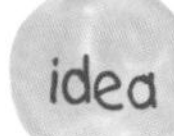

輕食＋醃漬＋酒品

紫蘇、青紫蘇在過去日常生活中，也算是常用的佐料，除此外，亦可用來調製雞尾酒、水果醋入味等，有了新鮮的香草調味，天然新滋味，還藉由香草植物中的精油含量，達到抒壓效果、促進血液循環、安眠、消炎，讓香草自然療癒您的身心！

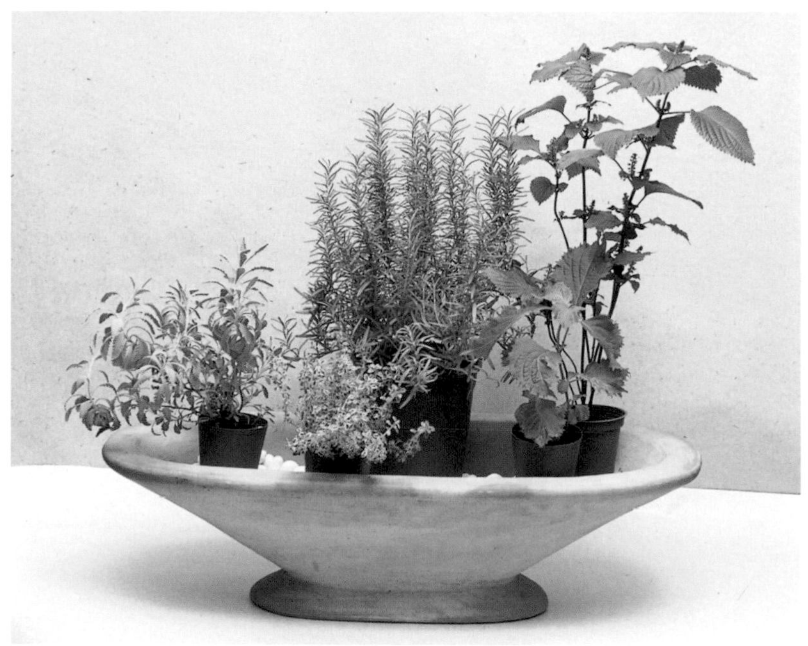

▲香草組合：迷迭香、紫蘇、甜蜜薰衣草、檸檬百里香、青蘇

壁面花園設計

即是以「壁面」為主題的綠意空間，如現在的植生綠建築的概念，有時是為了作遮掩修飾、空氣濾清、降低噪音等用途，當然也可用在地面空間使用受限的空間設計，壁面花園是小空間擁有綠意的一種花園選擇形式。

設計必知

有礙植物成長的周邊條件確認：

選擇「壁面花園」的壁面空間時，要避開高溫出口處，或周邊會有產生高溫的機器（若通風良好處則例外）；因為植物生長無法耐高溫及強風，會造成植物成長不良或甚至成活困難。

固定壁面安全考量：

釘鎖壁面架構時，要確認欲固定壁面處有無管線通過，否則造成水管漏水或電路破損，將會有復原難度的困擾。

採光罩下難栽種：

避免選擇密閉採光罩空間，除了仙人掌及多肉植物類勉強可外，其他植物幾乎都生長不易。

植栽選取

植栽體型較小、下垂式的垂態植物或是吸附性的植栽可以減少立體空間的使用，除了本案例以香草植物為主題的方式以外，另外可依個人喜好搭配，例如蛇木板栽種的春石斛蘭、兔子蕨、山蘇、薜荔等，如果空間條件適宜栽種，除了可以降低溫度、增加環境帶氧量外，視覺上也增加清涼感受。

壁面香草廚房小花園

壁面花園

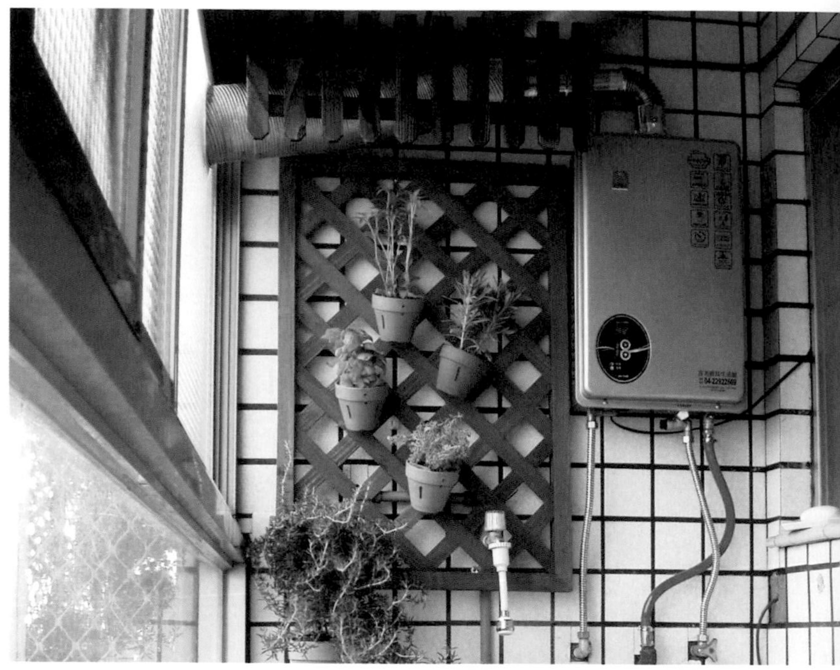

通常公寓中光線佳的陽台，都被選定成洗衣間，許多人期望家中唯一有光線的陽台，除了晾衣，也可以享受一抹綠意。不妨巧妙運用壁面空間及活動式的設計，善用木格籬及收尾素材做修飾，一座結合生機廚房庭園就孕育而生。

坪　　數	使用壁面
日照條件	半日照（西曬）
花園風格	隨用隨摘的立體綠牆

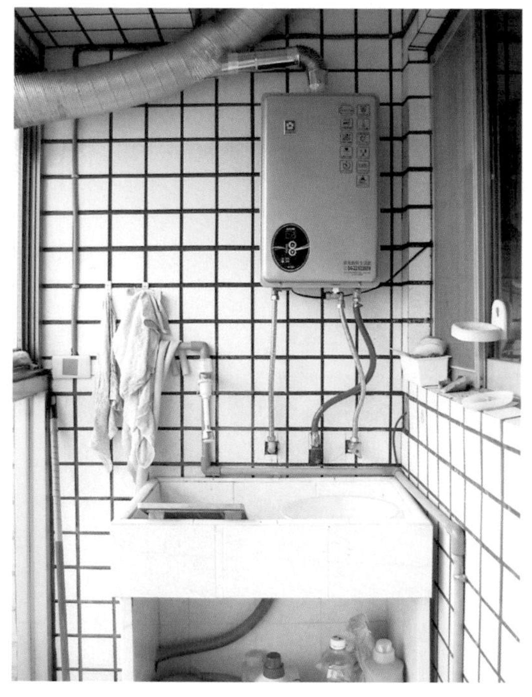

施工前

寸土寸金的年代，善加利用每一個有自然光源空間，就賺到綠意的契機。

公寓或華夏式住宅空間，會有幾個陽台空間，其中光線好的陽台，通常優先做為晾衣空間。其餘空間可能光源較不足，可種微光源植物，但若要種香草植物就成活困難了。

所以我們就可以往牆面發展，克服空間的限制，一樣可能擁有一抹綠意。空間有限的陽台，試試看用垂直的壁面規畫花園。

施工後

花一點巧思，少少的預算，就賺到無比的香草療癒力。只要有自然光源、通風良好，都可能為家中陽台，蹦出一絲綠意滿足園藝的渴望。

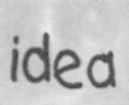

往上發展的壁式花園

在牆面固定現成的木格籬，以S型勾來擺放盆栽，將移植入木盆的香草盆栽，隨意掛於木格中。勾掛設計是考量澆水與修剪時，可以輕鬆取下，方便管理作業操作。

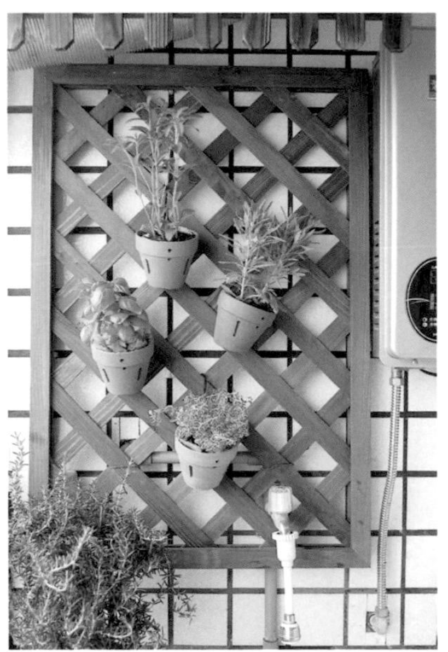

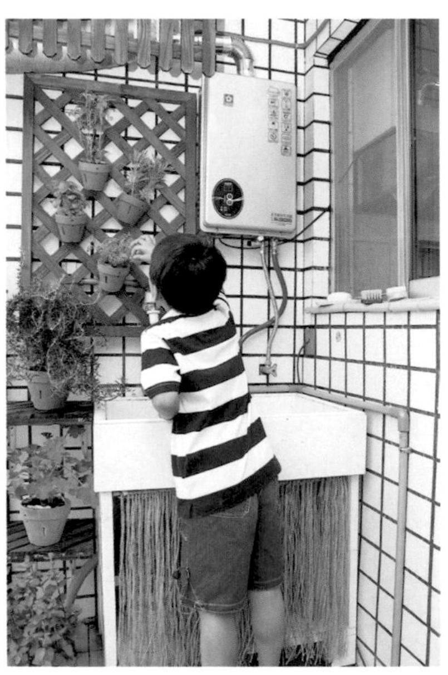

▲舉起手即可觸摸香草，使用方便。

idea

可伸縮的變化空間

在水槽與玻璃間的空隙，用伸縮的L 型架來固定木踏板，成為一個擺設的平台，可伸縮的設計方便使用的變化。

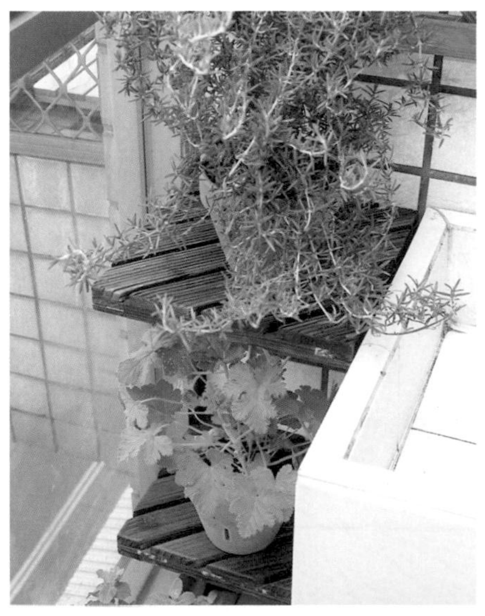

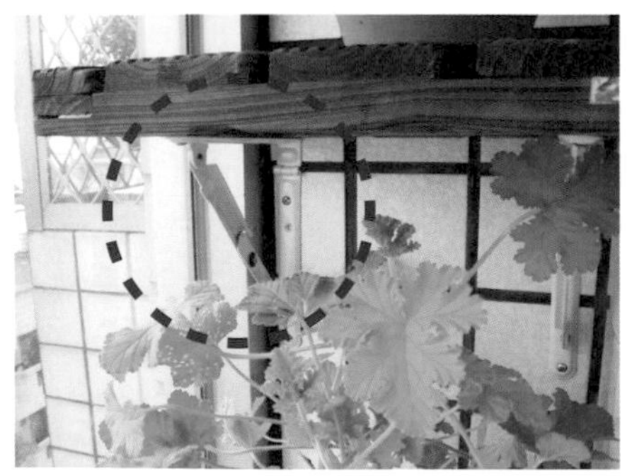

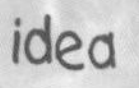

麻繩簾收尾

水槽下大大小小的清潔用品顯得凌亂，用現成的伸縮門簾吊桿，加上一束束的麻繩，即成了自製麻繩門簾，捨去做門所需的開啟空間，拿取日常物品也便利無礙，有美學也不能失便利。

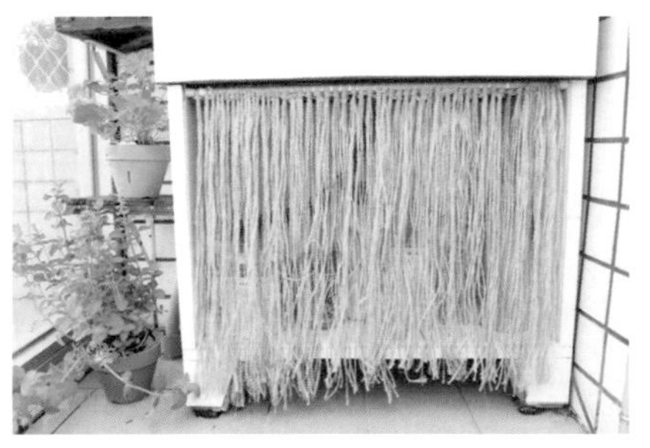

陽台花園設計

無論是住宅的透天建築、華廈、公寓、商辦大樓、學校等，幾乎都有「陽台」的設計，只是大小與形式不同，尺度較小的如花槽般的設計，尺度大的為落地窗外的陽台空間，是最容易覓得綠意的空間選擇，只是現在建築密度高，有陽台但不一定有光源條件，因此許多光線良好的陽台空間，多會優先被選做晾衣空間，恰巧陽台花園的空間條件如同晾衣間的需求，差別在於不適合加裝採光罩，會不利植物成長，所以欲做陽台花園的空間宜保留開放空間為佳。

陽台是室內視覺空間往外延伸，最佳的戶外空間了，如何善用陽光來摘種香草植物，可是香草療癒啟動的原點喔！建議你可以運用高低不同器皿、掛盆、層架來設計陽台花園，因應香草對陽光的需求不同來調整，自己ＤＩＹ動手非難是喔！惟要注意防水、落葉或土壤清潔問題，避免排水孔阻塞。

設計必知

光源：

植物栽種位子，不宜選加蓋封閉式採光罩形式的半室內空間，若是有雨遮的陽台，則需搭配花園設計，規畫「雨落」位子，否則雨落處成為一道水刀，植物成長不易。若上方設有全罩式的雨遮，會阻礙上方直射光源條件，自然光源則僅算是側方灑入的斜射光。

防水：

由於一般陽台已經做好防水工程，考量防水效益，建議不要鑽鑿地面，立面牆也盡量減少落釘處，若有落釘需求，請在鑽鑿後補上防水材，多層保護。

排水：

地面架高時，不得高過落地窗門檻、保留一～兩處的活動式地面清潔排水口，方便日後清潔及維修使用。

植栽選取

若有主樹設計時，不宜選擇成長快速體型高大（若選擇此類植物，則需經常修剪，減低枝葉風阻力）、不宜根系發展旺盛、需為耐風的植栽種類。其他香草植物可依自己使用需求、空間條件、氣候條件等總合考量進行配植。

我的陽台香草花園

陽台花園

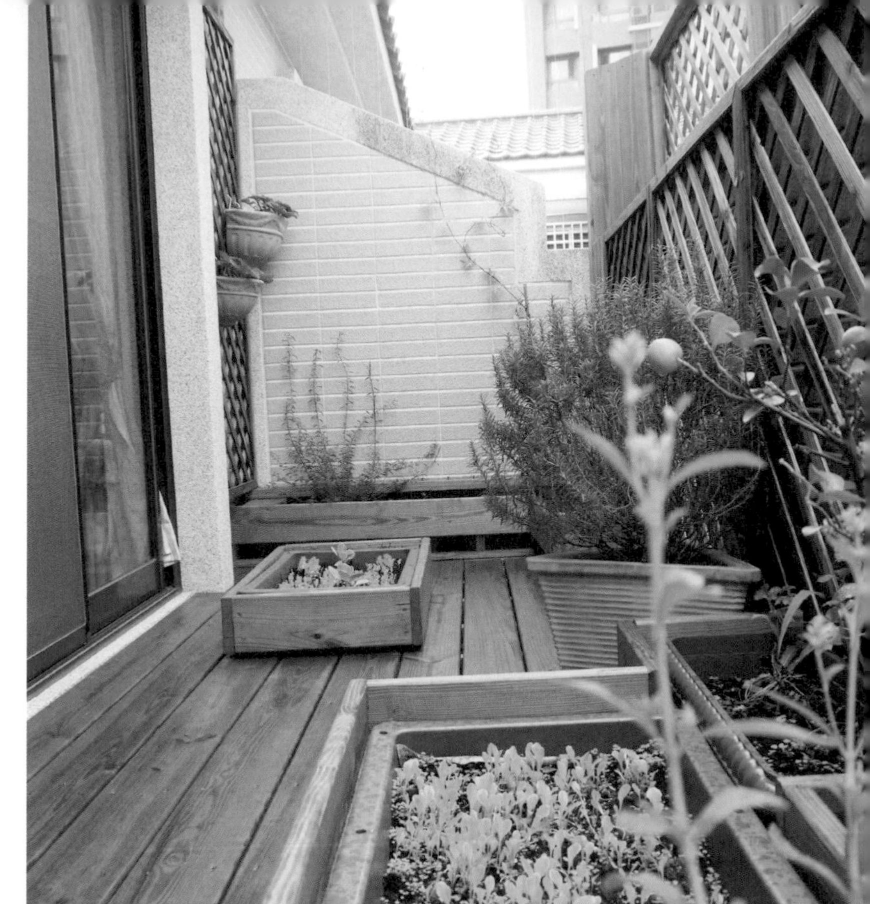

能在城市叢林中「自己種菜自己吃」、「隨摘隨泡新鮮香草茶」、「新鮮香料要用即摘」……應該是很多人心中小小的願望吧！所以請別錯過家中的陽台空間，不要介意空間尺度大小，那怕就只能放下一個長條盆，都是擁有一片綠意的機會。

坪　　數	1~2 坪
日照條件	半日照
花園風格	日式鄉村風、香草花園

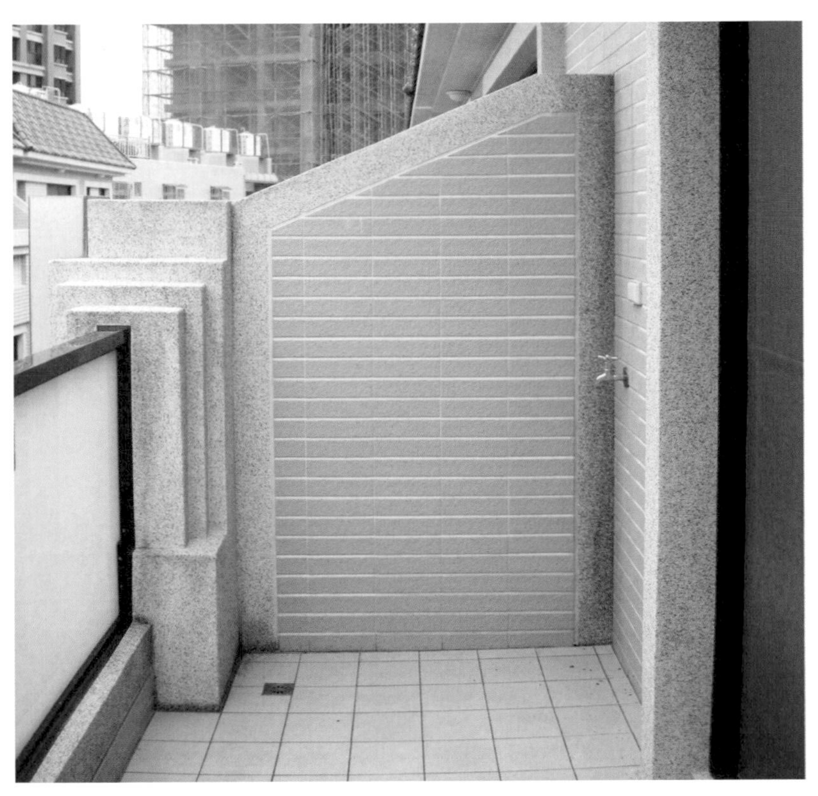

施工前

為保留光源條件，未加裝雨遮、採光罩等。

施工設計注意事項

陽台是室內視覺空間往外延伸，最佳的戶外空間了，如何善用陽光來栽種香草植物，可是香草療癒啟動的原點喔！

建議你可以運用高低不同器皿、掛盆、層架來設計陽台花園，因應香草對陽光的需求不同來調整。

自己DIY動手非難事喔！惟要注意防水、落葉或土壤清潔問題，避免排水孔阻塞。

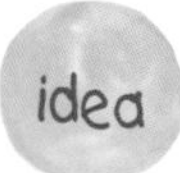

遮蔽木格柵，打造自在放鬆空間

現今土地寸土寸金，所以就算同社區棟距也不大，舉凡彼此干擾的聲音、視覺、私密度、降低風阻對植物成長的影響等，整體相關因素須全面考量，例如隱蔽考量的設計是否對光源引入造成阻礙？是否破壞外觀或影響鄰居視線？等都是要參酌入設計的元素中。

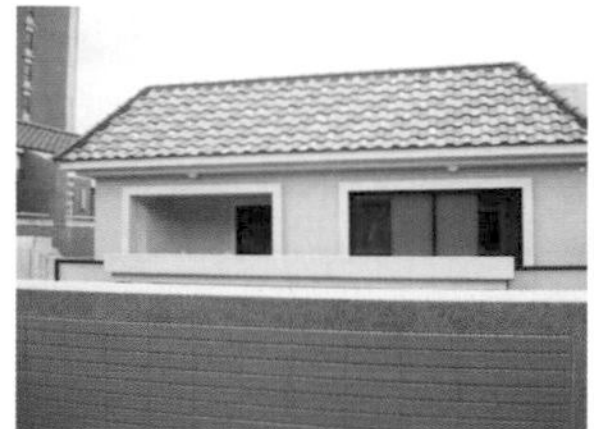

▲施工前

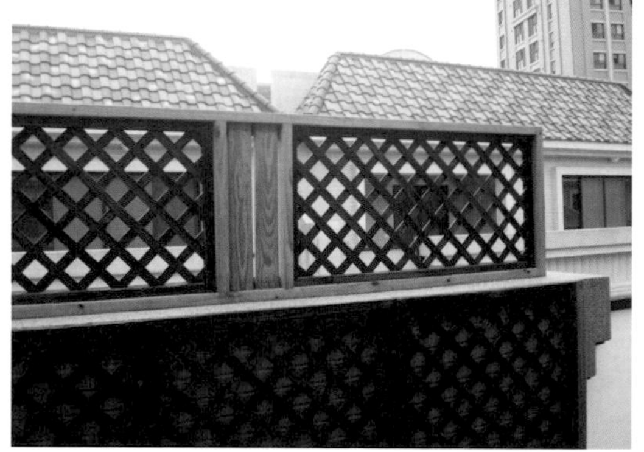

▲施工後

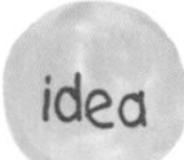

綠籬

作為日後栽種蔓性植物的圍籬及成長路徑，所以釣魚線固定形成可以是直線、斜線或其他組合方式，將成為日後綠籬成長的型式。控制慢性植物的生長範圍，避免雜亂或吸附牆面造成避面防水問題。

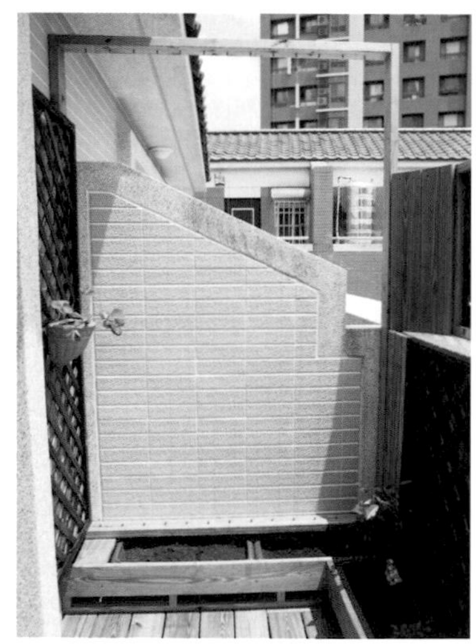

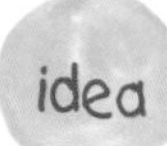

南方松鋪面與修飾盆器

陽台地面鋪面處理，可以隨個人喜好，可保留原建築鋪面，也可架高製作排水層後，鋪上戶外材的南方松增加整體質材的一致性，但這部分就需較多預算，並由專業施工。

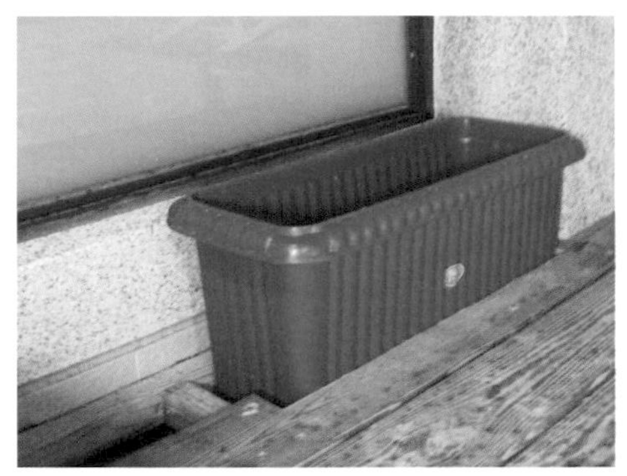

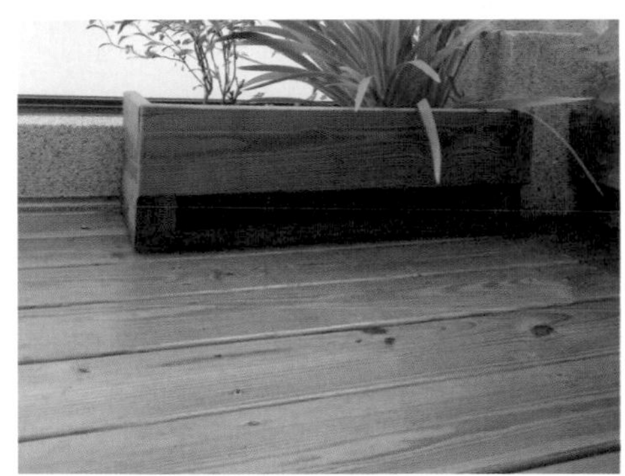

因設計架高排水層，所以事前須先選定盆器並放樣定位，以便量身打造南方松包覆框架，整體性的鋪面及立體擬花台，創造出單一整體感，且較砌花台的總和重量低。（因為一般花台屬於建築突出物，鋼筋數及承重負載較不一定比照室內建築，因此有些舊式建築可能要考慮一下承載重量，避免產生負載過度龜裂漏水等疑慮）

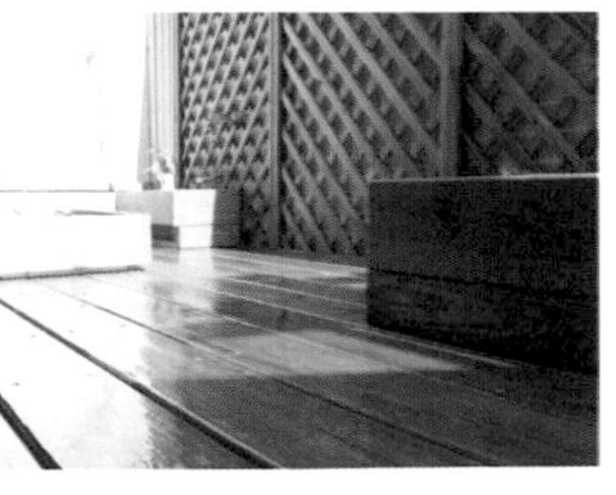

創造出高低層次的植栽空間，增加陽台花園的層次感，並提供搭配日照需求不同的植物配植空間條件。

中庭花園設計

中庭花園的名詞，源自於日式庭園的庭園形式，指的是在房舍中間的庭園空間，稱之為「中庭」。台灣沿用在大樓建築或集合式透天住宅中的綠地花園面積，不同於日式的中庭，台灣的中庭一般多是硬質水泥地，下方多為地下停車場，考量載重負荷，因此土壤覆土不深，多以砌花台的方式處理，包括防漏水的工程，合宜的植栽考量在中庭花園規劃上都非常重要。

設計必知

需考量載重負荷有效的防水工程，而土壤覆土深度影響可栽種的植栽種類，鋪設不織布做為根系穿透的阻礙等，都是必要的基礎工程規劃。

植栽選取

不宜選擇成長快速、體型高大（若選擇此類植物，則需經常修剪斷根，減低枝葉風阻力）、不宜對光線需求高（一般中庭陽光條件多屬半日照～微光源居多）、不宜選擇根系發展旺盛，例如榕樹類、黑板樹、細葉欖仁等，會有穿透水泥層導致漏水與影響結構的疑慮。其它則依個別環境條件，配搭植栽配置。

中庭花園

簡單好整理的香草花園

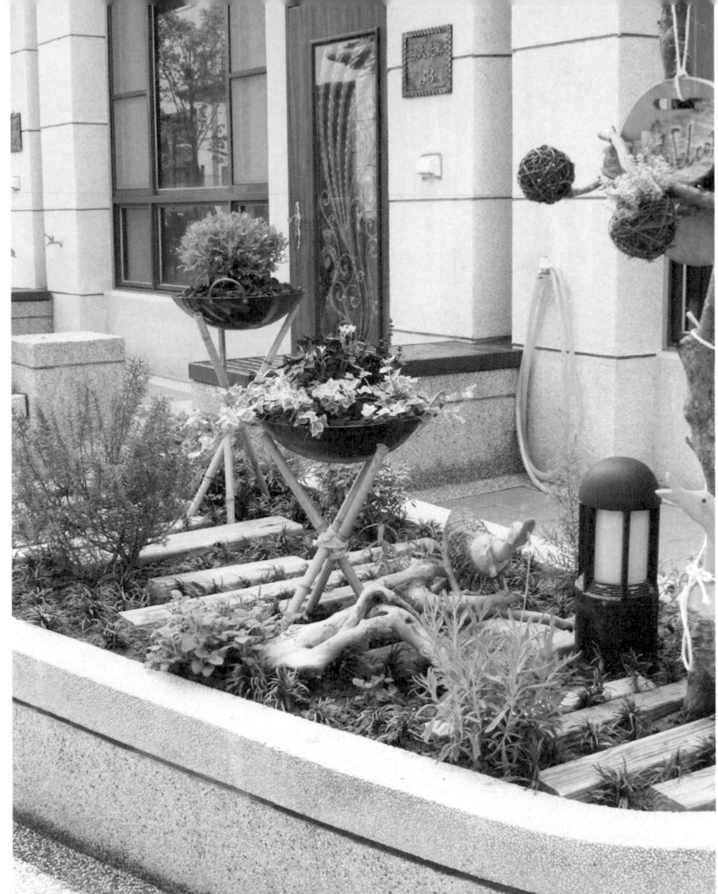

因為花園主人喜歡露營體驗自然，也喜歡香草入菜入料的美好，同時也希望孩子自小可以接觸植物，在照顧植物中， 對生命有更多的學習。有了這座香草花園，果然成了家裡經常關注的話題，孩子也常去觀察植物、拔草、發現昆蟲，很快的這就成了一座可以「說故事的花園」。

案例二	弧形長條台面
坪數	1～2坪
日照條件	半日照
花園風格	田園鄉村風

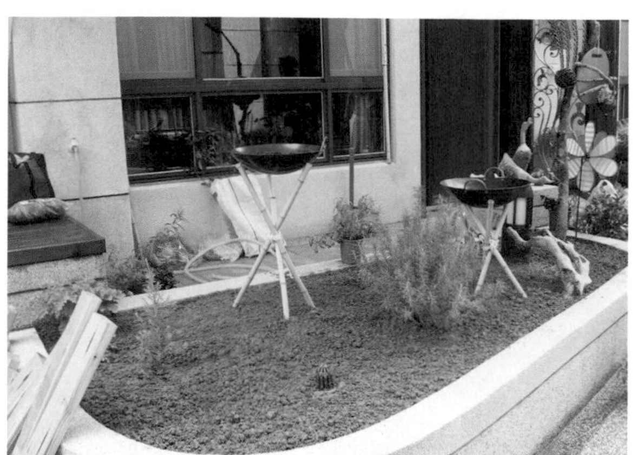

施工前

弧形不對稱的長型花台，如何透過設計讓空間層次展現一樣是重點。

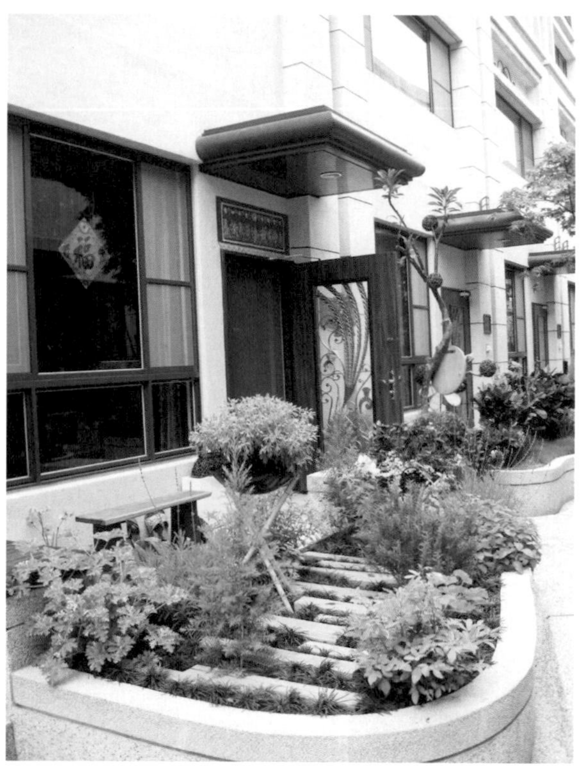

施工後

成長二個月後的香草花園，在一家人悉心呵護下，植物們都很努力的長大了。

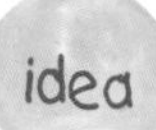

打造童趣、可以說故事的花園

花園中，不單是只考慮植栽的選擇，設計花園應搭配巧思，帶入情境與故事性，讓觀賞者可以發揮想像力，解讀花園語言，例如本案例，特意將昂首的鴨子圈上繩子，鄰居小孩經過還會說：「鴨鴨亂跑，所以被綁起來了。」哈～果然設計的巧思有引發共鳴。

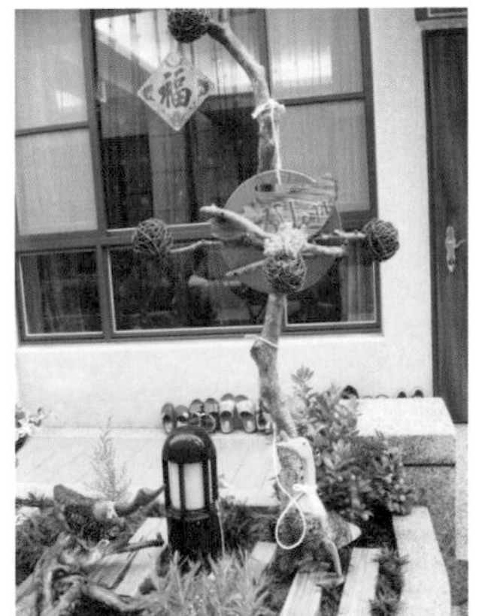

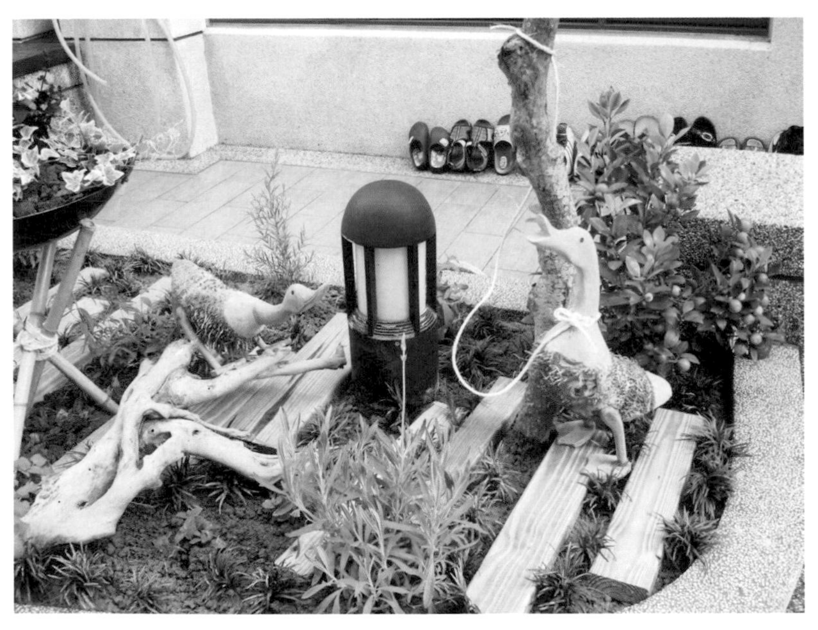

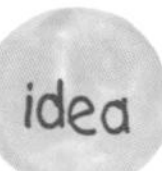

創意DIY 鍋架花器打造空間層次

製作「DIY 鍋架花器」藉以提高空間層次，及增加植物種植面積設計外，也考量陽光灑入及通風度等，有利植栽成活、降低病蟲害的栽種專業考量。鍋架DIY 花器下方加了木炭，有沒有很溫暖像是露營的營火般？沒出門露營日，看這個氛圍療癒一下忙碌的工作天。

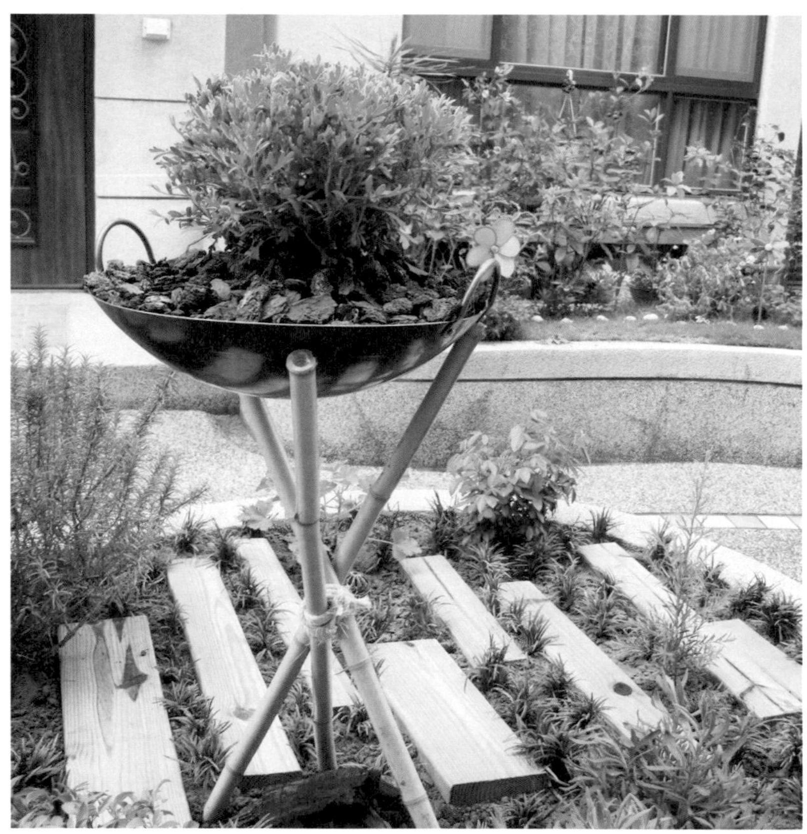

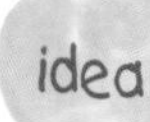

鋪設南方松軌道

因為小主人非常迷戀湯瑪士火車，所以捨棄一般踏石材料，以長短不一的南方松段，來仿軌道路徑的情境。

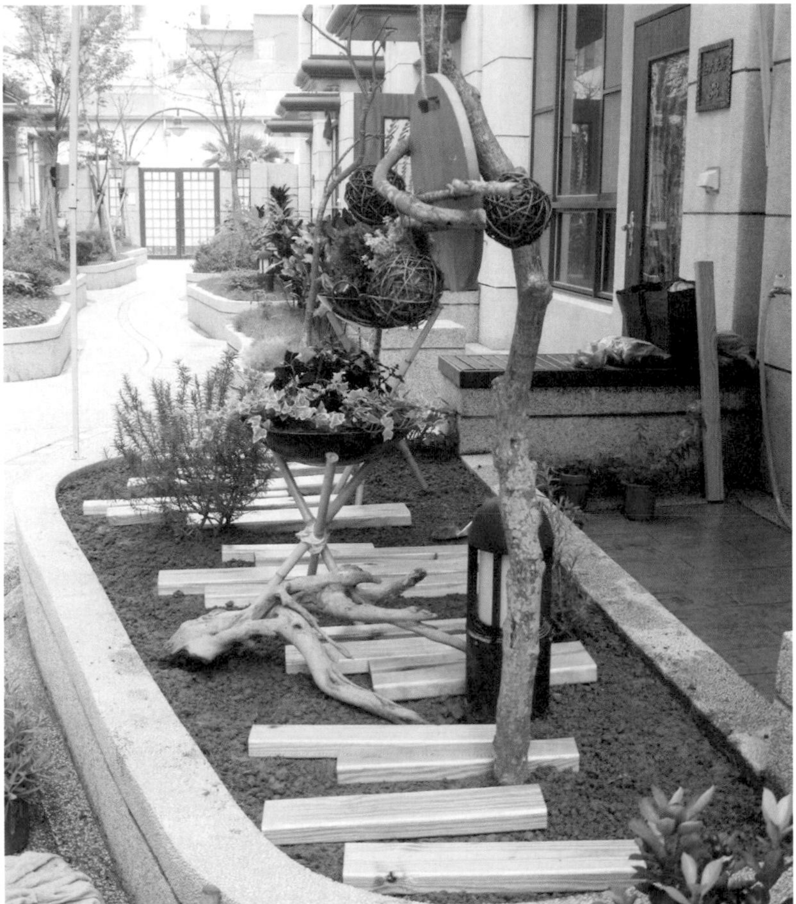

中庭花園

中庭的小確幸花園

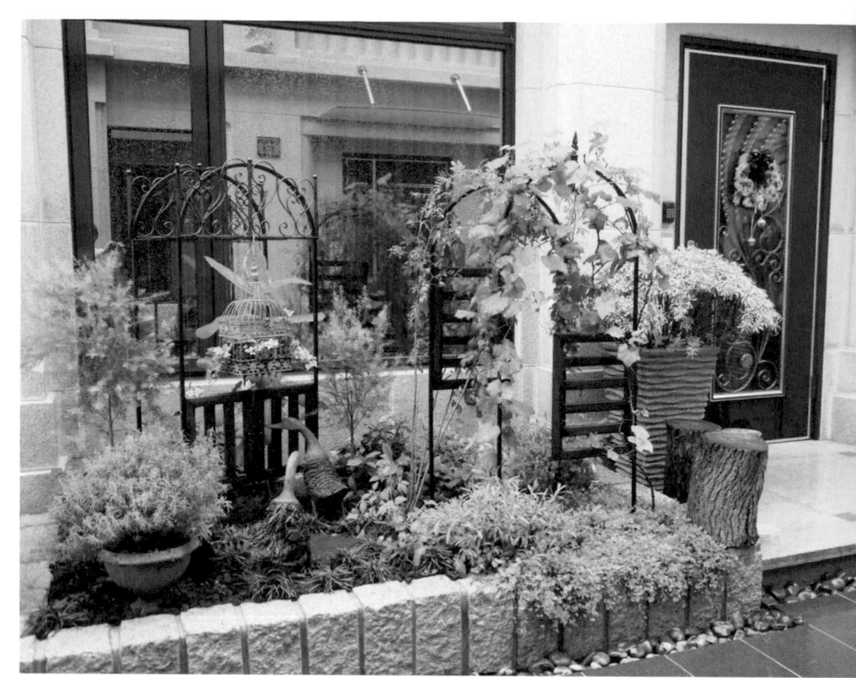

近年來的居家集合住宅中，出現許多「中庭花園」，有大樓的綠地空間型態，和透天的公共空間（但歸屬私人管理的中庭）。我家的中庭花園與客廳之間是整片玻璃的設計，希望視覺穿透在若隱若現的程度，增加居家的隱密度，但不影響進入室內的光線，喜歡在客廳就可以擁抱陽光灑入，同時享受綠意悠閒的自在空間。

案例一	方形台面
坪　數	1 坪
日照條件	半日照
花園風格	簡潔、季節有不同主題植物綻放、管理簡單

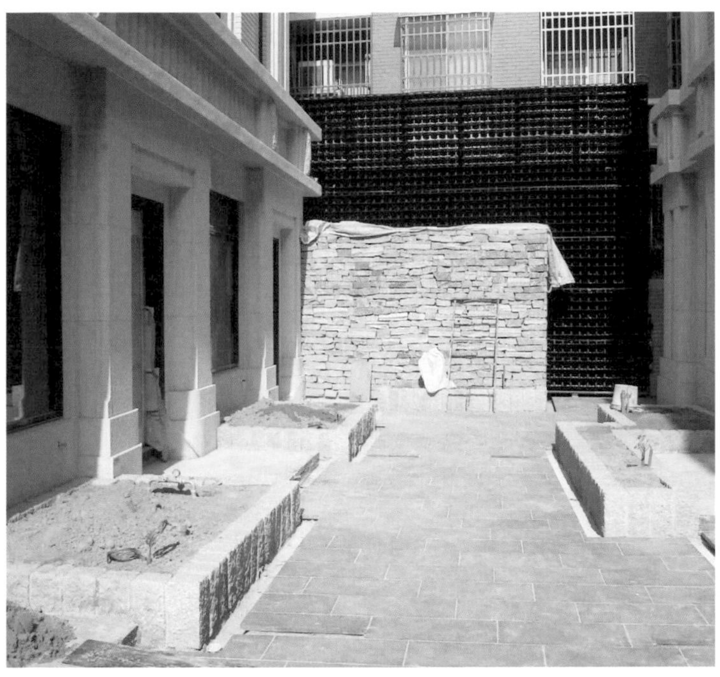

施工前

花台不大、深度不深，但一年四季都有半日照以上的光源條件。

施工後

在客廳就可以擁抱陽光灑入，並享受綠意悠閒的自在空間。

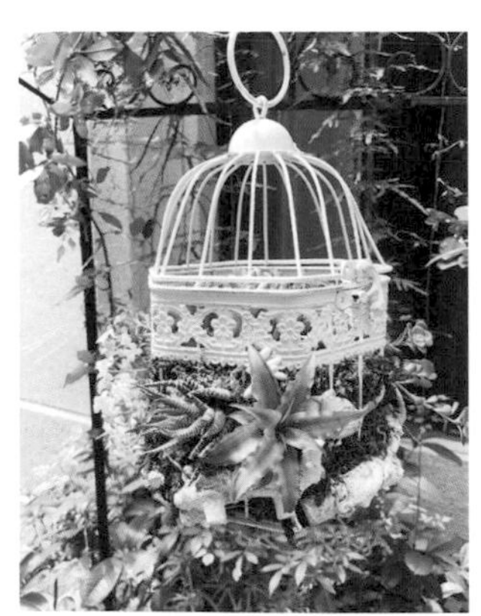

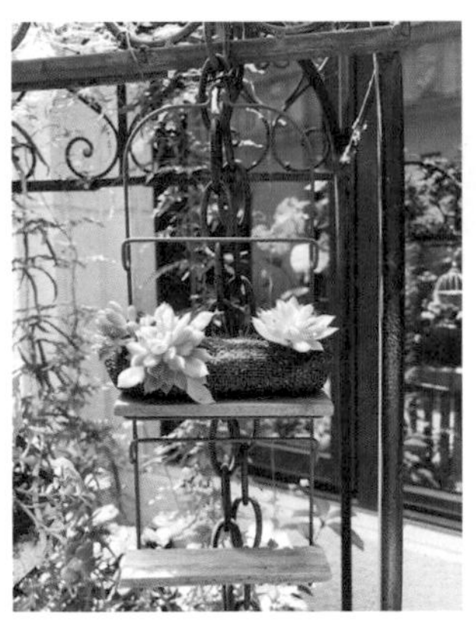

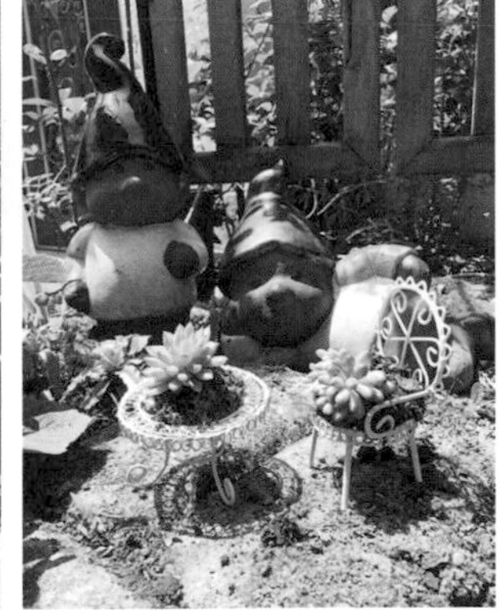

施工後的花園可以陸續加入新元素，讓花園更豐富而多變。

idea

運用鐵架呈現高低層次

想讓迷你的空間變大，就是利用高、低及前、後錯落的層次表現。因覆土層較淺，考量植栽成長條件並期待納入更多元植物，因此採以「架構」的設計手法，增加立體空間使用。

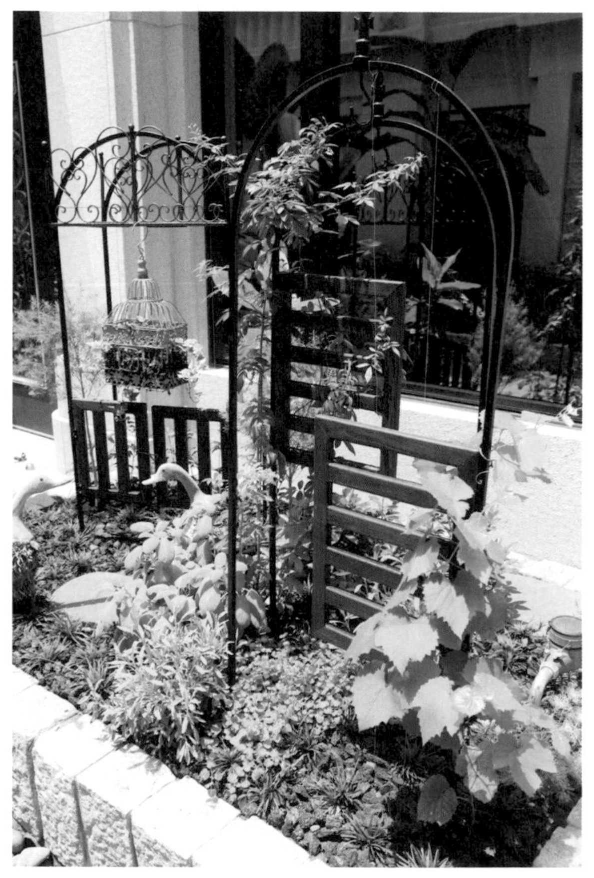

◀簡化設計，希望可自己DIY打造，便以現成資材為發想起點，再加上手工改造，即完成層次、具有景深的空間，放大了空間尺度，透過植物搭配帶出律動感，一座小而美的迷你花園就誕生了。

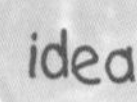

植栽選擇優雅的蔓藤纏繞

兩個拱門，分別種了金香葡萄及露斯塔蔓性玫瑰，軟化剛硬線條，同時也增加多元植物樣貌，賞花採果樂。

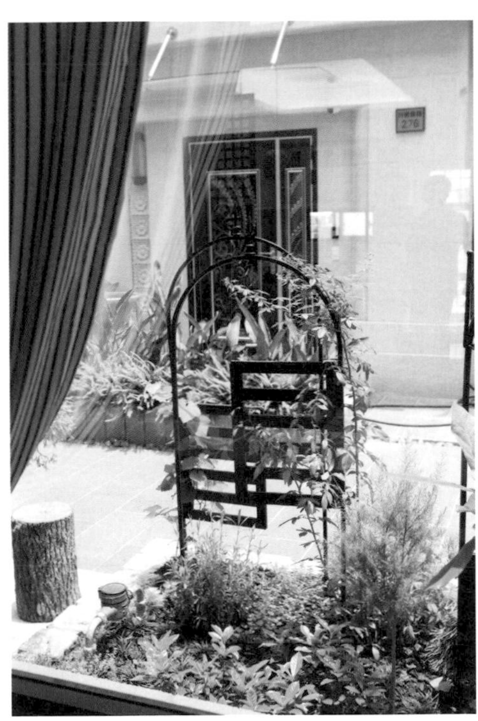

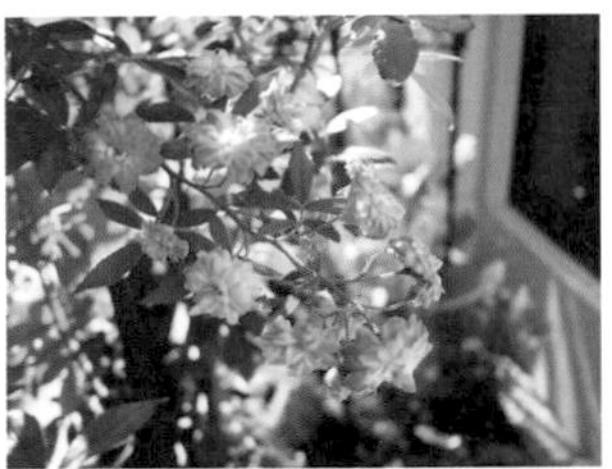

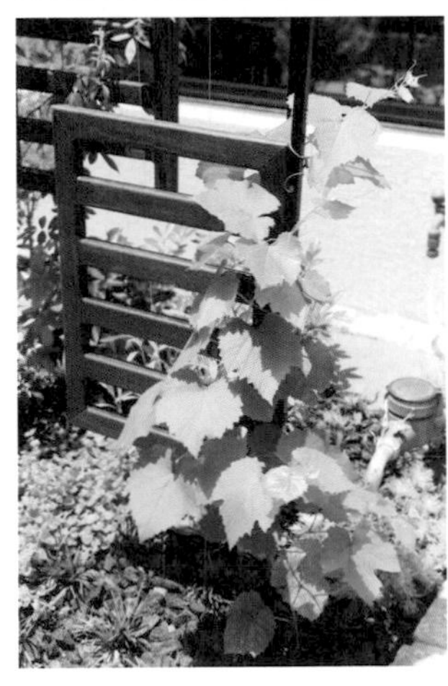

露地花園設計

「露地式」的花園是指地面尚是土壤層且可下挖，屬於自然地下排水（如一般農地的條件）可分為有遮蔽物和無遮蔽物的開放空間。

建築旁的露地式的花園尺度不一，有時是屋邊建築剩下的小角落，有時是房屋間的棟距，當然也有前庭後院這樣完整空間，依個人空間尺度配搭，一樣可打造專屬廚房花園。

設計必知

日照與遮陰

有遮蔽物和無遮蔽物的空間，日照時間長短不一定，需視個別條件現況而定。若是全日照的環境，得考量耐日照及抗高溫的種類（或設計遮陽設施）。運用喬木、灌木、地被的植物層次，透過喬木及灌木的植株高度，可以達到降溫及遮陰植物的效果。

植物的根系

靠近建築物旁，不要種植根系發展茂盛的木本植物，否則露地算是對於植物根系成長的侷限較少的空間。所以植物成長可能較為快速，若考量根系對建築物可能產生破壞影響，須選擇成長較慢、固定矮化斷根管理，或者一開始就連盆（美植袋）種入，侷限根系發展方式。

地被植物

地被植物的設計，可以避免表土層流失，也具保水的功能。

鋪面的選擇：露地栽種時，鋪面的選擇與設計，除了搭配花園風格的鋪面資材，材質的排水性、止滑度及步行的舒適度都是考量的因素。（若使用踏飛石的設計時，要以步幅間距來考量踏飛石的距離）

排　　水：排水部分，主要在於處理好表面排水的洩水坡度，及土壤排水介質改良。若有建築物與花園間有架設雨遮部分，需處理好雨遮產生的「雨落」問題，否則將對於栽種於雨落處植物產生成長阻礙；一般會以排水溝方式規劃，來避開雨落造成的水刀問題。

介　　質：土壤介質條件，需搭配花園植栽進行整合性考量，有利植物成長以及方便日後花園管理作業，土壤是花園植栽成敗的重要關鍵之一。

植栽選取

植栽選擇，以適合花園環境條件的植物類中，挑選出自己喜愛的風格樹種，請勿僅考慮喜好而選擇不適合環境成長的植物，將會是後續管理問題或導致植栽死亡的挫敗感。

若為居家、公共生活區等要避開有毒植物，避免誤食。無論食用或非食用導向的花園，皆建議採以「有機栽培」方式，因此避開病蟲害高的植物，也是一種方式。

露地花園

四季都有故事的城市鄉村風花園

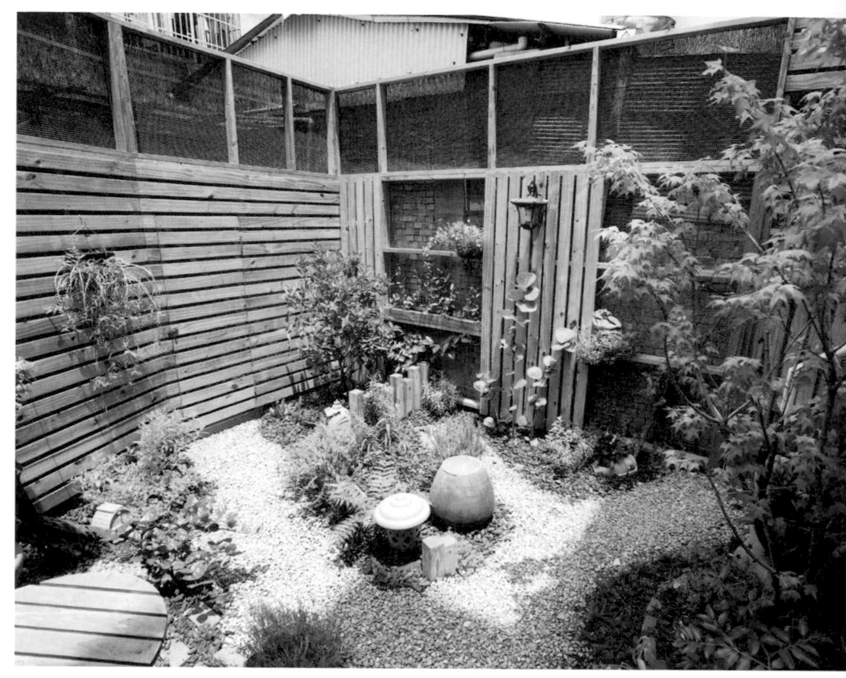

台灣四季氣候並不分明，所以想創造四季感，可以運用各季的果樹與植栽變化來做為花園的季節鈴聲。希望在這個城市花園中，可以享受香草植物的芬芳，也希望可以滿足採果樂。

坪　數	7坪
日照條件	夏季西曬半日照、冬季半日照
花園風格	鄉村風、手作感，以南方松的軟性天然材質，營造出「自然田野鄉村花園」

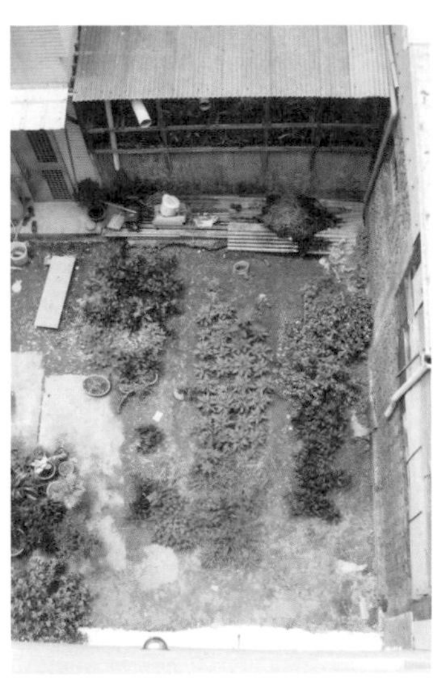

施工前

建築物包圍的小小露地。如何不影響光源及自然風進入，同時要隔離出一個隱蔽私人空間呢？是這個花園空間首要思考的設計。

施工後

隨著栽種植物的成長計畫不同，花園季季年年皆有期待與變化，這就是生命的期待。

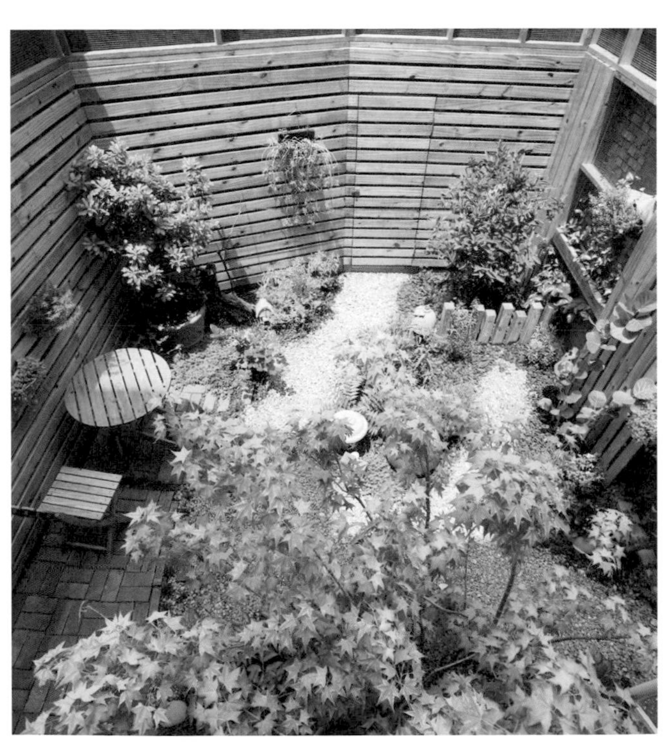

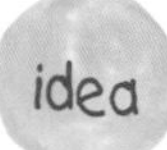

體驗「現摘」的兒時回憶

在家中小花園栽種果樹，滿足「現摘」的甜美兒時回憶。以可食用及芳香用香草植物為主要植栽、是一座觀賞與使用（食用）兼具的花園。

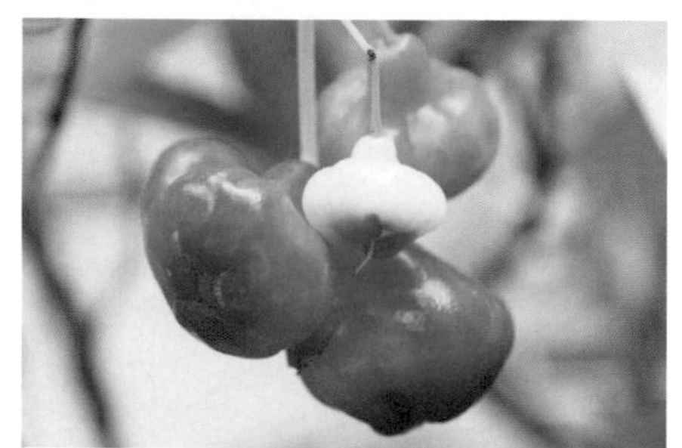

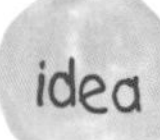

樸實的礫石鋪面

主步道的動線，採「樹葉的葉脈」線條作為發想，選用道路級配的碎石粒，除了透水性好的優勢以外，將來容易變更、步行時發出沙沙沙的聲音，讓人好似步行中伴隨音樂。

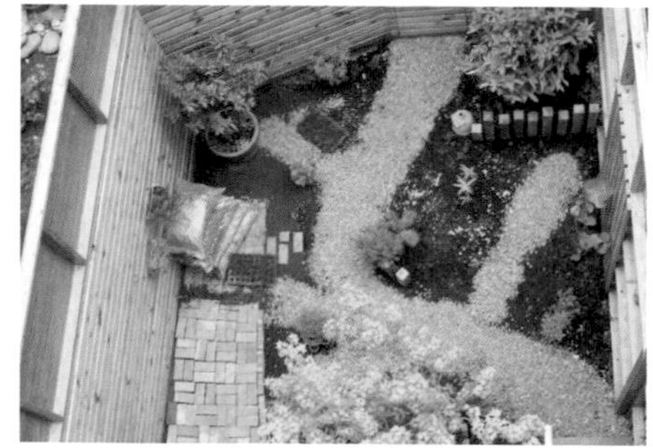

idea

強烈四季感受的植栽搭配

以「天、地、人」的東洋花藝設計配置概念，搭配庭園中的主樹、副樹、配角樹的樹型、高度、色彩、花期或採果期及葉色轉變期等，所以選了黃楓作為主樹、水蓮霧作為副樹、楊梅則是配角樹。

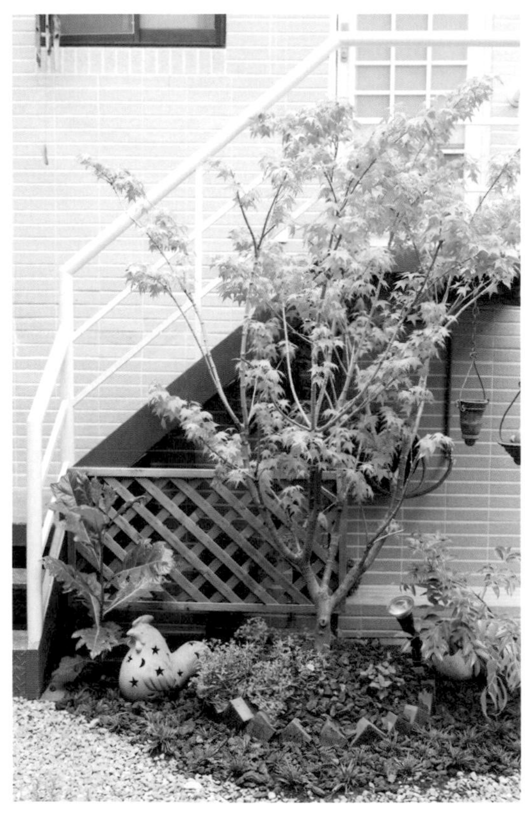

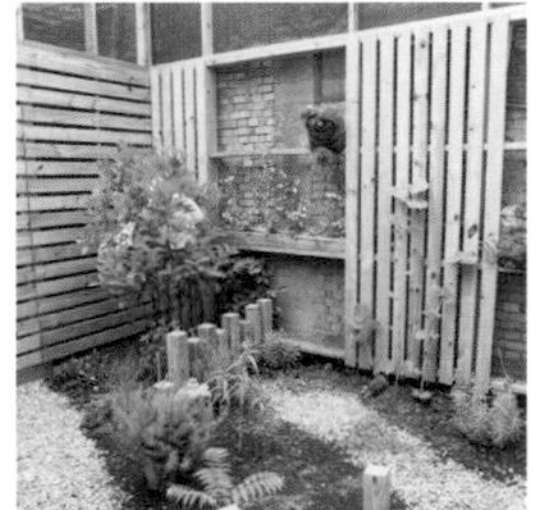

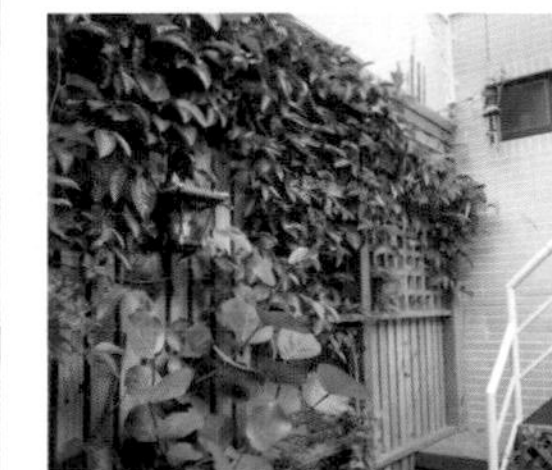

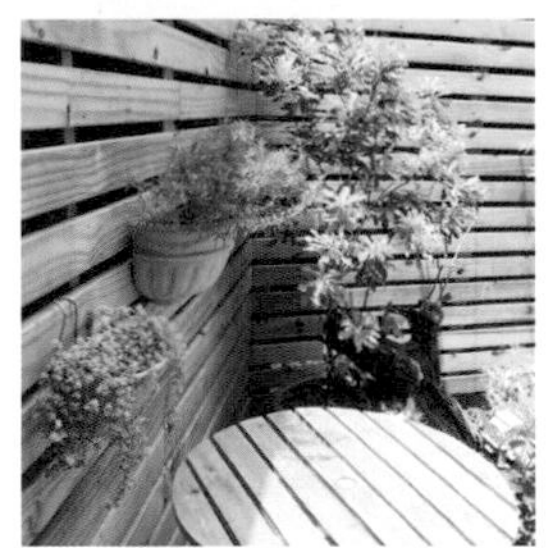

露地花園

童話般的夢幻花園

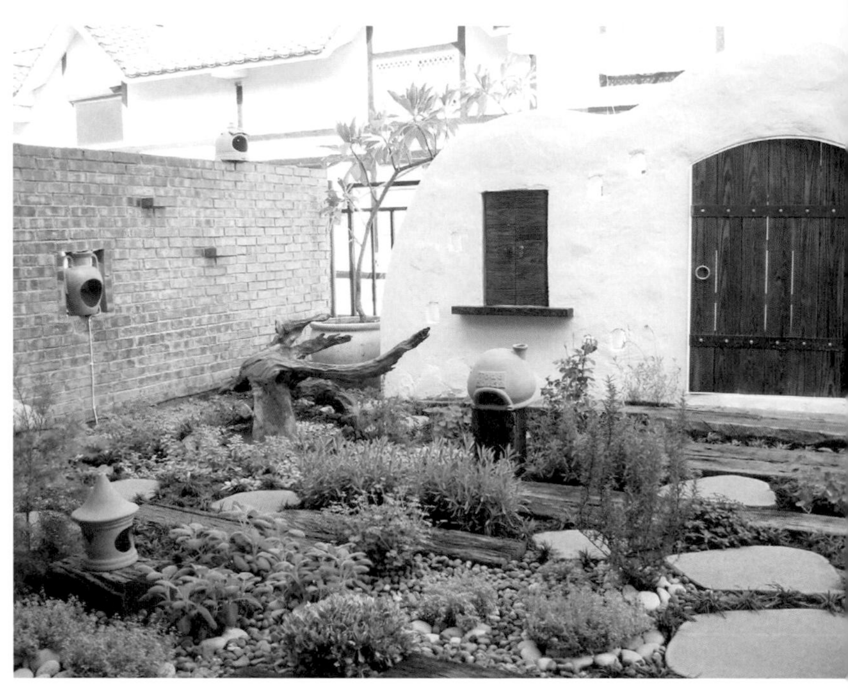

雖然工作終日與植物為伍，但擁有一片私密花園，一直是心中的渴望，在這常常讓我巧遇一些不同的生物，它們也發現這塊有機的土地、香草香，不用邀約就自己住下來了。

坪　數	近20 坪
日照條件	夏季全日照、冬季半日照
花園風格	童話野趣的鄉村手作風格

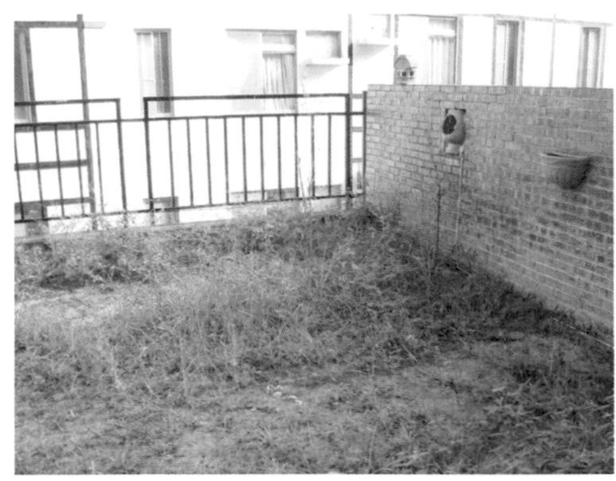

施工前

廚房後的花園空間，除了廚房落地窗直通外，二樓客廳也可鳥瞰花園。考慮方正腹地、水土保持用途的擋土牆堅固度，以及搭配社區的相關規定尺度，剩下的就是自由發想的創意囉！

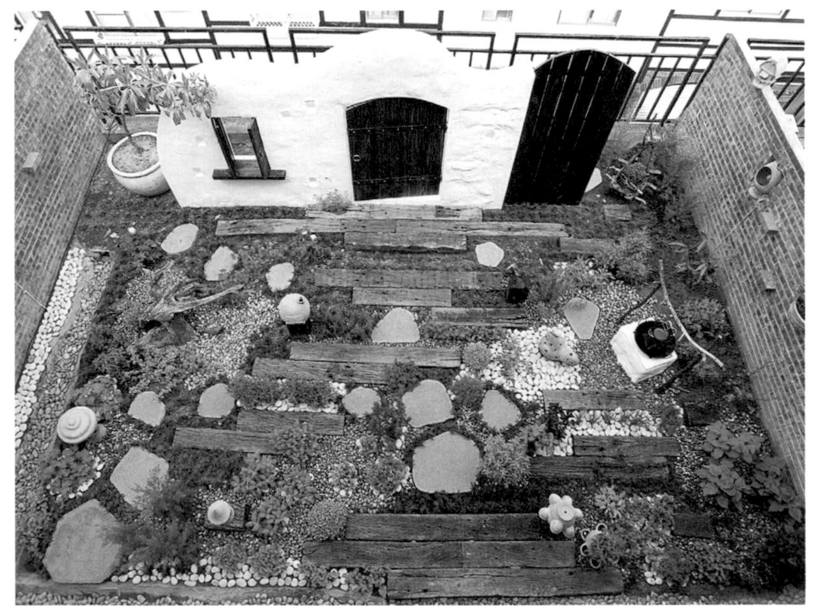

施工後

從二樓客廳鳥瞰花園。在香草植物長大前，鋪面材及添景物是花園的暫時主角，待香草植物陸續長成，錯落的植栽和半遮掩的鋪面材及添景物，又是另一番氛圍。

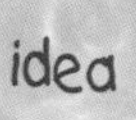

具有弧線的白色主造型牆

在香草花園中，巧妙運用造型牆、添景物，除了增添色彩、層次、趣味，尤其是造型牆類，可以讓好用但生長型態凌亂感的植物擺放其後（例如檸檬香茅），克服植栽美學搭配的困難。

多一點巧思，硬邦邦的牆，成了主題感十足的藝術品

先用紅磚砌成雛形的主造型牆，再以水泥抹面，並刻意在幾處做出凹凸面仿古維修過的感覺。這座主造型牆除了明確勾勒出花園的主題外，也提高了花園私密度。（因為建築棟距近）

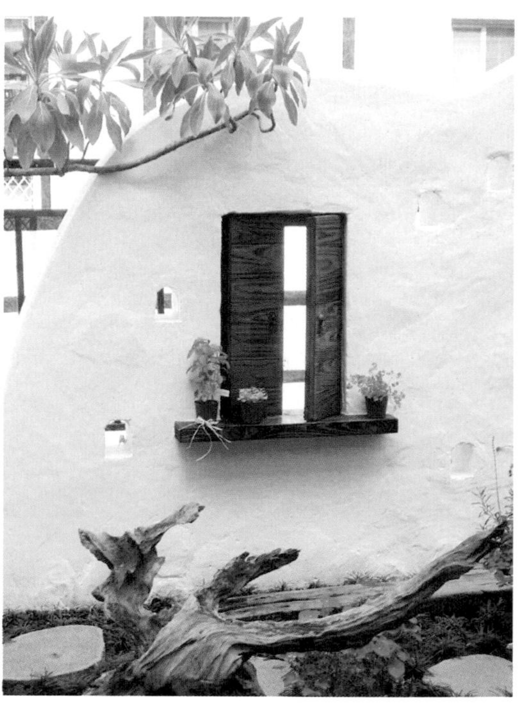

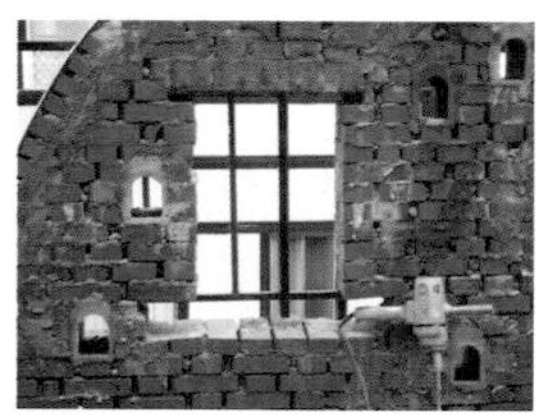

施工前

開窗的牆面設計，增加想進一步探索的好奇感外，也增加牆面的變化與趣味。

施工後

加上卡榫的木製窗與平台，活化了牆面用途。

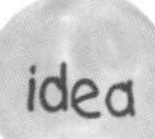

白天與夜晚都為花園添色的的燈具

自製造型燈具，搭配花園主題

在枕木中心穿鑿出電線孔上方加上燈罩，即是獨一無二的燈具。依燈源亮度位子放置燈具。晚上是燈具，白天成了花園中的添景物，解決一般燈具白天時，在花園的突兀感。

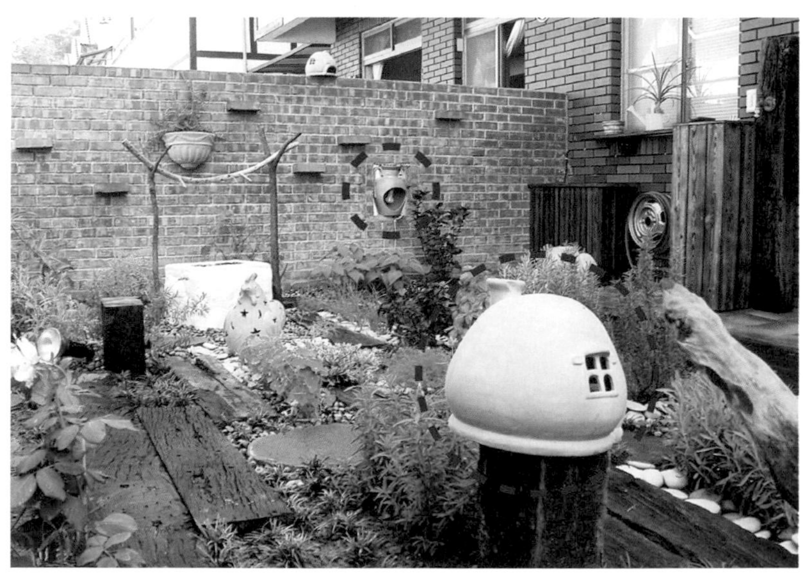

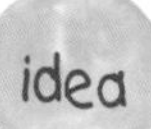

溫馨的烤爐，隨時薰香新鮮的植物

鄉村風，除了天然素材外，手做的添景物不可少

以砌磚方式形塑烤爐基礎，表面刻意塗抹凹凸水泥，並在水泥未乾前，用抹刀刻畫仿石材的圖形。

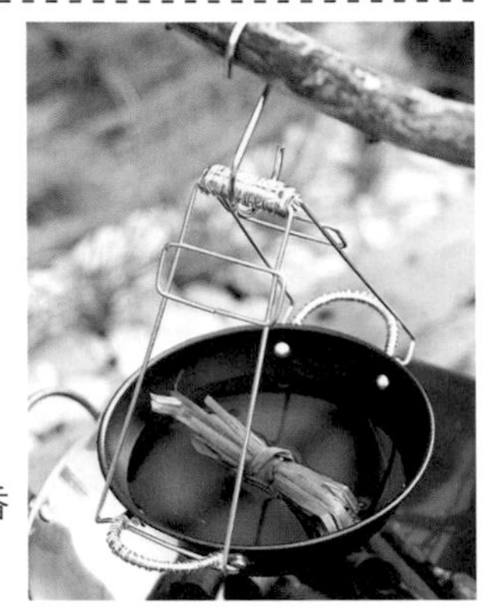

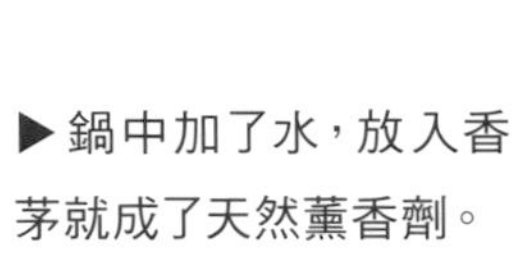
▶鍋中加了水，放入香茅就成了天然薰香劑。

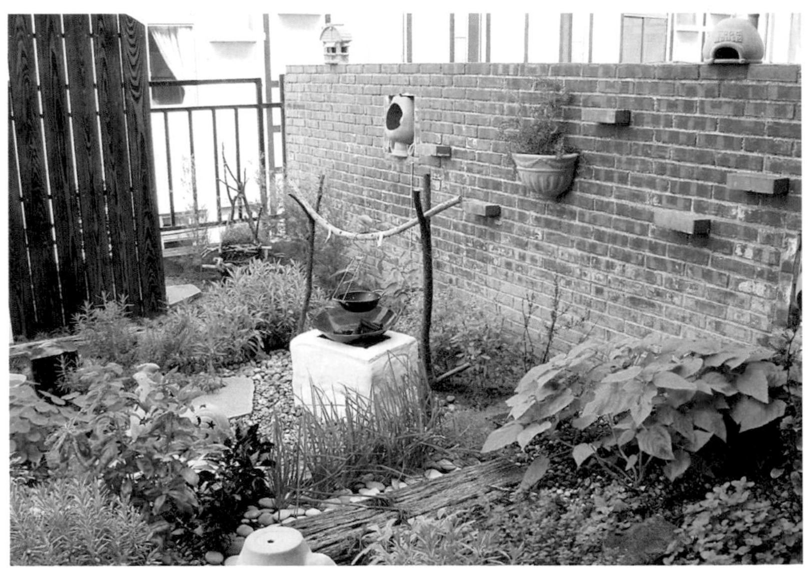

▲兩側架起Y 字的樹枝，及上方一枝弧度桿，用S型溝及大小鍋組手做出烤肉爐架的氛圍。

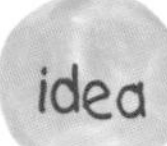

既美觀又能防雜草的小石子

植栽與步行鋪面連結，透過形式與色彩不同的卵石作為銜接

香草植物一般開花期不長或可食用品系賞花機會不多，鋪上粉色扁平翡翠石，棗紅色的珊瑚石，讓未開花時的香草園增添繽紛的色彩，也是方便花園管理減少雜草成長。

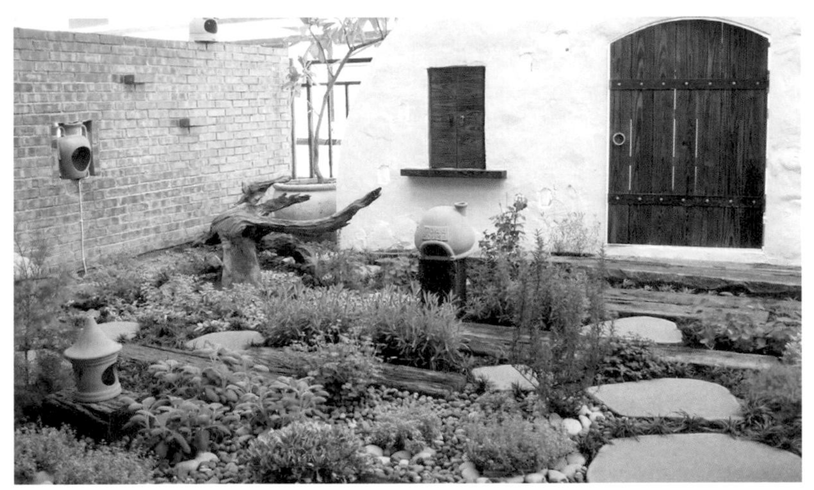

idea

主、副鋪面構成行走趣味

增加趣味感的步行鋪面，取材長短不一的枕木，搭配不規則圓形天然觀音石，一硬一軟、一長一圓的搭配，增加視覺與步行的多元體驗。部份枕木延伸成立體的立面平台，透過材質延伸增加花園層次感，也增添花園色彩。

Part 5

景觀療癒

出走，
啟動異地療癒

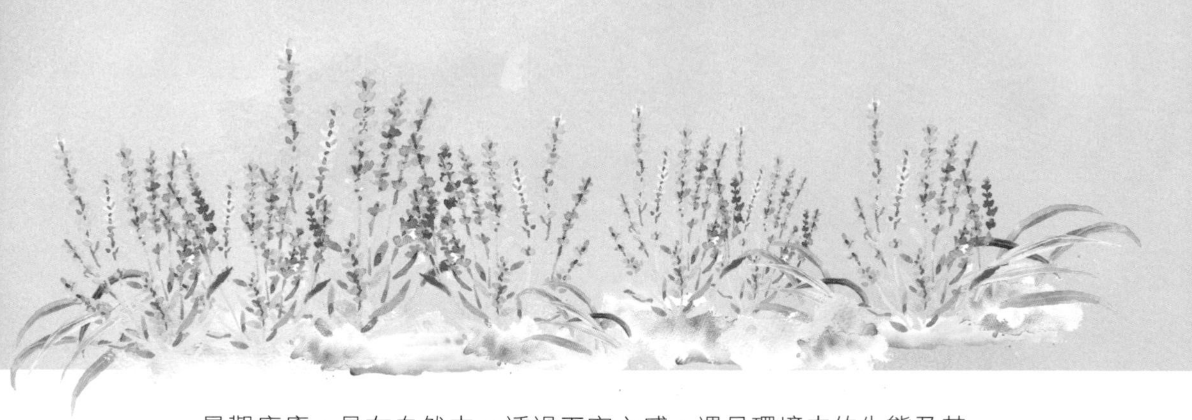

景觀療癒，是在自然中，誘過五官六感，遇見環境中的生態及其他元素，對人產生不同的療癒力。透過旅行體驗異地療癒的美好，或是就近生活周邊的鄰里公園、校園等，也是可及度高的療癒空間。

本篇，和我一起逛休憩主題花園，來場「體驗式的療癒旅程」，尋找屬於自己的感動與靈感，成為自己療癒花園發想的原點。

透過旅程中遊憩行為的觀察與體驗，親近植物與自然，您會發現更多活動設計的靈感與創意，因為凡事始終來自於自然與人性。

景觀療癒與生命共鳴

園藝治療的方式有兩種：「景觀療癒」和「活動參與型」。人們在自然景觀環境中，不一定要做什麼，只要單純享受當下的每一個遇見，開啟五官六感，悠然接收自然給我們的自然療癒能量；或者在自然環境中進行一些活動，獲得身體、心理、社交等多面向的健康促進。

「活動參與型」的園藝療癒方式，活動空間不一定是綠意包覆的環境（室內空間也可以），進行花卉、蔬菜、果樹、園產品加工、景觀、農藝等，啟動五官六感的活動參與，或是透過在花園中照顧植物（或一棵植物）、陪伴植物一起成長、運用植物的回饋產物，開啟體驗美好且健康的五官六感覺察綠色療癒力。簡言之，任何一種親近植物、走入自然的形式，都是啟動人自療力的QR Code。

景觀療癒效益經過許多實證研究發現，觀看或身處自然綠意覆蓋的空間中，可以獲得療癒、紓壓、提升專注力⋯等效益，例如「觀看自然景觀可以減輕壓力」、「心曠神怡的綠色景觀，可以恢復注意力」、「園藝，可減輕精神壓力」等。美國知名的景觀建築師奧姆司特(Olmsted)即提出：「只是觀看自然景色，也可讓都市居民達到放鬆身心的效果，解除或降低來自都市生活的壓力，並對於情緒及生理狀態具正面效益。」並認為接觸大自然能「讓心靈在不感到疲倦的情況下活動運轉，並獲得舒緩且充滿活力，這個藉由心理影響生理的效果，使身心靈獲得休息，重現新的朝氣」(Olmsted，1865)。就算不是親臨自然現場，單是觀看風景圖面（畫）也可達到療癒紓壓的效益。所以生活空間選掛自然風景畫，也是療癒的開始。

景觀療癒理論中，Kaplan 和 Kaplan(1989)夫婦所提出的景觀復癒性，以功能演化的觀點提出「注意力恢復理論」(Attention Restoration Theory， ART) ，強調具有某些特徵的環境，可以促進人們心理的恢復效益，讓疲勞精神獲得恢復或其他身心受益的效果，稱之為恢復性體驗，達到此類效果的環境稱之為恢復性環境 (restorative environment)。James(1892)的注意恢復理論中提到：注意力(attention)應含括「自主性注意力」(voluntary attention)、「非自主性注意力」(involuntary attention)。當過度使用「自主性注意力」，會造成精神疲勞，其屬於耗費精神，感到疲勞及壓力的增加（例如：長時間工作）。「非自主性注意力」可以讓疲勞的注意力獲得恢復，讓精神的疲勞感減輕（例如：散步中遇見美麗的花朵、聽見鳥鳴等，美好的情緒感知）。Kaplan 夫婦並進一步提倡，「非自主性注意力」，有助於減輕精神疲勞，具有讓精神獲得恢復的要素。而自然景觀中這類元素比都市景觀存在較多。所以評估景觀療癒時，會參酌注意力恢復理論中提出的四項特徵，作為療癒空間評估指標。

注意力恢復要素

遠離日常生活（being away）

遠離日常生活或有壓力的生活圈（方式或空間）。

延展性（extent）

感受像是另一個世界般的寬廣。

魅力性（fascination）

吸引人的元素（花、葉、鳥、蟲、水、光……）

相容性（compatibility）

滿足個人不同特質、需求的行為。

景觀療癒，在自然中透過五官六感，遇見環境中的生態及其他元素，對人產生不同的療癒力，例如觀看風景、聽見溪流或蟲鳴鳥叫或樹葉悉窣的聲音、嗅到芬多精或花香、品嚐鮮果、在戶外空間伸展肢體及增加身體的活動等，因而感到放鬆、愉悅的情緒，亦或是心靈層面的放下、轉念，或是共鳴生命的鼓舞，即是景觀療癒與生命共鳴的途徑。所以就算無法自己擁有一座療癒花園，經常性地回歸自然或綠意覆蓋的環境中，也是獲得綠色療癒力的脈絡。透過旅行體驗異地療癒的美好，或是就近生活周邊的鄰里公園、校園等，也是可及度高的療癒空間，再忙也別忘了親近自然，啟動自療力，讓身心靈都獲得健康滿足，健康者維持在健康狀態，亞健康者趨向健康，唯有健康城市健康居民，才有城市競爭力。

逛花園找靈感

無論是「逛花園被療癒」或是「逛花園找靈感」，都是一趟療癒旅程。

換個空間，遇見不同於日常的生活事物，being away，即是療癒空間的檢測指標之一。我～總是在旅程中發現許多新事物，並吸收不同的知識，自然而然感到無比療癒。

我想，親手打造一座自己專屬的香草花園，是許多人的夢想，假他人之手似乎又缺了一些自己的元素，自己花園自己打造，真的很酷，又很療癒喔！

如果你想為生活中打造一座花園時，你會尋找哪些途徑，一步步來實現療癒花園的理想藍圖呢？是要找專業的景觀（園藝）公司？或翻翻相關書籍、逛逛花市？或上網搜尋？

沒錯，想要成就打造療癒花園的夢想，可以有許多方式與途徑，讓發想可以發生在更多的可能中。我建議非景觀背景的人，可以先參觀更多的花園，挑選出自己喜歡的風格、空間搭配的素材、植物的種類、空間使用的規劃……這些都是設計療癒花園之初，就要定調的方向，否則邊做邊加入，可能耗費許多成本，消磨了美好的花園期待喔！

現在，和我一起用「逛休憩主題花園」的方式，來尋找療癒花園的靈感。這是也一種「體驗式的療癒旅程」，如果可以，我真想帶著讀者，每人人手一台相機，開始自由自在的在花園中，尋找你的感動與靈感；觀察花園中的植物、昆蟲，甚至是園中的使用者的使用狀態，發現設計者的思維，使用者的習慣，成為自己療癒花園發想的原點。

這趟我想分享日本鳥取縣「花迴廊花園」とっとり花回廊和北海道惠庭えこりん村銀河庭園，兩個適合做為親手打造療癒花園的形式——「涼亭式的療癒花園」和「農園也可以是美美的療癒花園」。

如何逛花園找靈感呢？請隨著花園導讀，您將會發現一個個有趣的創意點子。 Let' s go!

我的療癒花園「學習從模仿開始」

初學者可以從模仿開始，將偏好的風格、喜好的景致、植物的姿態拍照下來，接下來如拼圖般將拍攝的相片拼整出花園藍圖後，您的花園出現了具體的影像後，距離實現實體就更近了。實現設計的方法有兩種，一是請造園公司按圖施做，另則是自己（或與家人）親自動手DIY。

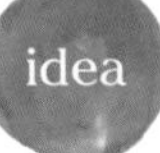

涼亭式的療癒花園

如果可作為香草療癒花園的空間不大，必須往上、壁面等懸掛式發展，充分運用盆器的層次組合、層架、吊掛盆、蔓性植物，即使種植的植物數量不少、種類也可以很多元，提供廚房庭園的多元植物數量與種類可是綽綽有餘！

除上述許多優勢外，涼亭式的廚房花園「遮蔽效果」、「遮陽效果」，如果擺設在西曬的空間中，這些綠化的攀爬植物可以降低空間溫度約4～5° C。對於位處周邊生活稠密的環境，這樣的設計具有「遮蔽性」隱私感提升，這個遮蔽性除了遮蔽周邊雜物外，也可以遮蔽他人視線，就可以自在的悠遊花園裡喔！

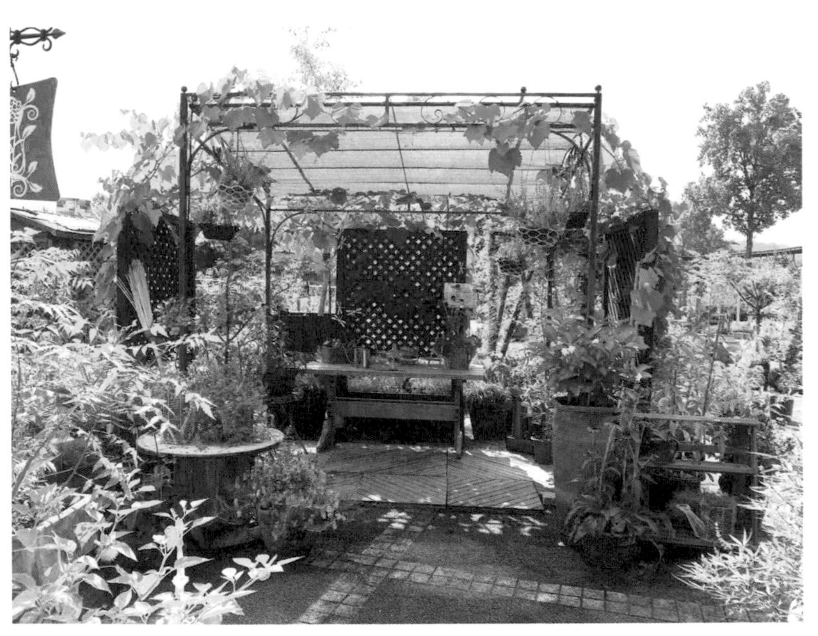

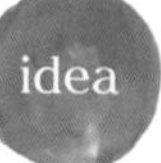

花園的空間設計

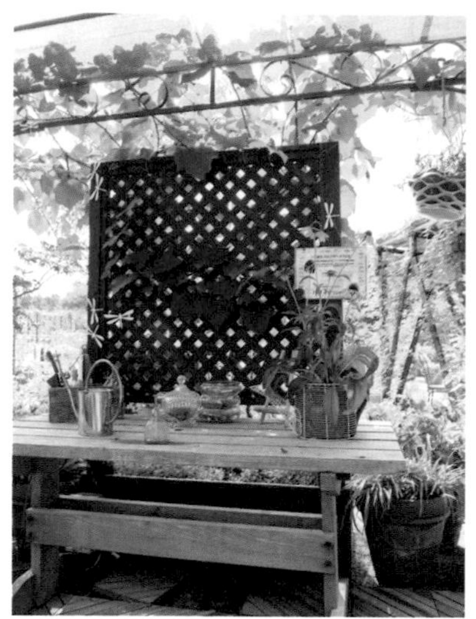

01多目的花園餐桌的空間設計

放上一張可移動的長桌，不使用時，做觀賞陳列之用；修整花園時，即是張便利的工作台；花園PARTY 時就成了餐桌；累了就是小憩一下的地方，功用可是多多喔！別以為這樣會佔空間，其實在視覺空間上有放大空間的效果。

02多目的用途立面設計

木格柵的設計，除了提供植物攀爬的支架外，也具有遮陽、遮蔽周邊雜物的效果，若是來幾個S 型掛勾，就是壁掛盆栽或工具收納的立面空間。

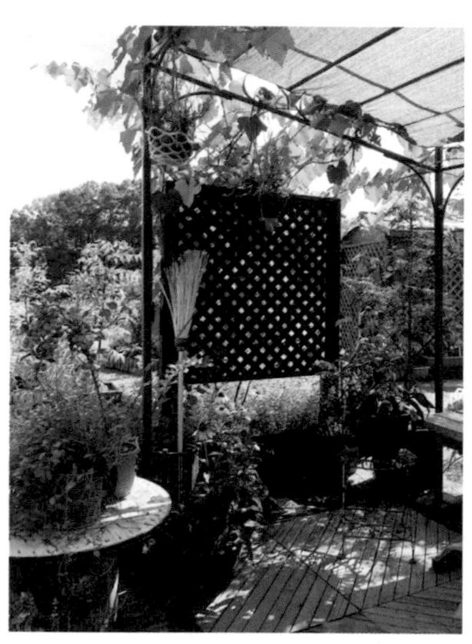

03棚架周邊的收尾與裝飾

棚架側邊配搭植栽盆器及攀爬植物，採不同大小高低的花器表現，即可增加空間的立體層次也呈現穩定的視覺平衡感。因為盆器可以個別管理，所以可以自由選擇多種植物栽種，也因此增加了花園的繽紛度。

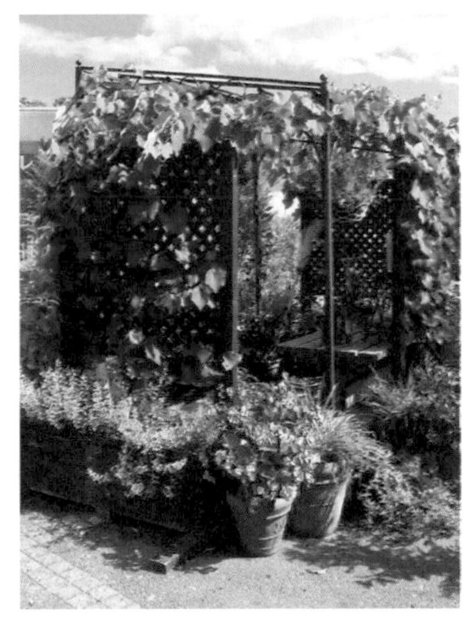

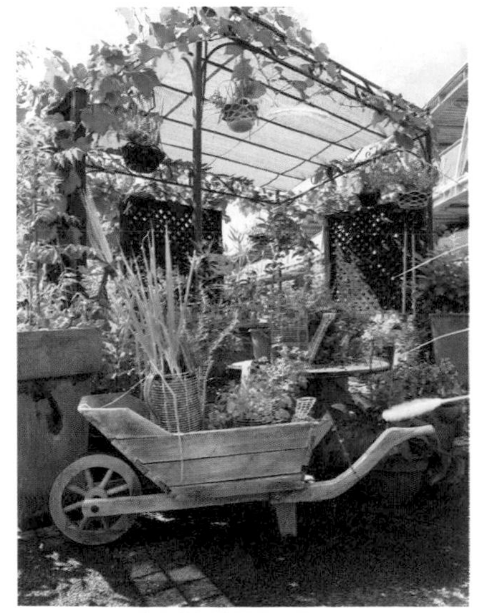

04鄉村風花園中，不可缺的雜貨盆器及吊掛植物

推車、鏤空的水壺甚至是花園中所需的工具，都是鄉村風的花園中畫龍點睛的飾品，工具不只是工具還兼具觀賞效果，真是一舉兩得。另外，因為採用棚架當骨架為花園主角，所以懸掛式的吊盆可以如風鈴般錯落擺設，勾掛都非常方便，無須擔心鑽牆等壁掛問題。

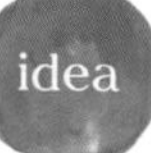

農園也可以是美美的療癒花園

如果把蔬菜水果都當花看呢？當蔬果被巧妙地配搭園中，我們看到植株不同的面貌，例如大陸妹翠綠的朵朵菜型，像是一球球的鋪地繡球，轉身花園通道是葡萄棚架搭建的，像是隨手可摘的果園……，療癒花園就是如此這般的充滿驚喜與趣味。

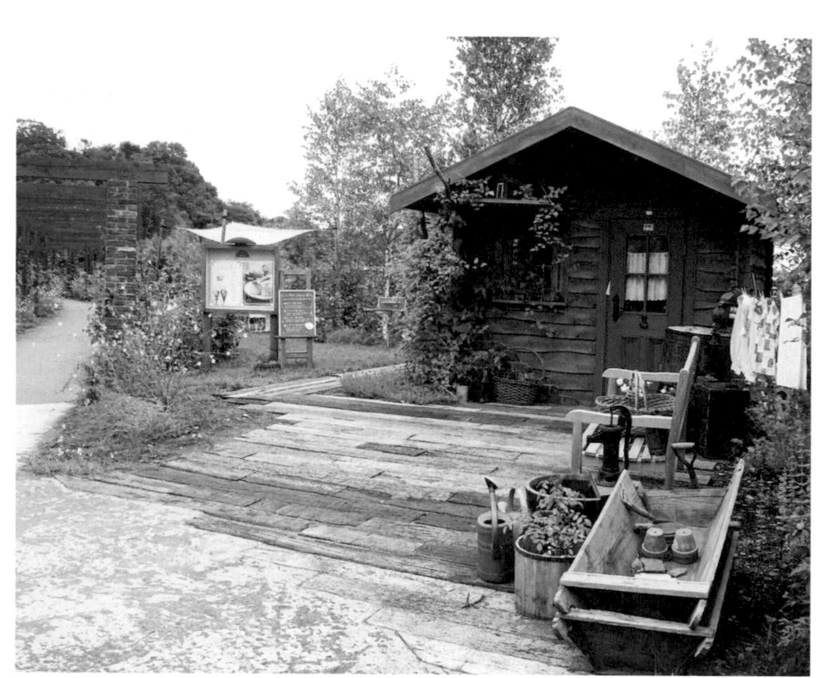

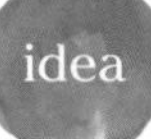

棚架設計～美觀又實用的立體景觀

綠籬棚架設計，讓蔬果展姿態，也增加農園立體面與空間層次，廊道的漫步樂趣，同時提供香草植物夏季遮陽，越夏的條件。

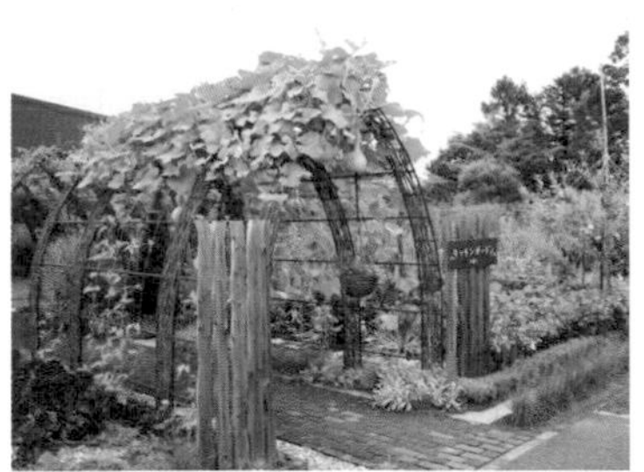

▲瓠瓜的綠色隧道，成了療癒花園中的遮陽廊道，除了提供使用者遮陽，也讓植物得以展演及方便採收，同時也遮蔽了下方植物部分光源，提供較多元植物種類成長。

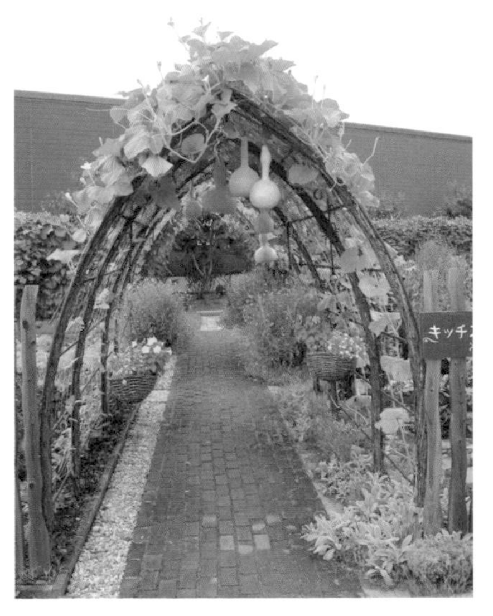

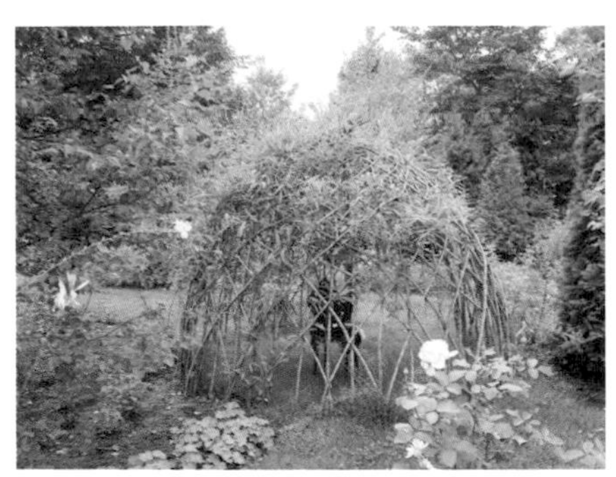

▲棚架式綠籬，創造了隱秘感發呆休憩區或作為諮商空間。

▼立體垂直面的拱型綠籬，可綠牆提供植物攀爬，或作為雜物隔離區隔的端景設計。就等植栽爬ㄚ爬ㄚ爬滿牆。

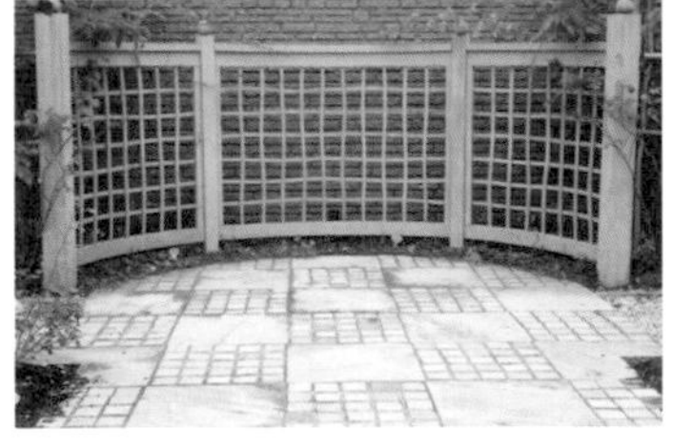

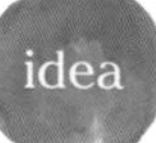

花台設計

若作為「園藝治療花園」使用時，須依照使用者的條件進行花台高度、花台寬度、步道寬度、步道坡度、鋪面材、休憩座椅款式、工作操作台...等，另依照使用者需求條件設計。

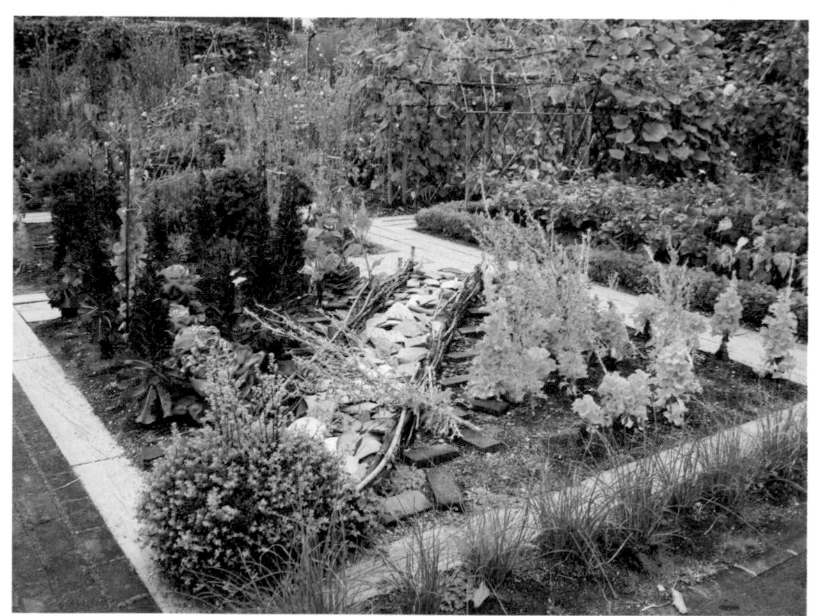

▲若療癒花園腹地是露地空間，也無使用者使用需求考量時，採以不砌高花台的方式，猶如行走於田野間的感受，每邁出一個步伐，都可能觸碰到植栽，甚至慢出香氣來，何其幸福。

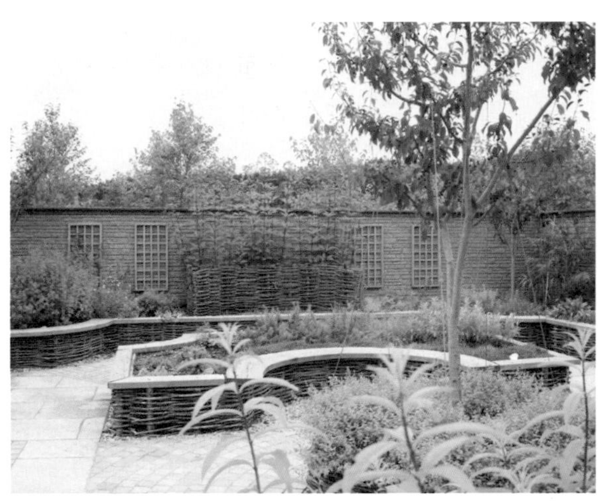

◀硬式花台上方加個平板，既是花台也是休憩座椅，多目的使用設施。

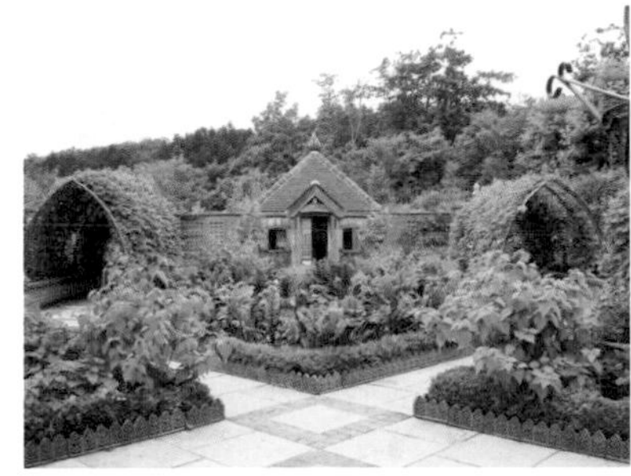

▲綠籬式的花台，可以區隔步道與植栽區，平整的鋪面提高無障礙的花園可及度。

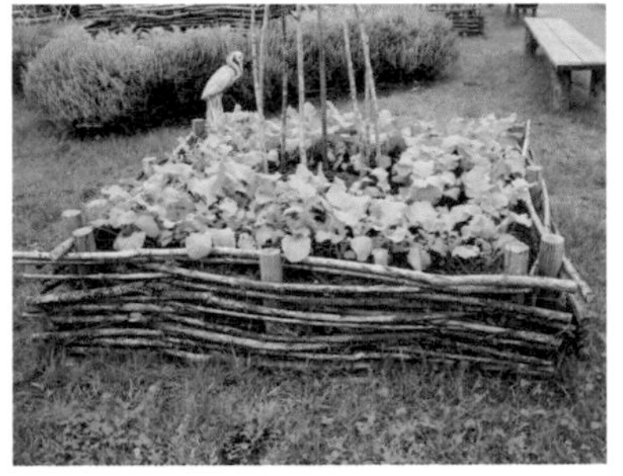

▲貼近自然時，素材是優先的考量，木樁加枯枝也可編織出手做花台，就地取材創意滿點。

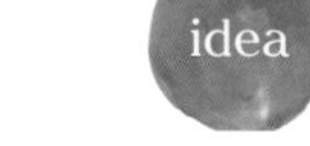

加分的建築物景觀

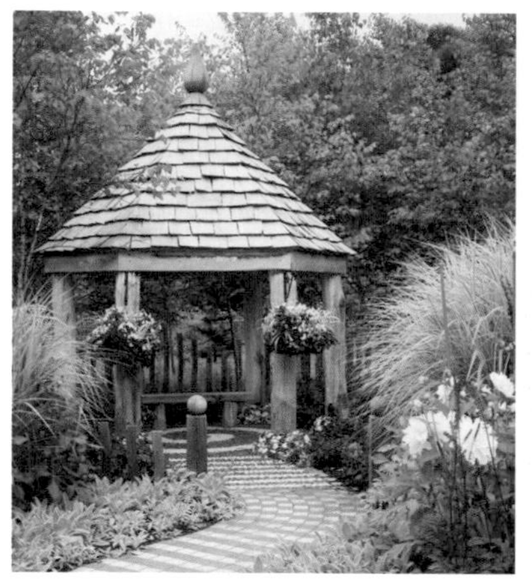

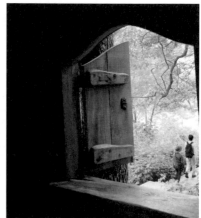

▲涼亭，提供花園活動中，暫時休憩或遮陽避雨之處。

▲框景的設計

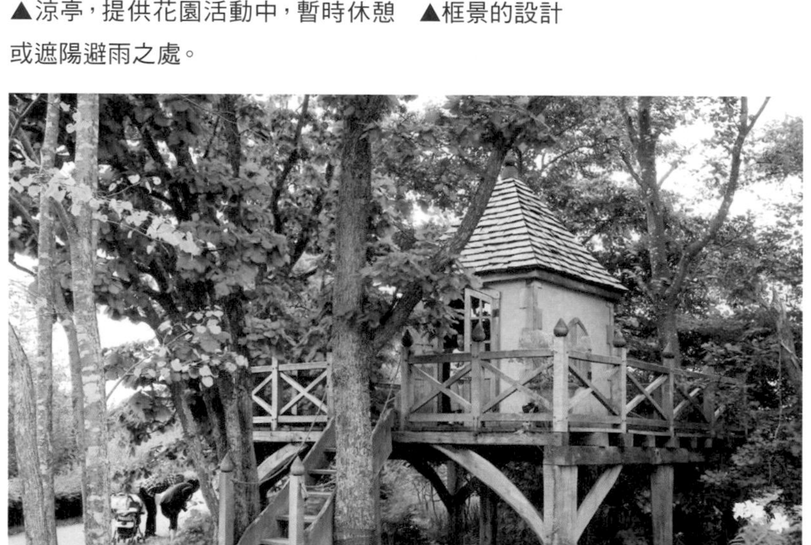

▲樹林環抱小屋， 猶如童話中湯姆歷險記中的樹屋，提供孩子「爬樹」體驗。

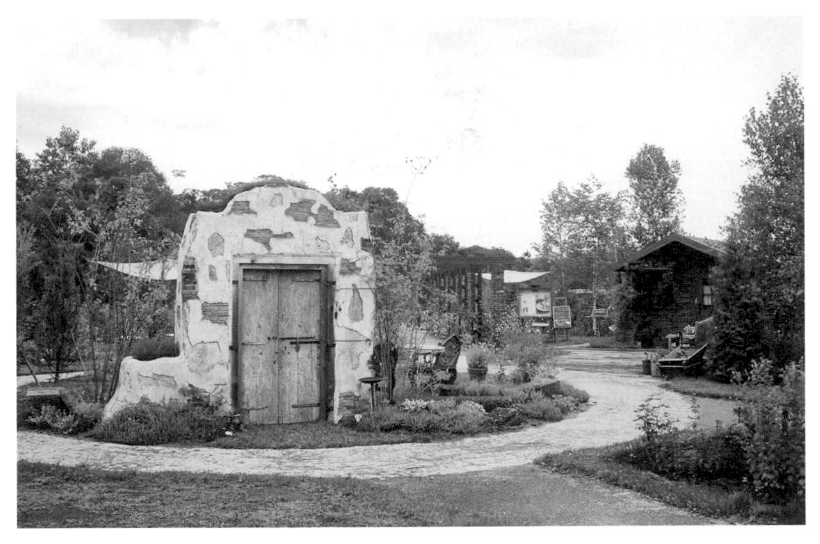

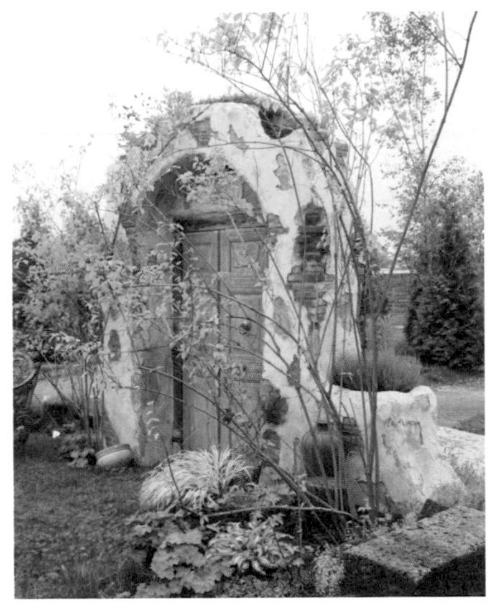

▲▶如果空間深度不足，設計一面造型牆面，搭配上植栽，就是一座主題鮮明的花園了。

idea

休憩空間及設施規劃

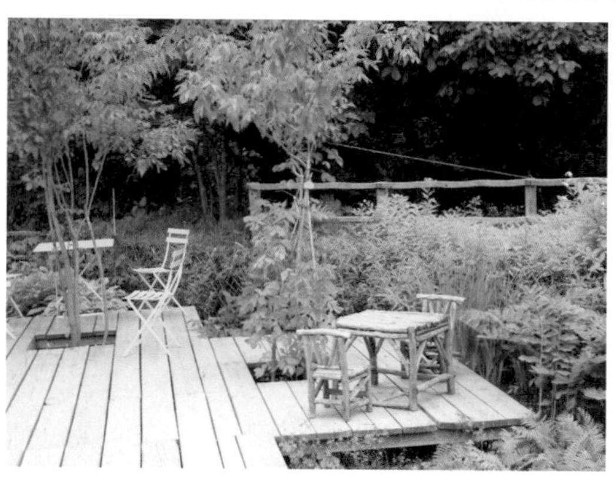

▼研究指出，人回到原始的自然環境中，最容易感到放鬆及疲勞恢復，腹地空間夠的話，造一座雜木野花區，營造出原野風光，被雜木野花草包圍，真的好療癒喔！

▲雜木樹下、水池邊休憩設施，都是花園使用者喜歡駐足發呆停留的地方，因此擺設桌椅滿足使用者需求。

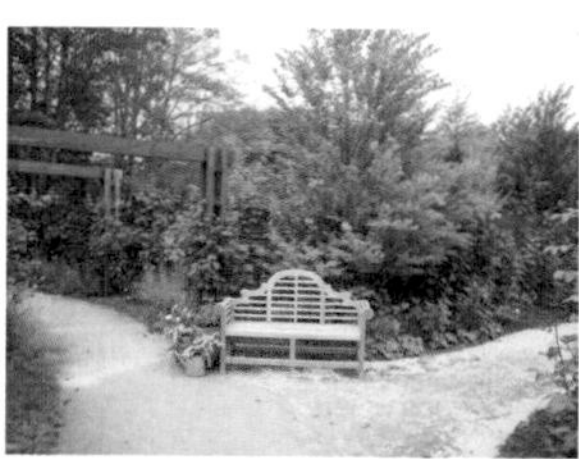

▲療癒花園中，總是會有幾處提供人發呆放空的地方，擺放張舒適的椅子，喔！一定要在這落腳休息一下，靜靜聆聽蟲鳴鳥叫的優美樂章。

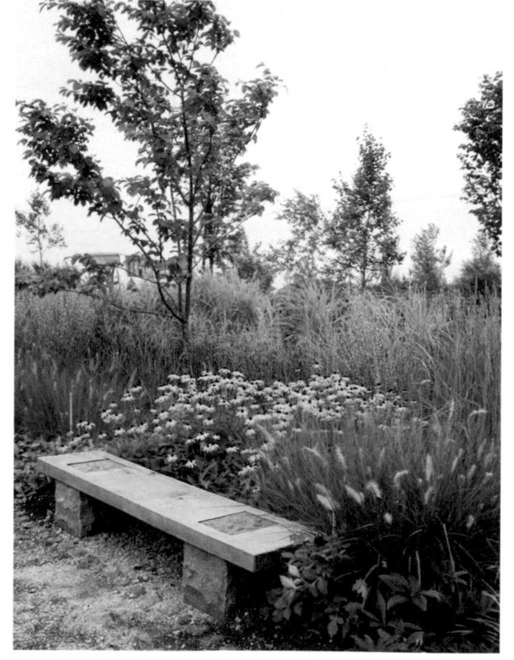

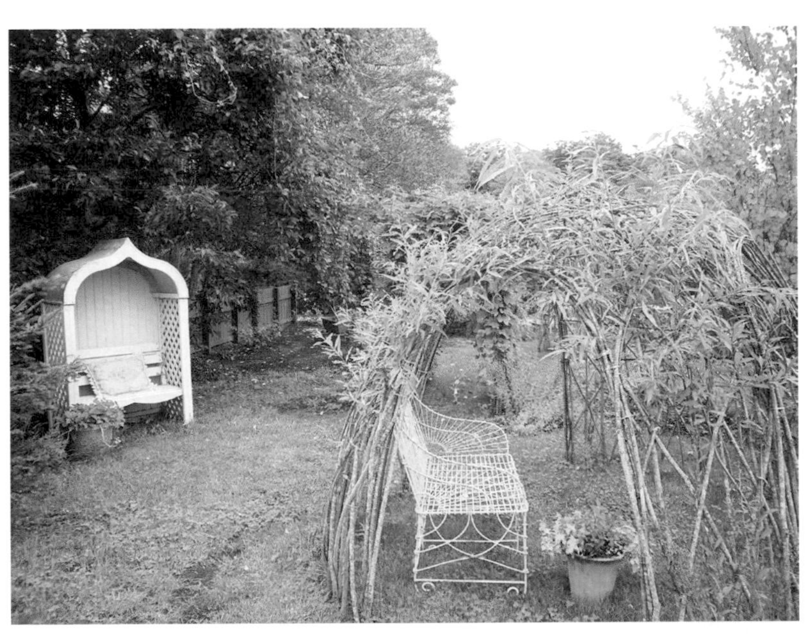

▲誰說一座花園中的休閒椅，必須統一款式呢？不同的座椅款式，提供不同的選擇與趣味，療癒花園中，就是有這些獨特性，滿足不同的療癒當下情境。

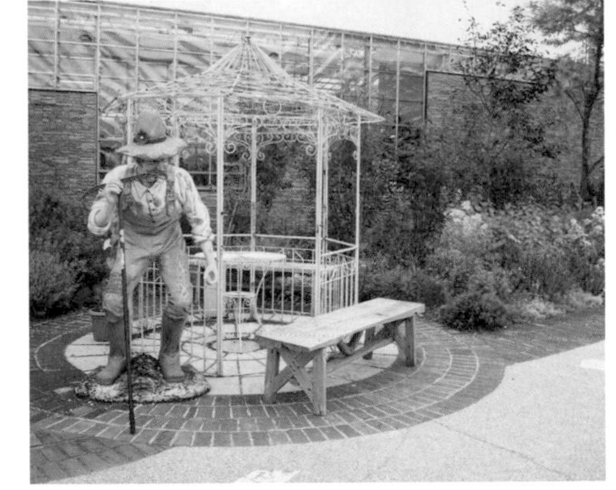

▶坐在Q 版的農夫旁，好生趣味，或許這樣心中就不敢孤獨。

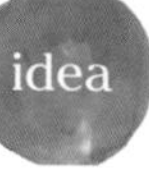

鋪面設計與小處收尾設計

無論是固定式或活動式鋪面，皆可依設計及使用需求進行搭配設計，其材質必須具有排水性好、透水性佳、防滑等特性；一般主要人行道路或人行道與機具共同使用道路或無障礙考量的通道，則需以「固定式硬鋪面」設計為佳。若是期待放慢腳步細細品味、觀察的羊腸小徑，適合設計「活動鋪面」或「軟質鋪面材」，若使用礫石或砂類，因步行摩擦而發出「窸窣」聲響，也是一種步行的樂趣。

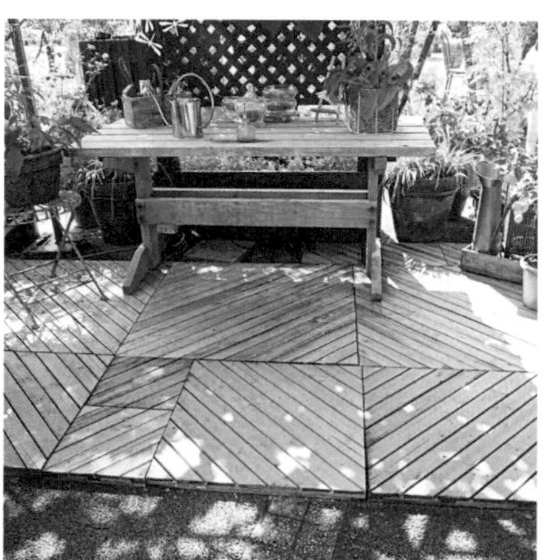

▲組合式的現成鋪面

不外發工程的話，這種現成鋪面有許多尺寸，提供了拼玩積木的樂趣，雖然它不如木做的南方松鋪面來的耐久，但價格較為便宜，施工也簡易可以自己DIY，使用年限到時剛好可以玩新花樣，未嘗不是數年後療癒花園變新妝的趣事。

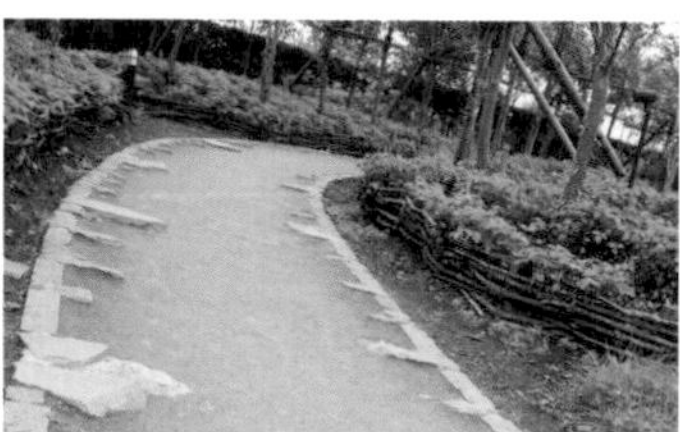

▲原始的土面步道，但以石片框邊，明確區分步道與植栽區塊。

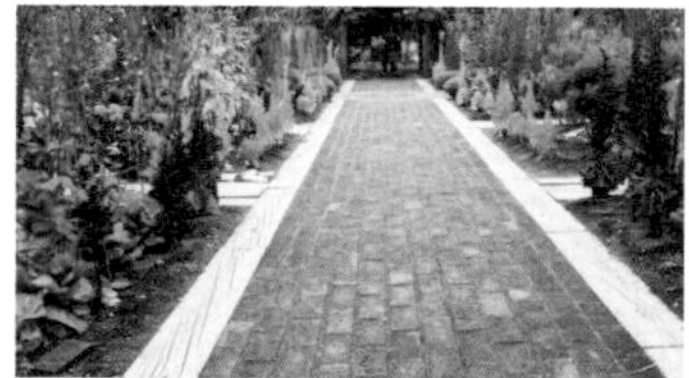

▲採用透水性佳的紅磚，並採固定式鋪面處理。若花園使用者，有輪椅使用者或高齡者等，移動安全考量時，建議使用排水良好平整的鋪面，並搭配適宜寬幅，降低花園使用阻礙為考量。

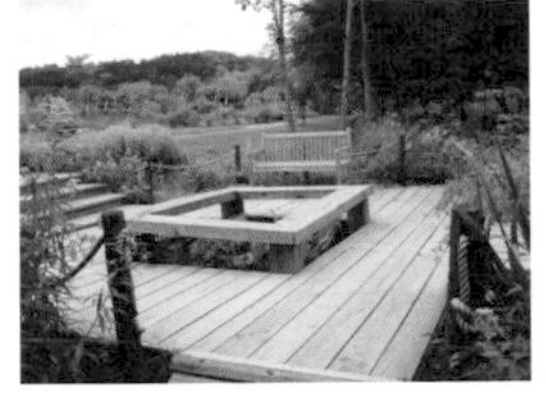

▲木材軟性鋪面。

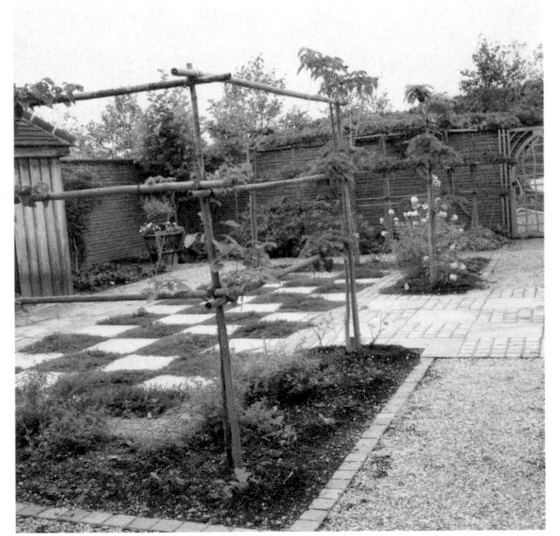

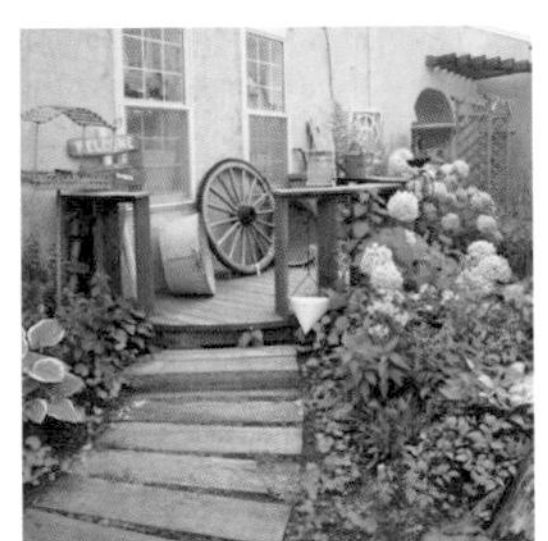

▲枕木鋪面。

▲活動式搭配固定式的鋪面組合

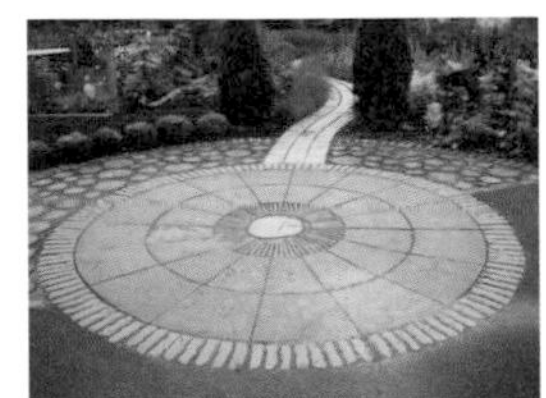

▲紅磚及石材拼貼的硬式鋪面。

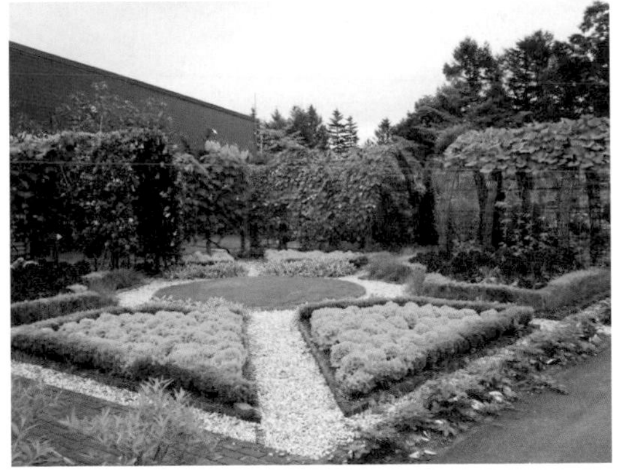

▲碎石、礫石的活動式鋪面，可以隨著需要變更步道的形式。

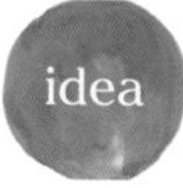

手作的創意點子

製作「DIY 鍋架花器」藉以提高空間層次，及增加植物種植面積設計外，也考量陽光灑入及通風度等，有利植栽成活、降低病蟲害的栽種專業考量。鍋架DIY 花器下方加了木炭，有沒有很溫暖像是露營的營火般？沒出門露營日，看這個氛圍療癒一下忙碌的工作天。

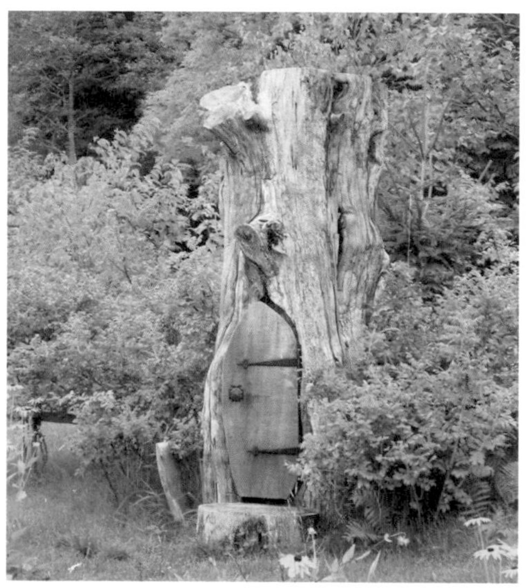

▲無法繼續開枝展葉的老樹，一樣可以矗立花園中，其生命以不同的型態延續，引來一句句的讚嘆聲。

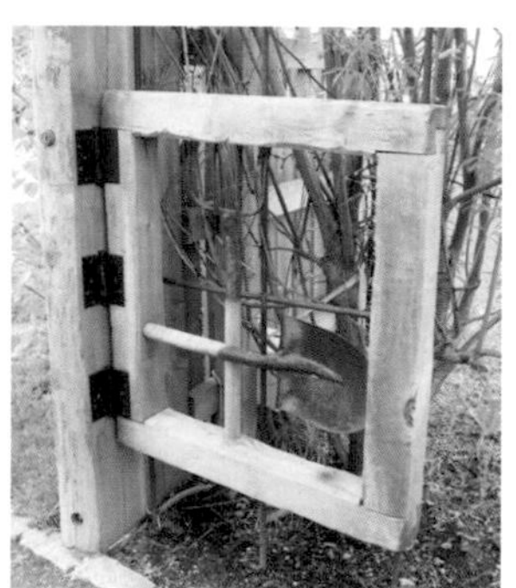

▲用不到的素材，例如鏽蝕不堪使用的鏟子，也成了門片的創意點子，沒有不要的資源，只是需要加點巧思。

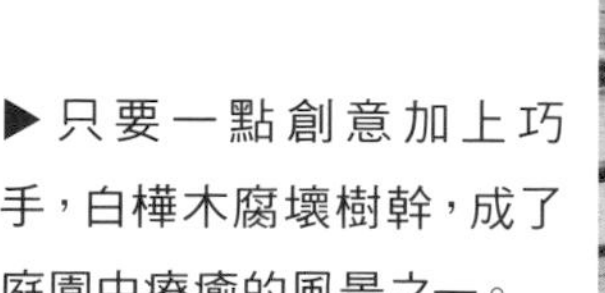

▶只要一點創意加上巧手，白樺木腐壞樹幹，成了庭園中療癒的風景之一。

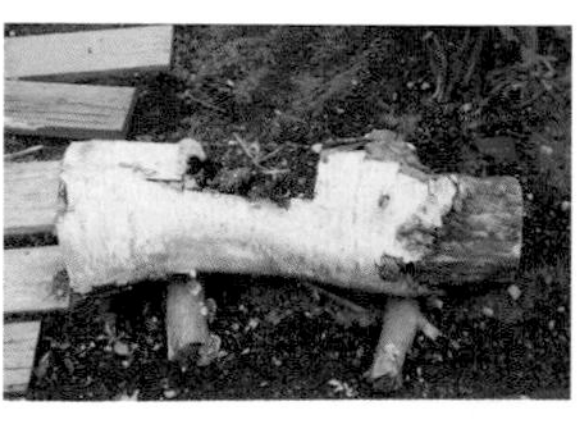

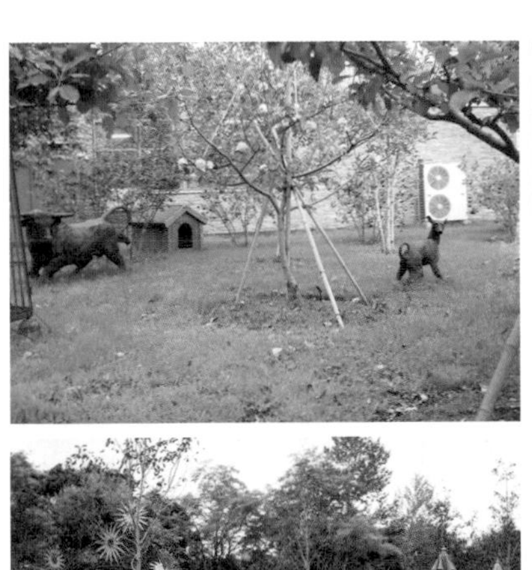

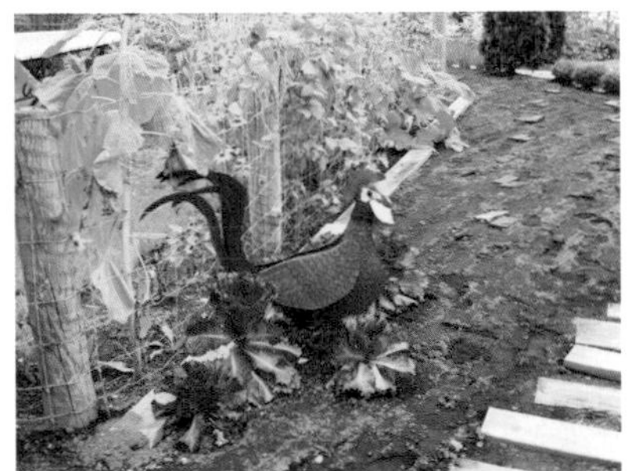

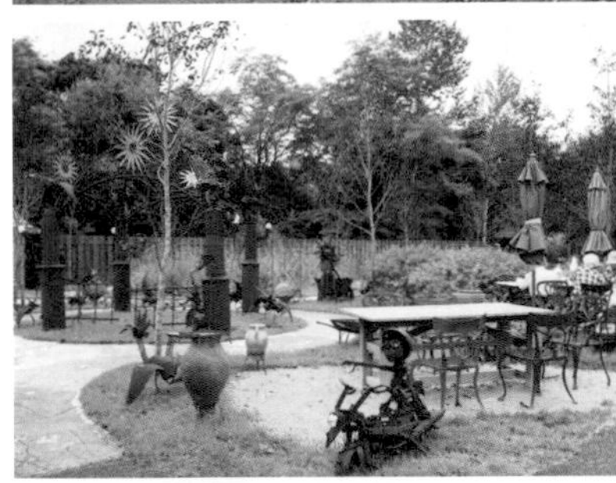

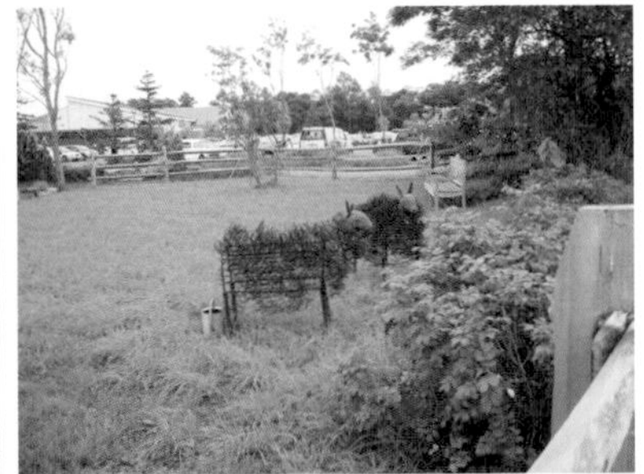

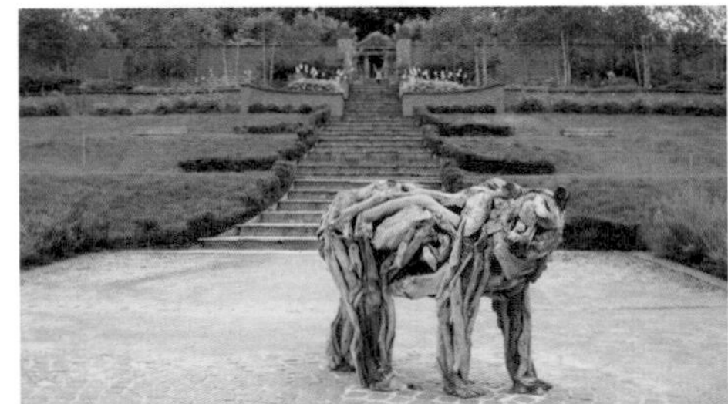

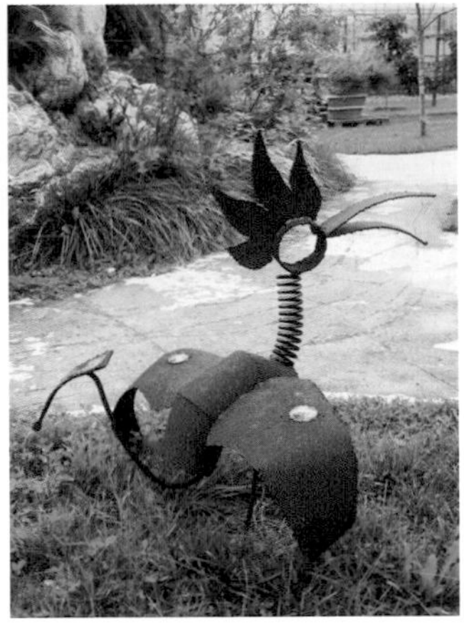

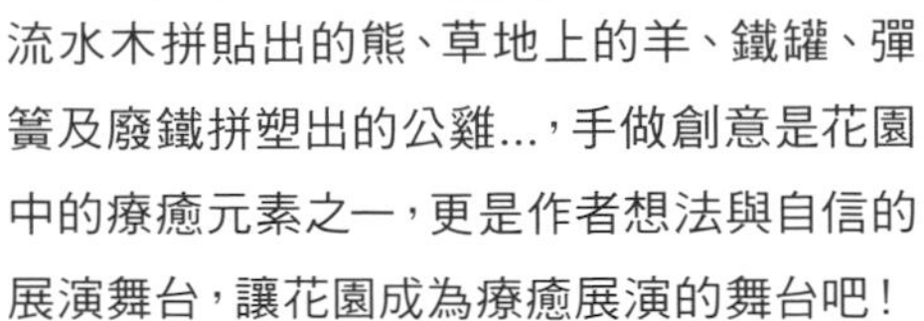

流水木拼貼出的熊、草地上的羊、鐵罐、彈簧及廢鐵拼塑出的公雞...，手做創意是花園中的療癒元素之一，更是作者想法與自信的展演舞台，讓花園成為療癒展演的舞台吧！

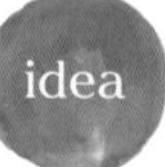

添景物～增添花園趣味

增添廚房花園的故事性與趣味感，更是一座公共藝術展演花園

活靈活現的公共藝術或Q 版的公仔，都可能成為療癒花園（庭園）中的靈魂人物，讓花園成為一個可以說故事的空間，也提供花園使用者一個想像力展演的場域，亦或是公共藝術作者，自我展演的舞台空間。

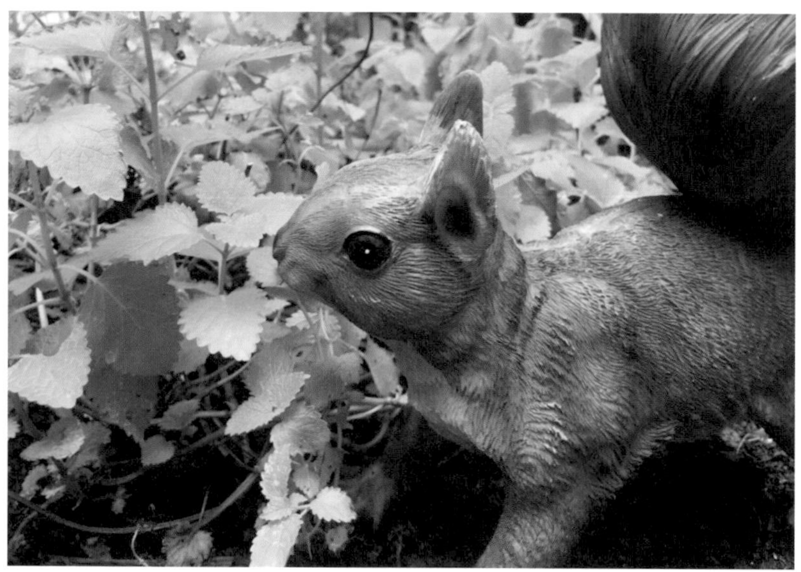

花園中，除了植物、棚架、鋪面材設計以外，夜間燈光的安排也是不可缺的規劃，是安全考量的燈光迴路，還是情境燈光迴路，都需要分別迴路處理，以便在不同時段分梯展演，所以白天的燈具也成了添景物之一。花園中的「添景物」多元，透過搭配各異其趣，其可增加花園的故事性與活潑度。可用半成品加工改造，或現成的添景物，當然也可能是全手工打造的喔！在花園設計前或完成後陸續增添，增加樂趣。

idea

角落收尾技巧盆器組合

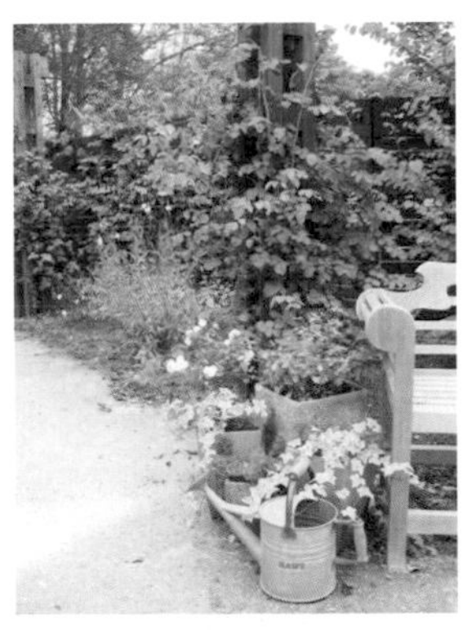

若非露地，無法下挖地面的空間，單單只是幾個盆器，一樣玩出美感與創意並達到情境的營造。不受限於場地尺寸，且可隨意移動配置，屬於機動性高的設計。並可搭配多種對於土壤介質需求屬性不同的植栽。

◀休閒椅邊堆疊的盆器簡單錯落，即可栽種數種對土壤條件要求不同的植栽。

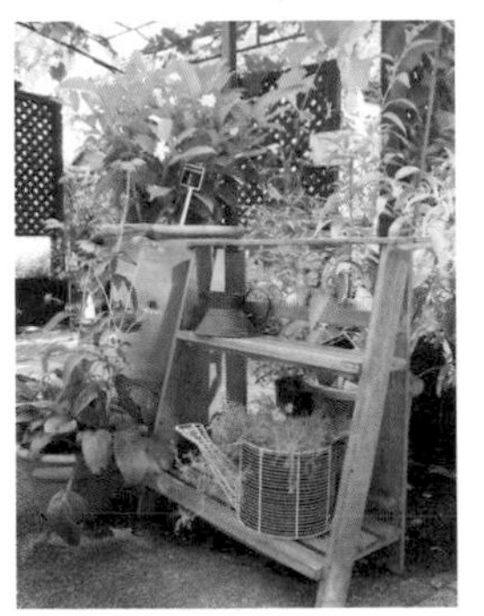

▲修景效果兼具的梯形層架，提供小品盆栽展示的舞台，也增加盆栽擺放的空間，讓花園的層次感更為顯著，而裝飾效果也就是必然存在的效益。

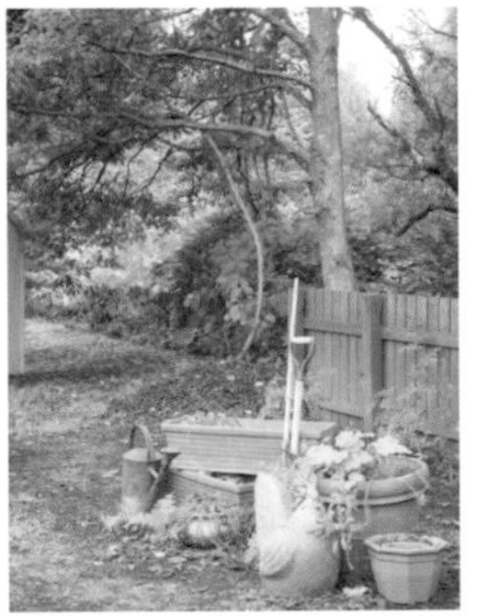

▲看似隨性但又似乎經過設計的擺設，其實是採「仿生活情境」的手法，這就是有趣之處。

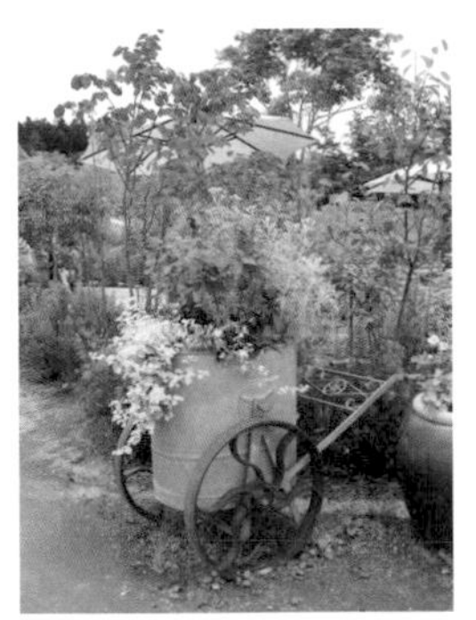

▲推車雜貨的盆栽組合，是鄉村風中人氣組合之一。

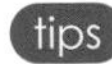

tips

梯形層架也可以用五金行的木製小樓梯+ 層板即可以改造出花園專屬的層架。

逛花園的靈感整理

有了逛花園的點子，又該如何將其套用在我的廚房花園設計呢？以下提供給做為參考。

日照條件	
風 格	
地面條件	
盆器及質材	
植物屬性選擇	
廚房花園建議植栽	
耕作方式	

	全日照
	鄉村風
	露地空間、硬質鋪面皆可
	素燒未上漆盆器、木器、木格柵、鐵製花架（穿透感）
	《圍籬遮陽處》 使用攀爬的蔓性植物，可以依各人對植物的偏好，例如大葉型：絲瓜、苦瓜、百香果、葡萄，細緻小葉並開花型：蔦蘿、使君子、炮仗花、大鄧伯花、蔓性玫瑰。 《盆器植物》 依植物屬性不同分盆種植，例如依需水性、日照需求、可不可食用等分類方式。使用盆器單植有內文所述許多好處外，還很適合喜歡栽種各季中的可食香草花卉，凸顯台灣四季不分明的花園季節感，每季更新時，不會像露地栽培，擔心更替植物時不慎傷到其他植物的根系的疑慮。
	香草植物類、瓜類、蔥、葉菜類、果樹類、蔓性、垂態植物、香花植物，可依各人烹調料理需求配搭所需植物種類。
	「有機栽培法」 因為是廚房花園，所以跟飲食都有關係，當然一定得不施灑農藥、化學肥、生長激素、發根劑等環境有害物質等皆不可使用喔！

園藝治療～香草療癒你我他

作者　沈瑞琳
圖片　沈瑞琳
社長　張淑貞
總編輯　許貝羚
執行編輯　謝采芳
美術設計　廖健豪、關雅云
攝影　王正毅、邱如仁、陳家偉
行銷企劃　曾于珊

發行人　何飛鵬
事業群總經理　李淑霞
出版　城邦文化事業股份有限公司・麥浩斯出版
地址　104 台北市民生東路二段141 號8 樓
電話　02-2500-7578
傳真　02-2500-1915
購書專線　0800-020-299

發行　英屬蓋曼群島商家庭傳媒股份有限公司城邦分公司
地址　104 台北市民生東路二段141 號2 樓
讀者服務電話　0800-020-299（09:30 AM～12:00 PM・01:30 PM～05:00 PM）
讀者服務傳真　02-2517-0999
讀者服務信箱　E-mail：csc@cite.com.tw
劃撥帳號　19833516
戶名　英屬蓋曼群島商家庭傳媒股份有限公司城邦分公司

香港發行　城邦〈香港〉出版集團有限公司
地址　香港灣仔駱克道193 號東超商業中心1 樓
電話　852-2508-6231
傳真　852-2578-9337
馬新發行　城邦〈馬新〉出版集團Cite(M) Sdn. Bhd.(458372U)
地址　41, Jalan Radin Anum, Bandar Baru Sri Petaling, 57000 Kuala Lumpur, Malaysia
電話　603-90578822
傳真　603-90576622

製版印刷　凱林彩印股份有限公司
總經銷　聯合發行股份有限公司
地址　新北市新店區寶橋路235 巷6 弄6 號2 樓
電話　02-2917-8022
傳真　02-2915-6275

版次　初版 4 刷 2023年12月
定價　新台幣580元　港幣193元

國家圖書館出版品預行編目(CIP)資料

園藝治療～香草療癒你我他/ 沈瑞琳著. -- 一版. -- 臺北市：麥浩斯出版：家庭傳媒城邦分公司發行, 2018.07
面；　公分. -- (綠色療癒力；2)
ISBN 978-986-408-318-3(平裝)

1.心理治療法 2.園藝學

418.989　　106015725